针刀临床经验
辑要

肖德华　张　义　肖德睿　编著

图书在版编目（CIP）数据

针刀临床经验辑要／肖德华,张义,肖德睿编著.—北京：
中国中医药出版社,2016.8（2017.2重印）
ISBN 978 - 7 - 5132 - 3528 - 0

Ⅰ.①针… Ⅱ.①肖… ②张… ③肖… Ⅲ.①针刀疗法
Ⅳ.①R245.31

中国版本图书馆 CIP 数据核字（2016）第 158830 号

中 国 中 医 药 出 版 社 出 版
北京市朝阳区北三环东路 28 号易亨大厦 16 层
邮政编码 100013
传真 010 64405750
南宫市印刷有限责任公司印刷
各地新华书店经销

*

开本 787×1092 1/16 印张 17.5 字数 350 千字
2016 年 8 月第 1 版 2017 年 2 月第 2 次印刷
书 号 ISBN 978 - 7 - 5132 - 3528 - 0

*

定价 45.00 元
网址 www.cptcm.com

前　言

　　今年是针刀医学创建 40 周年，针刀医学创始人朱汉章教授逝世 10 周年。为了纪念朱汉章教授为人类医学做出的伟大贡献，推动针刀医学快速发展，我们收集了 100 余种学术期刊的 230 余名作者的 237 篇文章，分为 6 章分别介绍了颈部疾病、肩背部疾病、上肢部疾病、腰臀部疾病、下肢部疾病和杂病等 42 种疾病的针刀治疗经验。

　　针刀医学是我国独有的原创性医学理论体系，是一项极具潜力、方便易行、见效快、费用低，以及低碳、环保、无毒副作用、纯绿色治疗体系，也是特别适合基层医疗单位推广普及的高新技术。

　　针刀医学内涵丰富，外延广泛。内涵丰富，是指用简单理论阐述复杂的病因病理；外延广泛，是指领悟机理，真正领会针刀医学的科学内涵，针刀除了治疗除颈肩腰腿疼痛以外，还可以治疗其他诸多疾病。疾病是人为分类的，人体是一个整体。针刀医学认为，疾病是因软组织粘连、瘢痕、挛缩及阻塞所致；中医学认为，不通则"痛"，不通则"病"；西医学认为，疾病是微循环障碍导致的。我们认为，各科杂病是疾病同因不同症，疾病最早损伤的是肌肉，继之椎体失稳，随之椎体间神经的传导速度及伴随血管的流速受椎体周围筋膜组织卡压而发生改变，致使内脏神经功能紊乱。这些紊乱只是疾病的症状不是病因，真正的病因是稳定和保护脊柱的肌肉、筋膜等的损伤。人体内是一个骨架，外为皮，中间为肌肉，长者司运动，短者管稳定，上半身是动力性稳定，下半身是静力性稳定，神经支配，血管走行，掌握了正常情况，便可了解异常情况。针刀医学揭示了诸多疾病的病因病理，使复杂的治疗变得简单，使难治变得速愈，使不治变得可治，真正理解并应用于临床需要时间及悟性，"悟"是吾用心。

　　中国科学院数学与系统科学研究院 2004 年 12 月曾进行过一次抽样调查，在全国调查了 12 个省市后出具了《中国科学院关于针刀治疗疗效及费用的抽样调查数据处理报告》。报告显示，在针刀治疗所需费用当中，药物费用仅占全部费用的 15.7%；在针刀闭合性手术适应证范围内，目前全国每年针刀门诊比外科手术节约治疗费用 6.8 亿元，比药物和其他疗法节约费用 5.6 亿元。目前针刀医学的治疗效果与外科手术、药物及其他疗法的治疗效果相比，针刀闭合性手术适应证范围内疾病治愈率是外科手术的 1.26 倍，是药物和其他疗法的 4.15 倍。

　　针刀医学可以惠及患者、医生及国家，是一个多赢的创新医学体系。针刀医生必须练好针法，掌握好控针能力，这决定着临床效果的好坏。这个过程可以缩短，但不能跨越！重新认识疾病的病因，换个角度理解人体解剖的表里关系，肌肉、筋膜与内脏的关系，医生的治疗将变得简单，患者也能减少不必要的检查。针刀医学将减轻民众负担、家庭负担、国家负担。

　　2009 年 6 月 22 日，我在欧洲的罗马尼亚开展针刀临床工作时，合作伙伴发来如下一段话："非常感谢肖老师，7 年前您首次将针刀引入罗马尼亚，引入欧洲，从零做起，千辛万苦，百折不挠，当地人从怀疑到崇拜，从上门免费治疗到现在提前一两个月预约（现在每天治疗六七十位患者），在欧洲人看来，针刀绝对是'高大尚（上）'的高新技术，收费只有普通针灸的三四倍。应各国患者之求，治疗的疾病种类越来越多，而且都有疗效（斜颈除外）。这里的前卫生部副部长讲：'你们一位针刀医生，治了我们一所综合医院几十位各科大夫治的病，几分钟就治一个病人，只用针刀治，不用任何药，立竿见影，真了不起。'……再次感谢您！"

　　针刀医学创始人朱汉章教授是伟大的！今年是朱汉章教授发明针刀 40 周年，朱汉章教授逝世 10 周年。本书的出版是对朱汉章教授的悼念，也是对针刀医学创建的纪念！愿本书能够唤醒人们对疾病的再认识！

肖德华

2016 年 5 月

CONTENTS 目录

第三章　上肢部疾病

第四章　腰臀部疾病

第五章　下肢部疾病

第一章 ／

颈部疾病

颈源性头痛

一、李石良经验

【病例】 82 例患者，男性 23 例，女性 59 例；年龄 17 ~ 73 岁，平均 41.57 岁；病程 0.5 ~ 50 年，平均 10.4 年。

【操作】

1. 体位 患者取俯卧位，额部垫枕。

2. 定点 ①乳突后压痛点。②乳突与 C2 棘突连线中点。③枕外隆凸与乳突连线内 1/3 交点。④ C2 棘突水平后正中点旁开 1.5 ~ 2cm 处压痛点。

3. 操作 刀口线与患者身体纵轴平行，针刀体垂直皮肤表面缓慢探索进针刀，针尖到达骨面后纵切 3 ~ 5 刀，横行剥离 2 ~ 3 刀，出针，压迫止血，外敷创可贴包扎。每周治疗 1 次，4 次为 1 个疗程。

【疗效】 单次针刀治疗 1 个月后，多数患者病情得到显著改善。头痛痊愈 16 例（19.51%），好转 51 例（62.20%），无效 15 例（18.29%）；痊愈及好转 67 例。治疗后 6 个月痊愈者维持 14 例（17.07%），好转者减少至 34 例（41.46%），头痛复发如治疗前者增加到 34 例（41.46%）；痊愈及显效者减少至 48 例。

【讨论】 分布到头颈部的皮神经（枕大神经、枕小神经和耳大神经、高位颈神经等）、走行于头颈部的血管（颈动脉、椎动脉），以及头颈部的肌腱、筋膜、韧带、软骨等组织，构成了颅外对痛觉敏感的组织结构。皮神经位置表浅，其主要行程位于筋膜层内，当筋膜组织出现张力增高时容易使皮神经受到卡压，从而引起头痛。

针刀治疗的主要目的是通过对筋膜的切割松解，降低枕部和颈部筋膜组织的高张力状态，减轻或解除其对皮神经所造成的压迫刺激，从而缓解由此造成的头痛。如果针刀治疗可以有效地缓解或解除头痛，则说明其头痛的主要原因与皮神经卡压密切相关。

本研究结果表明，在枕部及上颈部进行针刀松解对颈源性头痛的缓解有确切作用，其中 17.07% 的患者在治疗后 6 个月未复发，说明皮神经卡压因素确实是部分颈源性头痛患者的主要病因。这一结果提示，对于颈源性头痛这种多因素致病的疾病，必须进行临床分型，以提高治疗的针对性。本研究提示，皮神经卡压型是颈源性头痛的一种类型（其数量大约占全部颈源性头痛患者的17.07%），其首选治疗方法应为针刀松解术。另外，单次治疗总有效率较高（81.70%）也说明皮神经卡压因素是多数颈源性头痛患者发病的因素之一。

另外，在单次治疗后的3个月内，颈源性头痛患者病情有明显复发现象，说明单次、限定部位针刀治疗不能消除引起头痛的全部病理因素，这些因素中可能包括无菌性炎症、椎间盘源性因素、椎间关节病变等，当然也可能包括存在于更广泛范围的皮神经卡压因素。这提示应该进行更加深入的研究以确定颈源性头痛的临床分型，并探讨相应的治疗方法。在后期的研究中已经发现，扩大针刀治疗范围（扩展至颈部中下段甚至肩胛上角）有助于提高头痛的缓解率，说明颈源性头痛的皮神经卡压因素并不仅限于枕部和上项部。

【来源】李石良，韩峰，王全贵.枕部针刀松解治疗颈源性头痛的临床研究 [J]. 中国骨伤，2012（1）：22-24.

二、乔晋琳经验

【病例】30 例患者。

【操作】

1. **体位** 患者取俯卧位，胸部垫一软枕，使颈部向前弯曲 30° ~ 40°。

2. **定点** 于患者上项线、枕外隆凸，以及 C4 ~ C5、C5 ~ C6、C6 ~ C7 旁开 2cm 处的压痛点或条索状结节定点。

3. **操作** 于定点处平行于肌纤维走行快速进针刀，纵向疏通切割、横向剥离 2 ~ 4 刀。术毕，针眼处用无菌纱块压迫 1 ~ 3 分钟，敷输液贴。每周治疗 1 次，2 次为 1 个疗程。

【疗效】痊愈 9 例，显效 12 例，有效 6 例，无效 3 例，总有效率 90%。

【讨论】颈源性头痛属中医学头痛、头风等范畴，中医学认为，头为诸阳之会，五脏六腑之经气皆上注于此。若感受风寒之邪，使邪滞经络，或劳累伤挫，筋络受损，七情六郁致气滞血瘀，使气血升降失常，运行逆乱，脑络壅塞，邪阻络痹，清阳不能上达而头痛。

针刀医学认为，慢性颈源性头痛的根源是颈部软组织损伤后的动态平衡失调。针刀可以解除肌肉挛缩，松解粘连及瘢痕组织，使局部组织达到力学平衡；同时针刀还具有针刺作用，针刀较一般针灸针粗，针感强，易疏通经络、行气活血。

针刀具有针和刀的双重作用，能够快速使软组织缺血缺氧的症状得到缓解，从而改善组织代谢，加快组织修复，消除炎性反应水肿，故针刀为治疗颈源性头痛的首选方法。

【来源】钟亚彬，乔晋琳，程浩，等．针刀治疗颈源性头痛临床疗效观察 [J]．吉林医学，2012（11）：2282-2283．

三、陈关富经验

【病例】45 例患者，会计、教师、绘图员占 33.75%，其余占 67.25%；平均病程 2 年 6 个月。

【操作】

1. **压痛点阻滞**　0.25% 利多卡因 10mL ＋地塞米松 2.5mg ＋维生素 B_{12} 500μg，用 5 号细穿刺针注射，每治疗点 1 ~ 1.5mL。

2. **针刀治疗**

（1）体位　患者取俯卧位。

（2）定点　选择枕部、颈部、肩部 3 ~ 6 个压痛点作为治疗点。重点部位为枕部、C2 ~ C4 棘突间和棘突旁压痛点，以及双侧肩胛内上角压痛点。

（3）操作　用 4 号针刀，根据压痛点不同的解剖部位采用不同的刀法组合。横向切开肿胀的后关节突关节囊 2 ~ 3 刀，纵向剥离颈椎小关节突外侧缘 1 ~ 2 刀，松解被卡压的颈神经后支，刺切松解颈部肌筋膜中挛缩的硬性条索、痛性结节。

3. **手法治疗**　在以上两个步骤的基础上结合 X 线改变，采用仰卧旋转复位法矫治。上述方法间隔 7 天治疗 1 次，2 次为 1 个疗程。

4. **颈围固定**　连续固定 14 天。

【疗效】1 个疗程结束后的第 1 个月复诊，治愈 33 例（73.4%），好转 11 例（24.4%），总有效率 97.8%。经 1 年以上随访，有 2 例复发。

【讨论】颈源性头痛根据受累部位可分为神经源性、肌源性和血管源性头痛。高位颈神经后支包括 C1 ~ C4 与颈源性头痛关系密切。第 2 颈神经从椎板间隙中穿出，其后支分出内侧支、外侧支、上交通支、下交通支和头下斜肌支。内侧支与来自第 3 颈神经的纤维共同组成枕大神经、枕小神经和耳大神经，这些神经是与颈源性头痛相关的主要神经。解剖中发现，颈神经后支发出处穿行的头半棘肌以短平腱起于颈椎横突根部，其腱性部分与头最长肌等颈部肌群在颈椎关节突关节的上点纤维交叉，部分纤维向后止于关节突关节囊，颈神经后支自颈神经发出后即在上述交叉纤维间穿行，继而通过由颈部肌群在颈椎关节突关节的交叉纤维、上下关节和内侧椎板四者形成的骨性纤维管，并发出关节突关节支，然后以一定角度穿过头夹肌、半棘肌、头最长肌及斜方肌等，沿途发出肌支、皮支分布在颈部及枕部皮肤。因此，颈部肌群的痉挛、挛缩或关节突关节紊乱，均可使颈神经后支及其分支在通过骨性纤维管或在颈部肌群腱性交叉纤维中转折走行处受到卡压或刺激。颈椎间盘退行性改变继发的骨质增生、椎体移位及非菌性炎症可直接或间接地影响椎－基底动脉的血液供应。

针刀医学认为，颈部肌群因劳损导致的痉挛、挛缩与颈椎小关节紊乱是引起颈源性头痛的两大重要病因。针刀序贯四法强调的是四个步骤的先后顺序和彼此连贯，前一步骤为后一步骤打基础、创造条件，后一步骤进一步发挥前一步骤的治疗作用。其治疗要点是用针刀松解痉挛及挛缩的颈部肌群和被卡压的颈神经后支，并以手法矫正颈椎小关节紊乱，辅以后期的颈部功能锻炼，以期获得良好的近远期疗效。痛点阻滞既可阻断痛觉传导通路，又可阻断疼痛的恶性循环，减轻针刀操作中的疼痛，有利于患者建立治愈疾病的信心。针刀操作后配合手法是序贯四法中最主要和关键的治疗步骤。颈围固定既可让颈部肌群得到放松，又可使手法矫正后的状态保持稳定。

【来源】陈关富，罗杰，孙竹娟.针刀序贯四法治疗颈源性头痛45例效果观察[J].实用医院临床杂志，2010（2）：106-107.

四、毛希刚经验

【病例】30例患者，男性9例，女性21例，平均年龄（43.6±11.5）岁。病程2～25年，无颈枕部神经阻滞和针刀治疗史。

【操作】

1.体位　患者取坐位，头前屈。

2.定点　根据头痛部位，在患侧枕部颅骨上项线区域枕大神经、枕小神经投影区和上颈部仔细寻找敏感压痛点（与健侧对比），多在乳突后缘、枕外隆凸外侧2.5cm、C2棘突旁开3～4cm相当于近C2横突之椎板外缘。

3.操作　以7号短针垂直进针，触及骨质，充分回吸无血和无脑脊液后各注射除痛液（2%利多卡因3mL＋维生素B_{12} 1mL＋曲安奈德5mg＋生理盐水6mL）2mL，分别阻滞于枕小神经、枕大神经、C2～C3颈神经后支周围。

然后取4号针刀，刀口线与后正中线垂直，体会颈枕后筋膜及直达骨面前变硬的软组织，可能有夹针的感觉，纵向切开数下，有踏雪样声音，感手下软组织变松弛即可出针，压迫数分钟止血，贴创可贴。

注意神经阻滞治疗时需防止药物入血及脑脊液。严格遵守针刀操作规程，在靶点骨面操作时，尤其颈椎旁，不能过深，避免损伤枕神经、枕动脉、椎动脉。每周1次，共治疗3次。

【疗效】治疗后1个月疗效评定，优21例，良7例，优良率93.33%。治疗后3个月电话随访患者满意25例（83.33%），治疗后6个月电话随访患者满意23例（76.67%）。

【讨论】颈源性头痛的概念由Sjaastad等于1983年提出，门诊患者中多被诊断为偏头痛、神经血管性头痛、抑郁症等而延误治疗。颈源性头痛的发病机制主要是炎症理论和会聚理论；支配头部的高位颈神经（C1～C3）所经过的结构发生病损，传入信息在高位颈神经之间及高位颈神经与三叉神经等传入纤维在中枢会聚，导致伤害感受信息传入紊乱而引起神经支配区域的牵涉痛。颈椎间盘退行性变、突出和肌肉痉挛，可使C1～C3神经受到刺激和压迫而产生疼痛。颈源性头痛最主要的体征是上颈部及枕部压痛，颈部活动受限或可诱发及加重头痛。早期及轻中度头痛可以采取一般药物及综合康复治疗，病程长、程度重且一般治疗难以控制的慢性颈源性头痛，需要积极进行神经阻滞、射频及微创介入治疗。

神经阻滞，特别是颈椎旁神经阻滞是颈源性头痛常用、有效的方法，既有诊断价值，也有明显的治疗效果。神经阻滞疗法的机制是阻断疼痛传导的恶性循环，治疗局部炎症，改善微循环，解除肌肉痉挛等。如果高位颈神经及其主要分支枕大神经、枕小神经等受到所经过的颈部腱性组织（肌腱、筋膜、韧带、软骨）变性变硬所致的压迫、刺激和牵张，导致颈部比较固定的压痛点和激痛点存在，单独使用神经阻滞疗法对患者疗效较差或容易复发。

压痛点是局部软组织损伤、炎症、水肿、缺血，或化学性炎性刺激物沉积、变性变硬、压迫周围神经血管等的结果。针刀疗法主要针对压痛点治疗，经过多年临床验证疗效可靠、安全性高，已经广泛应用于临床。颈源性头痛在支配头部的高位颈神经周围常有固定敏感的压痛点，多位于C2横突、枕大神经出口处。颈源性头痛为针刀疗法的适应证，神经阻滞联合针刀疗法治疗颈源性头痛，既能有效解除局部炎症、改善循环、解除肌紧张、阻断疼痛恶性循环，又能快速解除病变软组织对神经血管的刺激和压迫，恢复神经的营养和功能，促进致痛炎性物质的吸收，见效快，疗效稳定持久，优于单纯神经阻滞治疗，值得临床推广。

【来源】毛希刚，肖克，唐伟伟，等. 神经阻滞联合小针刀治疗颈源性头痛疗效观察 [J]. 中国疼痛医学杂志，2013（8）：469-471.

五、李健康经验

【病例】60 例患者，男性 29 例，女性 31 例，平均年龄（52.60±7.69）岁，病程 5个月至 2 年。

【操作】

1. **体位** 患者取俯卧位，上胸垫高 15～20cm；或取端坐位，双手叠放于治疗台上，前额置于双手上。

2. **定点** 枕骨之下，约双侧乳突与枢椎棘突连线中点取风池穴（相当于胸锁乳突肌与斜方肌上端之间的凹陷）。

3. 操作 风池穴处垂直皮肤进针刀，刀口线与肌纤维平行，刺入皮肤 0.2～0.6cm，针刀触及的硬组织为筋膜，稍用力即可刺入，有突破感，在此层面纵向切开 2～4 刀，然后继续刺入达颅骨骨面，稍退针刀，先纵向切开、剥离 3～5 刀，再横向剥离 2～3 刀，然后退针刀到筋膜，呈"十字"形剥离 2～4 刀。要求操作过程中使患者局部产生酸胀等得气感。出针刀后压迫针孔 1～2 分钟以止血。每周治疗 1 次，2 次为 1 个疗程。

【疗效】第 1 疗程后，痊愈 1 例，显效 18 例，有效 29 例，无效 12 例，总有效率 80%。第 2 疗程后，痊愈 2 例，显效 19 例，有效 32 例，无效 7 例，总有效率 88.3%。

【讨论】中医学认为，颈源性头痛属痹证、颈肩病、筋痿范畴。头为诸阳之会，清阳之府，又为髓海之所在，凡五脏精华之血，六腑清阳之气，皆上注于头，因而不论感受外邪，犯于内伤，或是外伤瘀血，只要导致气血不畅、头部经络失养，皆能引起头痛。

针刀疗法一方面运用针刀在经穴和病变局部刺入，并行运针法，与毫针一样，有得气和循经感传的效应。另一方面，针刀在病变局部进行松解手术时，切断和松解组织的粘连瘢痕，使病变局部组织结构恢复正常的解剖关系及正常的生理功能，解除病变局部血管神经的压迫和牵拉，消除物理致痛因素；同时也能改善局部血液循环，使积蓄的酸性代谢产物和其他化学致痛性物质通过代谢排出体外，进一步减轻疼痛，从而在恢复正常解剖生理状态和消除物理性和化学性致痛因素的基础上，消除病理性应力状态，使软组织病理性初始荷载减小或消除，从而促进软组织生理功能的恢复。

风池穴属足少阳胆经，又为足少阳经与阳维脉之交会穴，一穴通多经，具有通经活络、疏风解热、清热开窍、明目益聪、调和气血的功效。《资生经》曰："风池疗脑痛。"《胜玉歌》有"头风头痛灸风池"的记载。针刺风池能疏通经络、气血，使局部血液循环加快，从而调畅头颈部脉络之血运与气机，又能调整全身阴阳气血之平衡，使清阳之气上入清窍，头颈部疼痛得以缓解。

通过本研究可以看出，治疗后患者疼痛指数显著降低，第 2 疗程总有效率达 88.3%，高于第 1 疗程的 80.0%。

【来源】李健康. 小针刀经风池穴进针治疗颈源性头痛的临床观察 [J]. 华西医学，2009（9）：2411-2412.

六、何云清经验

【病例】67 例患者，男性 28 例，女性 39 例；年龄 22～74 岁，平均 43 岁；病程最短 3 天，最长 15 年，平均 7 个月；单侧头痛 56 例，双侧头痛 11 例。诊断依据：单侧（偶可双侧）头部胀痛，头皮麻木，以枕部为重，多伴有颈部发僵酸痛，活动不适，或同时伴有眩晕、恶心、呕吐等症状；在上颈部椎旁及项筋膜区域可触及压痛及阳性反应点；多有长期固定姿势及风寒、潮湿区域工作或颈部外伤史；颈椎 X 线片可见上位颈椎小关节突及椎体钩突增生，椎间隙变窄，部分可见颈椎关节微小移位。

【操作】

1. 体位 患者取低头正坐位。

2. 定点 ①项筋膜区域压痛点或阳性反应点。②C1横突上下斜肌附着点，C1横突在颞骨乳突后下方2cm处；C2棘突头后大直肌附着点，C2棘突较长且分叉，低头易触摸到。

3. 操作 用 I 型4号针刀，刀口线与脊柱纵轴平行，进针刀深达骨面，在项筋膜处不可横切，以免伤及神经，纵切纵摆，通透剥离2～3刀；在C1～C2棘突纵切纵摆、横切横摆，通透剥离2～3刀，出针按压针孔，敷创可贴。若有颈椎关节微小移位，行正骨复位手法。每周1次，治疗1～3次。

【疗效】痊愈57例，占85.1%；好转9例，占13.4%；无效1例，占1.5%。总有效率达98.5%。

【讨论】颈源性头痛主要是由于项部及枕部肌肉、筋膜的急性或慢性损伤，在病理代谢过程中，肌肉、筋膜产生粘连、瘢痕、挛缩，卡压在该处通过的枕神经，造成神经根的炎症水肿而引起疼痛。针刀能松解粘连，切除瘢痕，解除痉挛，有效地松解神经根的卡压，快速消除神经根的炎症水肿状态。同时，针刀不仅具有刀的作用，也具有针灸针的作用，通过针的刺激达到激发经气、平衡阴阳、疏通经络的目的，正所谓"通则不痛"。因此，针刀有效地解除了颈源性头痛病理根源，从而达到临床治疗的目的。

【来源】何云清，徐静，黄振华，等.小针刀松解项筋膜及枕下肌治疗颈源性头痛67例[J].中国针灸，2009（S1）：43.

七、姚新苗经验

【病例】80例患者。

【操作】

1. 针刀治疗

（1）体位 患者反坐靠背椅，双手扶椅背，屈颈，前额枕于自己手背上。

（2）定点 枕外隆凸与乳突尖连线的中、上1/3交点（约为枕外隆凸下方2.8cm旁开2.6cm处），寰椎横突末端，枢椎棘突及明显压痛点。

（3）操作 2%利多卡因针5mL，地塞米松针2mL（5mg），复方丹参注射液5mL，配制成药液12mL，每点注射1～2mL做局部阻滞麻醉。

医者左手拇指压迫固定位置，右手持4号针刀由外下方斜向内上方对准枕骨上项线刺入，由外上向外下方贴枕骨膜线面纵向分离松解，再由外向内横向松解后出针，压迫止血。然后用左手拇指于患者乳突下前约1cm处，摸到寰椎横突末端，此点压痛明显，指压固定后用4号针刀刺入，刀口线与颈椎纵轴平行，达横突骨面，行上下纵向剥离，出针后压迫止血。摸清枢椎棘突后，针刀刺入棘突达骨面，向两侧划拨后出针，压迫止血。

2. 手法治疗（正骨） 针刀术后休息 5 分钟，按照患者 X 线所示，如棘突偏移或齿状突偏歪，或两侧钩椎关节不等宽，或椎体旋转等情况以手法整复。以 C4 棘突左偏为例，患者取端坐位，医者右手环抱患者下颌做牵引状，左手拇指按压患者 C4 左侧，当医者右手旋转到一定角度时左手轻压可听到复位声，即为成功。

每周 1 次，连续治疗 3 次为 1 个疗程。

【疗效】1 个疗程后，痊愈 47 例，好转 24 例，有效 6 例，无效 3 例，总有效率 96.3%。

【讨论】颈源性头痛与颈部高位的神经、血管、韧带、筋膜等多个组织密切相关。任何一个组织病变皆可引起颈椎病发作而头痛。经研究发现，第 1 颈神经在寰椎后弓上方发出第 1 颈神经后支，分布到头后直肌、头上下斜肌，该神经后支内含有丰富的感觉神经纤维。第 2 颈神经从椎板间隙中穿出，其后支分出内侧支、外侧支、上下交通支和头下斜肌支。内侧支与来自第 3 颈神经的纤维共同组成枕大神经、枕小神经和耳大神经，这些神经是传导颈源性头痛的主要神经；外侧支分布到头最长肌、头夹肌和头半棘肌。第 3 颈神经出椎间孔在椎动脉后方发出第 3 颈神经后支，其内侧支分布到多裂肌，外侧支分布到头最长肌、头夹肌和头半棘肌。上述第 1、2、3 颈神经离开椎管后大部分路径在肌肉、韧带、血管等组织间，其中任何部位的无菌性炎症、缺血、劳损、压迫等都会影响神经功能，均可引发颈源性头痛。

针刀对椎体移位或骨质增生造成的软组织痉挛、变性、挛缩，如头后小直肌、大直肌、头半棘肌、头夹肌、头后上下斜肌及其筋膜的高应力点进行切割或剥离，消除拉应力和压应力，从而使该部位因致痛物质堆积产生的疼痛消失，恢复该处组织的动态平衡，改善血液循环，解除肌肉、筋膜等痉挛，疏通气血。同时以枕大神经卡压点作为进针刀点，切断、剥离缠绕枕大神经分支的腱纤维、筋膜束，疏通其间的硬化粘连部分，为手法整复移位椎体提供条件，调整各椎体的应力平衡，以消除局部区域的炎症水肿，达到"骨正脉通筋柔"的目的。

【来源】姚新苗，陈于东，万全庆，等.针刀合并手法治疗颈源性头痛临床研究 [J].浙江中西医结合杂志，2007（2）：84-85.

八、郭建中经验

【病例】100 例患者，男 41 例，女 59 例；年龄最大 68 岁，最小 15 岁；病程最长 30 年余，最短数天。在治疗的 100 例患者中，以偏头痛为主 49 例，以双侧太阳穴痛为主 22 例，以枕后及前额痛为主 29 例。查体可见双侧斜角肌压痛，呈结节状或挛缩，以及颈椎曲度强直。

【操作】

1. 体位　患者俯卧于治疗床上，双手相叠，额头放在手背上。

2. 定点　双侧斜角肌的病变部位即压痛点。

3. 操作　医者持 4 号针刀，刀口线与身体纵轴平行，于标记处刺入皮肤，直达骨面，纵横通透剥离出针刀，按压片刻后贴创可贴。

治疗后 10 天复诊，如症状未彻底消失，可行第 2 次治疗，最多治疗 3 次。

【疗效】经过 1 ~ 3 次治疗，痊愈 92 例，好转 6 例，无效 2 例，总有效率 98.0%。

【讨论】颈源性头痛在临床上发病率很高，因头痛就诊患者中，70% ~ 80% 为颈源性头痛。其发病原因与长时间低头工作、精神紧张等导致寰枢椎关节失稳及颈项部肌肉的损伤、炎症、痉挛相关。高位颈神经包括第 1 ~ 4 颈神经，分别从第 1 ~ 3 颈椎椎间隙发出，组成枕小神经、枕大神经和耳大神经，它们与斜角肌密切相关，沿枕骨下缘上行。当斜角肌发生病变时，压迫、牵拉、刺激这些神经，就会引起头痛，常常伴有头晕、颈部疼痛等颈椎病症状。利用针刀松解斜角肌，解除对神经的压迫，治疗颈源性头痛，疗效确切。

【来源】郭建中，孙立靖，黄宪梅.针刀松解斜角肌治疗颈源性头痛 100 例 [J].中医外治杂志，2010（5）：23.

颈源性眩晕

一、金福兴经验

【病例】120 例患者，男性 48 例，女性 72 例；年龄最大 67 岁，最小 30 岁，平均 43 岁；病程最长 30 天，最短 1 天，平均 5.8 天。

【操作】

1. 针刀治疗

（1）体位　患者取俯卧位。

（2）定点　在 C2 棘突两侧找寻筋结、筋索、钝厚等阳性反应物或压痛点，其次是 C3 ~ C6 两侧的阳性反应物或压痛点，以甲紫标记。

（3）操作　局部常规消毒，用无菌纱布包裹针刀，从标记处进针刀。对疼痛较敏感或对针刀有恐惧感者，可先用 2% 利多卡因注射液在进针处打一皮丘，快速刺入皮肤后，缓缓推进，直达病变层次，做纵横摆动，遇筋结或筋索则纵横切割 1 ~ 3 刀。拔针后用纱布按压 3 分钟，如有出血按压时间可延长，然后以创可贴覆盖，嘱 3 日内针眼处勿沾水，以防感染。每周治疗 1 次。住院患者每周 2 次。

2.手法治疗（指压） 以拇指指腹按压两乳突连线（乳突及枕骨肌肉附着点），每侧各选 3 ~ 5 点，每点按压 3 次；然后，依次按压颈椎棘突两侧各 3 点、颈椎横突各 3 点、肩胛内上角各 1 点、冈上窝和冈下窝各 1 点、胸椎棘突两侧各 6 ~ 12 点、胸椎棘突与肩胛内侧缘之间的中线（相当于足太阳膀胱经内侧线胸段）各 6 ~ 12 点，每点按压 3 次。每点按压时用力由轻到重，持续 5 ~ 7 秒，以出现可以耐受的酸胀感或微痛感为度。继而轻轻揉捏项肌 14 分钟，双手托枕部，轻轻拔伸颈椎约 1 分钟；提捏两侧耳根数次；轻擦肩背部 5 ~ 10 次。每周 2 ~ 3 次。

3.中药治疗 基本方：葛根 20g，熟地黄 20g，当归 15g，白芍 15g，川芎 10g，天麻 10g，姜半夏 10g，白术 15g，地龙 10g，细辛 3g。肝阳上亢者加石决明、钩藤；肝肾阴虚者加山萸肉、女贞子；气滞血瘀者加红花、鸡血藤；肾阳虚者加锁阳、鹿角胶；耳鸣、耳聋者加远志、石菖蒲。水煎，每日 1 剂，分 2 次温服。

【疗效】120 例中，针刀治疗最多 8 次，最少 1 次，平均 3.2 次；手法治疗最多 12 次，最少 3 次，平均 6 次；中药治疗最多 20 剂，最少 5 剂，平均 8 剂。结果：显效 105 例，占 87.5%；有效 14 例，占 11.7%；无效 1 例。

【讨论】颈源性眩晕患者颈椎棘突、两侧项肌、上下项线、两侧颈椎横突通常有明显压痛，颈椎棘突旁可扪及筋结、筋索。针刀松解 C2 ~ C6 棘突两侧筋结、筋索、钝厚等阳性反应物或压痛点，可促进脊柱外平衡的恢复；C2 棘突两侧相当于风池穴，也是治疗眩晕的要穴。指压颈椎相关部位并拔伸颈椎，可进一步促进颈椎的内外平衡；背部的软组织松解对改善脾胃、心肺功能有明显帮助，因脾俞、胃俞、心俞、肺俞等均位于胸椎棘突两侧，脾胃功能增强对增进食欲、增强体质、促进疾病的康复均有益。中医学认为，本病病机为正气虚弱、风寒湿邪凝结日久而致痰瘀交阻，治宜扶正祛邪。中药治疗基本方中白术益气健脾；白芍、熟地黄补肝肾；天麻、葛根、细辛、地龙、川芎祛风湿、通经络、解表邪、舒项背；姜半夏化痰结、止呕吐；当归活血。中药可为针刀治疗起到保驾护航的作用。

【来源】金福兴，王秋芳，杨松，等.针刀治疗颈性眩晕 [J].科学之友（B 版），2007（4）：102.

二、权伍成经验

【病例】60 例患者。

【操作】

1.针刀治疗

（1）体位 患者取俯卧位，令其下颌与床头边缘齐平，胸部垫枕，使头部尽量下垂。

（2）定点 在枢椎棘突、寰椎后结节、寰椎横突及枕骨下项线处寻找硬结、条索状物及压痛处。

（3）操作 常规备皮及皮肤消毒后，于定点处行针刀松解术，在枢椎棘突进刀时，刀口线与身体纵轴平行，针刀体与项部垂直刺入，达棘突上缘后调转刀口线90°，切开棘间韧带2～3刀；在寰椎后结节及横突处进针刀时，刀口线与身体纵轴平行，针刀体与项部皮肤表面垂直刺入，达颈椎横突骨背面后调转刀口线90°，切开横突间韧带2～3刀；在硬结条索状物进针刀时，刀口线与颈部纵轴平行，垂直刺入硬结或条索状物处，在刀下有硬厚感、患者酸胀感明显时切1～3刀，刀下有松动感时出针刀。术后切口以无菌敷料覆盖固定，压迫止血。

2.手法治疗 根据患者X线中所反映的寰枢关节紊乱情况进行整复。患者取仰卧位，去枕，医者站于患者的床头侧，一手托其下颌，一手托其枕项部，助手按压住患者双肩，进行对抗牵引约1分钟后医者突然加大拉力。然后，于患者乳突和下颌角之间触及寰椎横突，以寰椎的横突为接触点，用食指推、顶、压寰椎横突，矫正向左或右的侧移和向前或后的旋转。注意复位时手法应轻巧，不必强求有复位弹响声。复位完毕后，用颈托外固定，晚上睡觉时也需佩戴，嘱去枕仰卧，术后5天去除颈托。7天治疗1次，3次为1个疗程。一般治疗1个疗程。

【疗效】近期疗效，治愈率48.15%，显效率22.22%，有效率85.19%。治疗结束后3个月进行随访，随访完整病例20例，只有1例复发，再经过1个疗程治疗后痊愈。

【讨论】有学者认为，由于寰枕关节和寰枢关节解剖结构的差异，二者之间存在力学差异。寰枕关节以屈伸运动为主；寰枢关节主要是旋转运动，并有非常大的中性区，占其运动范围的75.99%。研究发现，寰枢关节在进行屈伸和侧屈运动时，伴有耦合的轴向旋转运动，说明正常的寰枢关节较为稳定，同时也有潜在旋转不稳的趋势。

针刀医学认为，造成寰枢关节紊乱的原因是颈部的动态平衡失调及力平衡失调。在长时间低头伏案工作、不良姿势、劳累、感受风寒等外界致病因素的影响下，引起颈肩部软组织（如肌肉、肌腱、韧带、关节囊等）劳损，继而出现无菌性炎症，在代偿性修复过程中，形成粘连、瘢痕、挛缩、堵塞等新的病理变化，造成颈椎的动态平衡失调。长期、慢性的软组织损伤进一步影响颈椎的静力平衡，造成颈椎的寰枢关节紊乱，使颈段脊柱处于失稳状态，形成力平衡失调，久而久之引起患椎骨质增生。在寰枢关节紊乱的各个病理阶段，损伤的软组织、小关节的紊乱、骨质增生及退化的椎间盘组织都可以刺激或压迫邻近的脊髓、神经、血管等组织而出现一系列临床症状和体征。

针刀松解病变软组织，改变和解除粘连、挛缩、瘢痕、堵塞等病理变化，解除对神经、血管的刺激或压迫，恢复颈部动态平衡；再根据颈椎X线改变来确定分型，利用针刀医学特有的手法调整紊乱的寰枢关节，使之力平衡恢复，进而使颈段脊柱生物力学平衡得到有效恢复。

部分患者疗效不佳，分析其原因为寰椎横韧带受到损伤，无法起到稳定寰枢关节的作用，建议患者采取手术治疗。

【来源】权伍成，朱汉章，张秀芬，等．针刀治疗寰枢关节紊乱引起颈性眩晕的临床观察[J]．中国康复医学杂志，2007（12）：1107-1109.

三、俞杰经验

【病例】52 例患者，男性 18 例，女性 34 例；年龄 18 ~ 68 岁，平均 47 岁，其中 21 例年龄低于 40 岁，包括 7 例年龄低于 30 岁；病程最短 2 周，最长 26 年，平均 14 个月。

【操作】

1. 体位　患者取俯卧低头位，保持头颈部稳定。

2. 定点　用拇指以中等力度在枕外隆凸与乳突后下缘连线及乳突后下缘与第 7 颈椎棘突连线上寻找痛性条索或结节，根据压痛程度从高到低每次选 4 ~ 8 点，用甲紫标记。

3. 操作　术野皮肤常规消毒，用 5mL 一次性注射器抽取 1% 利多卡因，在标记点逐一进行浸润麻醉，深度不超过皮下 1cm，推药前必须回抽无血，以防局麻药进入血管。麻醉生效后左手中指按于治疗点，右手持 4 号针刀于左手中指旁刺入皮下，刀口线与条索走行方向一致，无条索者与颈部纵轴方向一致，然后继续加压，垂直刺入皮下组织至肌筋膜，此时医者可听到瘢痕粘连组织松解开的"嚓嚓"音，松解性点刺 2 ~ 3 次，然后将针刀体分别与上、下皮肤呈 30° 角对肌筋膜瘢痕、粘连组织点刺 2 ~ 3 次即可。治疗中患者如有"电击样"麻痛感，则将刀口线旁移约 1cm，继续操作。以相同方法对各治疗点逐一进行治疗，然后用纱布对术后针眼加压不少于 3 分钟，针眼用创可贴覆盖。

针刀松解术后，患者去枕仰卧，医者立于患者头部，一手固定住患者下颌，一手固定枕部，让患者略屈颈位向右侧旋转 45°，在此角度沿患者身体纵轴方向牵引拔伸颈部约 1 分钟，左侧牵引拔伸方法同右侧。牵引后用颈围领固定颈部 3 天。术后第 2 天复查伤口，根据患者症状恢复情况，共需治疗 1 ~ 4 次，间隔 5 ~ 7 天治疗 1 次。

术后第 3 天去除颈围领后，教会患者项争力势、哪吒探海势、犀牛望月势及金狮摇头势等颈部四步功能练习操，早晚各练习 1 次，常年坚持；并要求其伏案每工作 1 小时需进行挺胸回头、耸肩、绕肩动作练习 3 分钟，以避免颈肩肌肉过度疲劳。

【疗效】52 例随诊 6 ~ 24 个月，平均 9.6 个月，痊愈 31 例，占 59.6%；好转 19 例，占 36.5%；无效 2 例，占 3.9%；总有效率 96.1%。

【讨论】颈源性眩晕的发生机制比较复杂，不少学者认为是由于椎动脉受到增生的钩突关节、关节突关节或突出的椎间盘压迫或刺激，造成椎－基底动脉供血不足而致。

然而在临床中发现，有一类颈性眩晕患者并无骨、关节和椎间盘的退行性改变，但眩晕症状却很明显，本研究中占 34.6%（18 例）；有些患者颈椎及椎间盘退变比较明显，但病程却很短，之前从无不适感。此类型患者眩晕及伴随症状经颈枕部按压、针灸或理疗后大多能有不同程度缓解。此外，颈性眩晕的发病呈低龄化趋势，本研究年龄小于 40 岁者占 40.4%（21 例），年龄最小者为一名 18 岁的在校生。因此，软组织因素很可能在该类型患者的发病中起关键作用。

枕颈部肌筋膜劳损，一方面可直接卡压或刺激穿行于其中的交感神经丛，使椎动脉收缩痉挛，引起椎 – 基底动脉供血不足，最终导致前庭迷路缺血，产生眩晕症状；劳损的肌筋膜还可卡压或刺激穿行于其中的枕大神经、枕小神经及第 3 枕神经，产生枕项及头部的疼痛症状。另一方面，枕项部肌筋膜劳损还可导致头颈部活动时枕颈部肌力不平衡、不协调收缩，引起寰枢关节的轻微错位或不协调运动等生物力学改变，穿行其周围的椎动脉受到刺激或扭曲，引起椎 – 基底动脉供血不足，产生眩晕；寰枢关节的轻微错位或不协调运动，还可以使寰枢椎横突前方的颈上交感神经节受到牵拉性刺激，引起与其节后纤维相连的睫状神经节兴奋，导致瞳孔开大肌、上下睑提肌异常收缩，出现视物模糊、易疲劳等症状。

针刀治疗，一方面可对枕颈部劳损的肌筋膜表面进行剥离、切割，松解挛缩变性的肌筋膜，阻断肌筋膜挛缩引起的恶性循环，解除对穿行于其中的血管神经的卡压和刺激，还能减轻因反复慢性无菌性炎症引起的肌筋膜鞘内压力增高现象；另一方面，通过切断因肌筋膜劳损形成的变性挛缩的肌筋膜纤维，解除因相应肌组织挛缩而形成的局部高应力点，使被约束的肌肉获得解放，有助于颈椎生物力学动态平衡的恢复。此外，针刀治疗后的仰卧位牵引拔伸，对寰枢关节紊乱也能起到复位和恢复生物力学平衡的作用。

本研究中获得疗效的 50 例患者经复查颈椎 X 线片，骨质增生、椎间隙狭窄等颈椎退行性变化均无改善，从侧面也证实了颈椎退行性变并不一定是引起颈性眩晕的唯一原因。本研究为枕颈部肌筋膜劳损所致的颈性眩晕，尤其是影像学改变不明显的中青年颈性眩晕，以及影像学改变与临床症状不相吻合的颈性眩晕患者提供了一种新的安全而有效的治疗方法。针对枕颈部肌筋膜劳损点进行治疗，解除其对颈部血管神经的卡压或刺激，重新恢复颈椎尤其是上颈段生物力学平衡是本治疗的关键所在。

【来源】俞杰，张秀芬 . 针刀松解颈枕部肌筋膜对颈性眩晕的疗效观察 [J]. 中国中医骨伤科杂志，2008（2）：8-12.

四、任平霞经验

【病例】74 例患者，男性 35 例，女性 39 例；年龄 22 ~ 65 岁，平均 47.2 岁；病程 3 周至 16 年，平均 4.2 年。

【操作】

1. 针刀治疗

（1）体位　患者取俯卧位，上胸部垫枕，头稍前屈，以扩大寰枕间隙，方便操作。

（2）定点　在枕骨上下项线及颈枕间隙寻找敏感压痛点作为进针刀点。

（3）操作　采用针刀四步操作规程，刀口线与人体正中矢状面平行，针刀体与压痛部位骨面垂直，遇硬结与条索状病变软组织（此时患者多有酸沉感）纵向切开数刀，至手下有松动感时再进针刀达骨面，横向疏通剥离 2～4 刀。

松解的重点部位在寰枕筋膜及大小头直肌、头上下斜肌、颈夹肌及斜方肌在枕部及 C1、C2 横突和 C2 棘突的附着点处。每周 1 次，根据患者的恢复情况，1～3 次为 1 个疗程。针刀后 1 周内手法治疗应避开针刀部位。

将 2% 利多卡因针 5mL 与维生素 B_{12} 注射液 0.5mg、曲安奈德注射液 10mg 均匀混合，并用生理盐水稀释至 15mL 后备用。每个点注入已配制好的药液 2～3mL。

2. 手法治疗　不合并寰枢关节紊乱者，由助手挽住患者的双肩部，向足端用力牵拉，医者左手托住患者下颌，右手放在患者的后枕部，用力向上拔伸，与助手对抗牵引约 2 分钟后，医者突然加大牵引力度，并立即回复至原牵引力，如此反复 2～3 遍后，结束手法治疗。

合并寰枢关节功能紊乱者，需采用旋转牵扳复位法：患者去枕仰卧，颈部自然放松，医者坐在患者头前，两手分别放在后枕部及下颌部，由助手挽住患者的双肩，与医者对抗牵引 2～3 分钟后，医者在牵引下将患者头部稍抬起，沿颈椎纵轴向患侧缓慢旋转，当旋至最大极限时，快速做一个有控制的小角度扳动手法，常可听到小关节弹响声。然后用同样的手法操作健侧。每次行牵引治疗之后，行放松手法治疗 1 次，5 天为 1 个疗程。待颈枕部肌肉痉挛缓解、疼痛减轻后，施行治疗手法 1 次。休息 2 天后，进行下一疗程的治疗。

【疗效】痊愈 36 例，显效 34 例，无效 4 例，总有效率 94.6%。

【讨论】寰枕关节是连接颈椎和头颅的关节，也是人体活动较频繁的关节。由于寰枕关节关节囊松弛，其稳定性主要依靠跨越该关节的枕下小肌群，这些肌群主要有寰枕筋膜、头夹肌、头半棘肌、头上斜肌及大小头直肌等。它们均附着于枕骨上、下项线及其之间，其中大小头直肌、头上斜肌及其附近的头下斜肌四组肌肉在防止头部过度前屈及头部旋转运动中发挥着重要作用。头部的频繁活动或长时间低头工作、颈部姿势不当等，容易使颈部肌肉筋膜长期处于紧张状态，造成积累性损伤，产生慢性无菌性炎症，从而出现颈枕部疼痛、酸困不适，同时由于病变部位的软组织内负压增高和无菌性炎症的刺激，通过软组织内感受器传入小脑和前庭神经，产生眩晕症状。据统计，在引起颈性眩晕症的诸多疾病中，本病约占 25.68%；在引起颈枕部疼痛的诸多疾病中，本病约占 18.15%。随着疾病的进一步发展，则会出现颈枕部肌肉痉挛，筋膜增厚，失去弹性，或产生挛缩，使寰枕间隙变窄，压迫或刺激椎动脉造成椎 – 基底动脉供血不足，从而出现记忆力减退、头晕、视物模糊等症状。寰枕部肌肉、筋膜挛缩、增厚，还可造成对从枕部筋膜穿出的枕大、小神经的刺激与压迫，产生头痛或偏头痛等。由于枕小神经与耳大神经相交通，部分患者还会出现耳鸣，甚至耳聋等。

针刀疗法是对病灶部位软组织的粘连及挛缩进行松解、剥离，可缓解枕神经的卡压、刺激，并可减轻寰枕间隙内压力，消除对椎动脉的刺激和压迫，改善脑部供血。同时，注射少量的局麻药物，可以阻断疼痛恶性循环，并改善局部血液供应。少量的类固醇药物可帮助消除局部的无菌性炎症，缓解颈枕部的疼痛及头痛、眩晕等症状。

手法治疗的作用有两方面：一方面可缓解肌肉和血管痉挛，改善血液循环，增强局部血液供应，促使病变组织修复。另一方面，还可纠正寰枕及寰枢关节的结构紊乱，从而恢复寰枕部正常的解剖关系，消除对颈部交感神经及椎动脉的刺激，恢复椎动脉的正常血供，从而缓解头晕、头痛等症状。

枕项线综合征是骨科临床常见的疾病，但由于教材中并无此病名，对于该病的诊断及治疗有待于进一步规范。临床实践中发现，通过牵引手法及针刀松解综合治疗该病，可有效恢复颈枕部的生物力学平衡，取得满意的疗效。

【来源】任平霞，李旭阳，闫强 . 针刀结合手法治疗枕项线综合征 146 例 [J]. 光明中医，2012（8）：1605-1606.

五、任旭飞经验

【病例】90 例患者，男性 54 例，女性 36 例；年龄 19 ~ 62 岁，平均 42.3 岁；病程 3 个月至 5 年，平均 1.3 年。患者头部做屈、伸、旋转及混合型运动时眩晕加重者分别为 33、21、17 和 19 例；临床上伴偏头痛、颈项部疼痛者 24 例，伴恶心、呕吐者 8 例，伴视物不清者 6 例，伴心悸者 7 例，伴耳鸣者 13 例，伴持物不稳者 11 例，伴失眠者 15 例，伴多汗者 4 例。

【操作】

1. **体位** 患者取仰卧位，保持枕和背部在同一高度；或将薄枕置于双肩下，使头尽量后仰，以充分暴露颈部，面向上方，下颌抬向前，口微张以减小颈前肌张力。

2. **定位** 在环状软骨水平旁开约 1.5cm 与胸锁关节上 2.5cm 之重叠点为进针刀点，触激星状神经节。要求定位时的体位与施术时的体位一致。

3. **操作** 医者左手食指触及 C7 横突，下压时将胸锁乳突肌、颈总动脉、颈内动脉推向外侧，与气管、食管分开。在动脉搏动的内侧从右后垂直进针刀，深达左手按压的横突 2.5 ~ 3.5cm，微动针刀体以加强星状神经节触激，以患者最大耐受为度，但针刀不能离开骨面滑动。

临床上针刀触激星状神经节时要注意以下事项：一定要取得患者的密切配合，术中可能出现强烈的手臂和咽喉异常感觉，应退出针刀；对颈部短粗者或老人亦可在 C6 触激，在环状软骨中线旁开 1.5cm，胸锁关节上 3cm 处；星状神经节针刀触激术绝不能注射任何药物；术中应保持针刀的垂直，针刀偏向尾侧可能刺破胸膜造成气胸，针刀偏向内侧触激易引起喉返神经的刺激症状，针刀偏向外侧或过深易引起臂丛神经的刺激症状。

伴颈肩部疼痛者，多为上颈段（C4、C5 以上）颈部软组织损伤或劳损，多见于头颈夹肌、头半棘肌、头后大小直肌、头上下斜肌、斜方肌及项韧带等损伤，临床检查枕外隆凸外下方、C1 横突、C2 ~ C3 棘突间、肩胛上区压痛、紧张、僵硬。可采用针刀在上述部位进行切割，以松解粘连、挛缩的纤维组织和筋膜及棘突间的压痛点。

【疗效】临床治愈 65 例，显效 14 例，好转 9 例，无效 2 例，治愈率为 72.2%，总有效率达 97.8%。全部患者未发生明显副作用。

【讨论】颈源性眩晕大多是由于颈项部软组织、椎间盘、骨关节等发生退行性改变，导致血管、神经受到压迫或刺激而引起的临床症状，目前认为与椎动脉型颈椎病及交感神经型颈椎病有密切关系。其产生的因素主要有颈部静力性损伤和动力性损伤，如长时间低头劳累、受寒，高强度或高频率的颈部运动造成慢性积累性劳损，并逐渐引起颈椎生物力学平衡失调而导致颈部交感神经受激惹，椎动脉受压、痉挛等致椎 – 基底动脉供血不足，从而导致发作性眩晕。

星状神经节隶属交感神经系统，是由颈下交感神经和第 1 胸交感神经节融合而成的交感神经节，故又称颈胸神经节。该神经节位于椎动脉三角内，在第 7 颈椎横突和第 1 肋骨头前方、椎动脉的后内侧、食管与气管的两侧。其前外侧为肺尖，与胸膜顶相邻；在星状神经节的后方有 C8 脊神经前支经过；紧贴椎动脉在锁骨下动脉的起始处为星状神经节的前下方；外侧是斜方肌；前方是颈总动脉鞘；内侧为椎体，椎动、静脉紧贴神经节的上端。神经节前方还有右淋巴管、胸导管、迷走神经、甲状腺下动脉、头臂静脉、膈神经等结构通过。星状神经节接受来自 T1（有些也接受 T2）神经的白交通支，常与膈神经、迷走神经或喉返神经有交通。星状神经节发出分支上行至 C6 ~ C8 的灰交通支，到椎动脉丛并可进入颅内，下行至锁骨下动脉丛、颈下心神经。它是支配脑和脑膜、眼、耳、咽喉、舌、泪腺、腮腺、舌下腺、肩、上肢、心脏、大血管、气管、支气管、肺、胸臂及头颈部皮肤的主要交感神经节，故可调节颅内、上肢及心血管功能等。

通过针刀实施星状神经节触激术可抑制颈交感神经的异常兴奋，使其节前、节后纤维的功能受抑制，支配区域的血管扩张、血流加速，同时解除周围肌肉的粘连对交感神经的压迫、刺激，从而相应抑制了椎动脉痉挛，使椎 – 基底动脉供血得以改善，并可抑制颈胸部组织及内脏的痛觉传导，以及增强其对自主神经、内分泌和免疫系统的调节作用。

故应用针刀星状神经节触激术可明显改善因交感神经型颈椎病及椎动脉型颈椎病所引起的临床症状，如眩晕、偏头痛、心悸、恶心呕吐、出汗异常等。针刀触激星状神经节可使患者的临床症状在较短时间内得以改善，是一种值得推广的非手术治疗方法。

【来源】任旭飞.针刀触激星状神经节治疗颈源性眩晕的临床效果[J].中国当代医药，2013（21）：43-44.

六、钟志年经验

【病例】42例患者。

【操作】

1. 针刀治疗

（1）体位　患者取倒坐靠背椅位，双手重叠扶撑于椅背上，颈部稍前屈。

（2）定点　以问诊时患者主诉的疼痛区域，以及触诊时寻找的阳性反应点为进针刀点。病变部位主要为椎枕区上下项线之间，其次为C2横突、C3～C7棘突旁及横突、各椎体棘突间韧带，以及枕大、小神经出口处。每次选择2～4个点，最多不超过5个，并做好标记。

（3）操作　常规消毒、铺巾，严格按照无菌操作。选择4号针刀，医者一手按压进针刀点周围皮肤，一手持针刀使针刀体与皮面垂直，刀口线和血管神经肌纤维方向一致，快速刺入皮下，深达骨面，进行纵向切割、横向摆动2～3次，至黏滞感消失后快速出针，压迫片刻止血，无菌敷料覆盖。嘱患者休息半个小时观察病情，无不适后方能离开。左右交替治疗，2次为1个疗程。

2. 星状神经节阻滞术

患者取仰卧位，用5号牙科注射针头抽取1%利多卡因8mL，于C6横突距正中1.5cm、胸锁关节头侧2.0～3.0cm处进针，针尖与颈椎冠状面垂直，抵C6颈椎横突，回抽无血及液体后注入药液，以患者出现霍纳征为注射成功的标志。每周2次，左右交替，2周为1个疗程。

【疗效】痊愈17例，显效13例，好转10例，无效2例，总有效率95.24%。

【讨论】颈源性眩晕是椎动脉的颅外段受颈部病变的影响导致血流障碍引起的眩晕综合征，目前发病机理尚未明确，主要存在以下几种学说：①机械压迫学说；②颈椎失稳学说；③神经刺激及神经－体液致病学说；④颈椎和椎动脉解剖学变异；⑤血管病变及血流动力异常。

临床上颈部软组织病无菌性炎症、颈椎肌肉劳损、外伤、骨质增生、颈椎失稳等均可破坏颈椎力学结构，刺激支配椎动脉的颈交感神经，使椎动脉痉挛、供血不足而引起眩晕。因此，目前国内外学者更偏向于交感神经刺激学说，故减轻椎动脉受压或刺激可能是解决颈源性眩晕的一种重要手段。针刀治疗通过对颈椎粘连、挛缩软组织进行松解、剥离，纠正小关节紊乱，恢复颈椎力学平衡，解除软组织、骨质对椎动脉的机械性压迫，同时针刀的机械刺激可加速血液、淋巴循环，使炎性物质和有害的代谢产物吸收、消散，减轻椎动脉痉挛，改善脑部血供。颈交感神经可通过节后纤维交通支与颈上交感神经节相连，当受到刺激时引起椎 – 基底动脉痉挛，导致脑供血不足，从而产生颈源性眩晕。星状神经节阻滞术通过阻断交感神经传导，缓解椎动脉痉挛，改善中枢神经系统血供，从而有效缓解眩晕症状。针刀联合星状神经节阻滞术，在松解颈肩部肌肉痉挛、促进局部血液循环的同时消除交感神经兴奋，抑制椎动脉痉挛，增加大脑供血，从而有效改善眩晕。

【来源】钟志年，王庆甫，劳积毅，等.小针刀联合星状神经节阻滞术疗法治疗颈性眩晕的临床疗效观察 [J]. 云南中医学院学报，2014（2）：44-46.

七、童利民经验

【病例】126 例患者，男性 72 例，女性 54 例；年龄 19 ~ 72 岁，平均 42.3 岁；病程 8 天至 22 年；脑血流图示椎 – 基底动脉供血不全或供血障碍 103 例，正常 23 例。X 线片示颈椎生理曲度改变、增生，椎间隙变窄，椎间孔变小、轻度滑脱及韧带钙化 119 例，正常 7 例。

【操作】

1. 五线法 患者取坐位，结合颈部活动受限的方向或诱发眩晕的活动方向判定主要病损区与受累颈椎节段；医者用拇指沿患者椎体后缘线（C1 ~ C7 椎体）、双侧横突线（C1 ~ C7 横突）、双侧乳肩线（乳突至肩峰），即五线自上而下，用力轻巧点压、点揉，扣及痛性筋束或敏感压痛点则重点压揉拨顺。每日 1 次，8 次为 1 个疗程。

2. 二剥法

（1）手拨 经压揉拨顺、拔伸牵引、旋转复位，五线法治疗后，医者立于患者背后，两前臂尺侧放于患者肩部，双手大拇指顶在风池穴上方，其余四指及手掌托住下颌部，前臂与手同时向相反方向用力，把颈椎牵开，边牵引边使头颈部前屈、后伸及向左右方旋转，整复关节及椎体。隔日 1 次，8 次为 1 个疗程。

（2）刀剥 选择压痛点 1 ~ 4 处，用针柄呈葫芦形，针身为圆柱形，长 4cm、直径 1mm，针头为楔形，长 1cm、末端扁平带刃，刀口线 0.8mm 的针刀，按针刀四步操作规程及八法行疏通剥离、切开剥离、铲磨削平、切割纤维，术毕按压针孔片刻，贴创可贴。4 日 1 次，2 次为 1 个疗程。

【疗效】经过 3 个疗程的治疗，治愈 106 例（84.1%），好转 17 例（13.5%），无效 3 例（2.4%），总有效率 97.6%。脑血流图示正常 90 例，改善 21 例，无变化 15 例。X 线片示颈椎生理曲度正常 117 例，其中韧带钙化或椎间孔狭窄转为正常 106 例，改善

6例，无变化3例。

【讨论】五线法充分利用颈部解剖特点及骨性标志来检查、诊断、定位治疗。椎动脉从C6～C7横突孔穿出，并由交感神经伴行。椎体后缘线体现颈椎生理曲度的变化，是头颈肩背部肌肉、筋膜、韧带附着点，可反映该处软组织病损、痛性筋束或敏感压痛点。骨错缝、筋出槽是中医学对软组织损伤的定义，督脉、足太阳及手足少阳经筋循于五线，故有经脉所过、主治所及的作用。二剥（拨）法即手拨和刀剥。手拨法是通过压揉拨顺，不仅能循五线查病证、寻找阳性反应点、诊断疾病，而且还能针对阳性反应点进行治疗，舒松肌肉，解除痉挛，剥离粘连，是松则通，通则不痛，再施以调整颈椎的拔伸牵引、旋转复位，以扩大椎间隙及椎间孔，缓解颈椎垂直轴线上的压力，消除软组织异常应力的刺激，逐步改善或恢复颈椎正常序列及椎动脉正常行径，使骨入其位、筋归其槽。刀剥即针刀疗法是闭合性微创定点剥离松解术，对因粘连、瘢痕、关节微小错位等所造成的椎间力学动态平衡失调能够迅速缓解。本文对于手法难以治愈、较重、顽固的病损区及敏感压痛点，以痛为腧，剥离粘连，疏通阻滞，刮除瘢痕，削平骨刺，改变局部的化学环境，松解被卡压的血管、神经束，使血脉流畅，筋骨、髓海得养，诸症悉除。结果表明，采用五线、二剥法治疗颈性眩晕能显著改善患者临床症状，且效果显著。

【来源】童利民，郭杰，余菊.五线二剥法治疗颈性眩晕[J].中国康复，2006（4）：269.

八、杨米雄经验

【病例】34例患者，男性13例，女性21例；最大65岁，最小32岁；眩晕史最长3年，最短3个月。

【操作】

1.体位　患者坐于桌前，两前臂置于桌上，颈前屈，额部放于前臂上，使颈部稳定、舒适、放松。

2.定点　剪去乳突附近头发，在风池穴下1寸处，即枕外隆凸下凹陷与乳突连线中点下一横指处摸到明显压痛的寰椎横突，做标记。

3.操作　常规皮肤消毒，以7号注射针头刺入提插，获得酸胀得气感后，注入1%普鲁卡因2～5mL（过敏者用1%利多卡因）做局部浸润麻醉。

先用三棱刀刺开皮肤，小平刀经皮孔插入，刀口线与颈脊柱纵轴平行，以按压在局部的左手拇指的帮助下，做与刀口线方向一致的摆动分离深入手法，达寰椎横突后，刀口线与寰椎横突纵轴平行，先行疏通松解手法，再做横行松解数次，使寰椎横突与周围组织有松动感即可。

去除小平刀，局部注入确炎舒松 A 5mg，局部片刻止血。创可贴两片呈"十"字形粘贴，保护针孔。部分患者术后马上活动可有轻度头昏，休息 10 ~ 15 分钟即可消失。一次松解一侧，必要时 1 周后行对侧治疗。

【疗效】术后 2 周复查作为近期疗效。结果：优 23 例，良 7 例，有效 2 例，无效 2 例，有效率为 94.2%。19 例经 6 ~ 18 个月随访，结果：优 9 例，良 6 例，有效 2 例，无效 2 例，有效率为 84.2%。

【讨论】寰椎横径为颈椎中最长者，其横突粗短不分叉，附着有头上斜肌、头下斜肌、肩胛提肌等多块深层小肌，是头部屈伸旋转活动的杠杆。横突后面紧贴头夹肌，当头做旋转活动时，寰椎横突向同侧后方上凸，与邻近肌肉、筋膜发生摩擦而损伤。长期低头工作时，横突后侧的头夹肌等肌肉、筋膜紧张可致劳损。椎动脉自枢椎横突穿出向外上方进寰椎横突孔，出孔后向后弯，绕经寰椎侧块后侧的椎动脉沟，进入枕骨大孔。长期低头工作或颈部外伤，可导致寰椎横突周围软组织损伤，引起无菌性炎症。炎症刺激可致颈部肌肉痉挛，出现颈肩拘急疼痛。炎症刺激椎动脉及周围的交感神经丛可致椎动脉痉挛，若反复发作，寰枕后膜及横突周围组织增生肥厚、粘连挛缩，可致椎动脉受牵拉、卡压，以致脑供血不足，出现眩晕。因此，寰椎横突周围慢性无菌性炎症是引起颈性眩晕的常见原因。行寰椎横突周围针刀松解术，经 34 例临床实践疗效较满意，亦反证了上述观点。寰椎横突附近有椎动脉等重要结构，操作时须小心，熟悉解剖、采用钝口小平刀紧贴寰椎骨膜操作是关键。

【来源】杨米雄，邵云龙.小针刀寰椎横突周围松解治疗颈性眩晕 34 例报告 [J]. 浙江中医学院学报，1994（6）：42-43.

九、郭建中经验

【病例】90 例患者，男性 26 例，女性 64 例；年龄 18 ~ 88（46.68±11.84）岁；病程 1 天至 10 年。

【操作】

1.**体位** 患者俯卧于治疗床上，胸部垫枕，头低位，双手相叠，额头放在手背上，颈部充分暴露，保持呼吸通畅。

2.**定点** 医者首先确定患者颈部的病变部位，即两侧斜角肌与横突结节附着点、压痛点或结节。

3.**操作** 病变部位标记后用碘酒常规消毒，戴手套，铺无菌巾，取 4 号针刀，刀口线与身体纵轴平行，于标记处刺入皮肤直达骨面，即斜角肌与横突结节附着点，横行剥离、纵向疏通出针，按压片刻敷以创可贴。治疗 10 天后复诊，如症状未彻底消失，可行第 2 次或第 3 次治疗。1 个月后观察疗效。

【疗效】治愈 39 例，显效 30 例，好转 19 例，无效 2 例，总有效率 97.8%。

【讨论】颈源性眩晕是一种临床常见的以眩晕和平衡失调为特征的疾病，是由于颈部传入神经异常活动而发生的异常空间定位和共济失调的非特异性感觉障碍。颈源性眩晕常伴有恶心、呕吐、头痛、视物模糊、上肢麻木及颈部疼痛等颈椎病症状。其发病因素包括年龄、体质状况、工作影响、精神状态及生活习惯等。颈源性眩晕发生的诱因往往与体位及颈部活动有关。

颈源性眩晕发病机理有以下 3 种学说：①血管压迫说：由于椎动脉受压或刺激，椎-基底动脉供血不足，导致内耳及前庭神经核区缺血，引起眩晕。②神经反射说：上颈段颈部软组织内有大量本体感受器，当颈部出现损害时，主要是颈部关节、肌肉炎症，或者局部肌肉痉挛，导致本体感受器功能紊乱，传入异常冲动，到达前庭神经下核，诱发平衡系症状。③交感神经刺激说：颈交感神经激惹或椎动脉丛受颈椎病变的刺激，使椎动脉发生痉挛，血流量减少，前庭系缺血而发生眩晕。

目前，临床上常用的治疗方法包括休息、针灸、牵引、理疗、针刀及药物治疗。临床显示，采用针刀松解斜角肌的方法来治疗颈源性眩晕十分有效。斜角肌是颈部两侧的重要肌肉组织，分为前斜角肌、中斜角肌、后斜角肌三部分。斜角肌起于第 3～7 颈椎横突结节，止于第 1、2 肋。这些肌肉参与颈部的转动及呼吸等运动，容易出现损伤，而且斜角肌的起点所处的上颈段部分，正是本体感受器的聚集区域。针刀治疗可以解除斜角肌的无菌性炎症和痉挛等对本体感受器的刺激和压迫，消除神经的异常冲动；同时斜角肌的起点与横突结节相连，距离横突孔最近，其牵拉力的改变对横突孔内的椎动脉和交感神经影响最大。针刀松解斜角肌的起点，能够解除斜角肌的痉挛，松解肌肉的牵拉力，解除颈部组织对本体感受器的影响及对椎动脉和交感神经造成的压迫。该治疗对患者颈部的正常组织没有创伤，是药物和其他手术方法无法比拟的。

【来源】郭建中，孙立靖，孙青，等.针刀松解斜角肌治疗颈源性眩晕 90 例临床疗效观察 [J].山东医药，2014（37）：42-43.

神经根型颈椎病

一、秦华清经验

【病例】90 例患者，男性 36 例，女性 54 例，平均年龄 45.2 岁，平均病程 3.51 年。

【操作】采用针刀松解配合 C6 横突前注射治疗神经根型颈椎病。

1. 针刀疗法

（1）体位　患者取俯卧位或低头坐位。

（2）定点　以下位颈椎棘突旁或横突部阳性反应点作为主要治疗点，前、中斜角肌及肩背部再卡压点作为辅助治疗点。

（3）操作　选用4号针刀，针刀体垂直于标记点处皮肤，主要治疗点处刀口线与脊柱纵轴平行，再卡压点处刀口线与该处肌纤维方向平行，刀锋贴左大拇指尖快速进针达骨面，患者出现酸胀感或向上肢放散感时，先纵向切割3~4刀后横向摆动针刀体，即可出针，用创可贴外贴，术毕立即检查上肢及手的功能情况。1周1次，4次为1个疗程。

2.C6横突前注射　参考星状神经节阻滞治疗中的C6侧方入路穿刺给药方法。

（1）药物配方　5%曲安奈德1mL，复方骨肽注射液1mL，共2mL。

（2）体位　患者取仰卧位，头及下颌自然偏向对侧。

（3）定点　C6横突尖部位于胸锁乳突肌后缘与环状软骨平面沿线交叉点，用拇指推开胸锁乳突肌向中线，该肌外缘交叉点深处的骨性骨凸起即是。

（4）操作　局部皮肤常规消毒，戴手套，铺无菌孔巾。以左手拇指尖部深压阳性点，推开胸锁乳突肌，拇指面抵至C6横突尖部，患者一般自诉局部疼痛，且大多有肩背部放散感。右手持5mL注射器5号针头，针头紧贴左手拇指壁面进针，针尖略向内下方，直抵骨性组织，回抽无血，松开左手，缓慢注药，密切观测患者情况。每周注射1次，4次为1个疗程，两个疗程间至少间隔4周。

【疗效】按照国际采用的疼痛询问量表（MPO），并参照国家中医药管理局1994年发布的《中医病证诊疗疗效标准》。治疗4周后，治愈率50%，总有效率96.7%；治疗6个月后，治愈率50.0%，总有效率97.8%。

【讨论】骨质增生主要是一种自然退变现象，故发病对象多为老年人群，其异位增生可能会导致神经根出口部位的压迫，是一种力学失代偿后的代偿性增生，对稳定老年人颈椎有着积极的意义，故临床上可见增生非常严重的老年人并无明显的颈椎病症状。颈椎椎间盘突出压迫颈部神经根可引起颈神经干路上的过敏性放散痛和上肢麻木，但椎间盘突出的阶段必然有颈椎动静态力学长久失衡的表现。椎周软组织可出现韧带紧张粘连，甚至钙化，肌纤维紧张，长期积累性和张力性损伤致肌纤维局部变性、相互黏滞并与相邻软组织粘连，在神经纤维通过的地方更容易发生，从而引起干路上的再卡压，然而神经根部的单纯性卡压并不能导致远端肢体疼痛，神经根无菌性炎症才是肢体神经干路上放散痛的原因。

前、中斜角肌在神经根型颈椎病发病中起着重要作用。神经根穿出侧隐窝椎间孔后，在横突间陆续穿出横突尖部进入斜角肌层，在横突前、后结节上，由前、中斜角肌发出腱纤维，相互交叉下行，交织成网状结构，颈神经在前、中斜角肌中行走，并未发出任何神经分支，所以，前、中斜角肌部任一部位的损伤、炎性反应、粘连挛缩即可能激惹通过该处的颈神经，中、后期即以卡压为主。卡压点也可发生于肩胛背神经通过的肩胛提肌、颈神经通过的冈上肌、桡神经通过的桡管、正中神经通过的腕管等部位。

周围神经近端受压后，由于轴速流运输受阻使远端神经对卡压的敏感性增高，很容易在远端神经纤维管道处再次受压。同样，当神经远端受卡压时，可使近端轴突缺乏足够的营养物质，对外来压迫敏感性增加，而受力下降，导致压迫性改变。因此，无论是神经近端或是远端受压，都有可能进一步发展为双管综合征。对于神经根型颈椎病，在上肢发生卡压后的神经必须进行局部卡压松解，才能对治愈颈椎病起到作用。

针刀可松解病变的软组织，改变和解除粘连、挛缩、堵塞等病理变化，解除对神经、血管的刺激或压迫，恢复颈部动态平衡。针刀还能改善局部微循环，消除肌紧张、肌痉挛，改善局部代谢，促进炎症致痛物质的消除，起到解痉止痛作用。曲安奈德能消除颈神经根部炎症反应，稳定溶膜体酶，干扰补体激活，减少炎症介质的产生，降低毛细血管通透性，抑制炎性细胞的浸润和组织渗出，从而起到抗炎、抗水肿作用。复方骨肽注射液含有骨多肽和全蝎多肽，骨多肽有骨生长作用，全蝎多肽具有抗炎、消肿、镇痛作用。

【来源】秦华清，刘许峰．针刀松解配合 C6 横突前注射治疗神经根型颈椎病临床研究 [J]．实用中医药杂志，2006（10）：628-630.

二、刘星经验

【病例】30 例患者。

【操作】

1. 体位　患者取俯卧位，胸下垫高使颈部前屈，充分暴露颈肩部。

2. 定点　在病变部位触按寻找条索、硬结、压痛等阳性反应点及小关节取 3～5 点作为进针点。

3. 操作　医者持 4 号针刀，于上述治疗点，按针刀四步操作规程，刀口线与神经、血管、肌纤维方向平行，针刀垂直于皮肤进针，松解棘间韧带和相应的筋膜、肌肉、韧带、关节囊。操作要轻巧、准确，中病即止，以免引起患者不适。注意控制针刀深度，以免误伤棘间韧带、黄韧带，甚至误入椎管。术毕按压针孔并贴创可贴。7 天治疗 1 次，一般治疗 3～5 次。

【疗效】临床治愈 15 例，显效 10 例，有效 3 例，无效 2 例，总有效率 93.3%。

【讨论】针刀疗法治疗神经根型颈椎病具有疗效好、费时少的优点。从疗效来看，针刀治疗的痊愈率较高；从诊疗花费的时间来看，针刀治疗还有时间成本优势。针刀治疗神经根型颈椎病，主要是松解颈肩部软组织的条索、硬结、压痛等阳性反应点及小关节，能取得良好的临床效果；而在影像学方面，治疗前后并无显著性差异。从本次临床观测结果来看，支持朱汉章教授提出的神经根型颈椎病的软组织损伤病因说。

【来源】刘星，王柏阳，邵继满，等．针刀治疗神经根型颈椎病 30 例临床疗效及

影像学变化观察 [J]. 江西中医学院学报，2008（2）：54-55.

三、吴峻经验

【病例】30 例患者，男性 19 例，女性 11 例；年龄最大 68 岁，最小 16 岁，平均年龄 42 岁。

【操作】

1. 体位　患者头部垫枕，健侧向下侧卧，肩部尽量向后展开，患侧面部尽可能转向健侧。

2. 定点　下颌角与乳突连线中点，右至胸锁关节，左至锁骨上窝的连线为颈动静脉体表投影线，线后 1cm 起为治疗安全范围。用手指触摸，在乳突尖下 1 ~ 2cm 处有骨性凸起，定点为 C2 横突，沿胸锁乳突肌后缘依次向下，即可摸到第 3 ~ 7 横突的骨性凸起。每两横突连线中点向颈后方向 0.5cm 为关节突边缘，在有压痛的第 3 ~ 7 横突与关节突侧缘点上用甲紫标记。

3. 操作　常规消毒后局麻，用 4 号针刀沿各标记点刺入，到达横突或关节突侧缘后，顺肌肉纤维方向，沿横突外下缘做铲切松解；在关节突侧缘，针刀沿颈椎纵轴方向推切，同时向椎间孔方向微微移动，到达椎间孔后，针刀与颈神经平行，刀锋稍向椎间孔下缘方向推切 1 ~ 3mm。多数情况下，患者因神经受牵动，电击麻胀感会突然窜至手指，表示松解到位。术毕轻轻按压，防止手术部位出血。每周治疗 1 次，3 周为 1 个疗程。

【疗效】痊愈 21 例，显效 7 例，有效 2 例，总有效率 100%。

【讨论】以往认为神经根型颈椎病是由于颈椎骨质增生和椎间盘病变引起颈椎椎间孔狭窄，导致臂丛神经受压。近年来随着临床医学的发展，许多学者认为，臂丛神经受压除了上述颈椎骨质增生和椎间盘病变引起的椎间孔狭窄外，更多与颈部慢性软组织损伤有关，其中尤以斜角肌劳损引起的压迫最为常见，这是由斜角肌与臂丛神经的特殊解剖关系所决定的。前、中斜角肌起于 C3 ~ C7 横突前、后结节，附着于第 1 肋骨，臂丛神经从前、中斜角肌与第 1 肋骨形成的斜角肌间隙内通过。斜角肌痉挛、肥厚和纤维化，常可伴臂丛下干受压，出现颈臂疼痛、手指麻木等神经根型颈椎病症状。

斜角肌痉挛的主要因素：①前、中斜角肌受颈神经 C5 ~ C6 前支支配，故 C4 ~ C5、C5 ~ C6 椎间盘退变，椎间隙变小，导致椎间孔狭窄，神经干受刺激，引起斜角肌痉挛。②颈椎横突与关节突是颈部肌肉附着点，颈部肌肉的劳损最先表现在肌腱附着处。颈神经肌支从颈神经根分出后，经过横突后结节与关节突时，穿插于多组肌肉的肌腱与骨骼附着处，受到退变、肥厚、纤维化、钙化的肌腱组织的压迫，出现斜角肌痉挛。长期的斜角肌痉挛可导致肌肉损伤、增生，最终斜角肌出现肥厚、纤维化。

关于斜角肌痉挛或肥厚、纤维化的判断：①痉挛：痉挛是肌肉紧张、不自然收缩的状态，通过休息、保暖或常规治疗后，痉挛的组织可以解痉而松弛，症状缓解。体征上，横突后结节与关节突侧、后缘有较大范围压痛。治疗中针刀在横突部位铲切斜角肌肌腱时，感觉比斜角肌肥厚，纤维化时松软。②肥厚、纤维化：一般病程较长，病情顽固，纤维化处往往伴有钙化现象。体征上，横突触摸肥厚，针刀铲切时感到组织僵硬，有明显摩擦声。在颈椎 X 光侧位片上，两者都可伴有 C4～C5、C5～C6 等处椎间孔狭小征象。针刀治疗斜角肌痉挛时，治疗范围包括横突、关节突，有椎间孔狭小者还需松解神经根与椎间孔组织的粘连；治疗斜角肌肥厚、纤维化、钙化时，重点是铲切横突外下缘，上述部位的针刀治疗都要针下感觉疏松为止。针刀疗法不仅是在治疗工具上结合了中医针刺与西医手术刀的长处，组织创伤小，治疗效果突出，而且在对疾病的认识上以西医学的解剖学、病理学为依据，因此针对性强、远期疗效巩固。

【来源】吴峻，施振东，沈蓉蓉，等.针刀治疗颈椎椎间盘退变引起神经根型颈椎病的临床研究 [A].中华中医药学会针刀医学分会.全国第九次针刀医学学术年会论文集 [C].中华中医药学会针刀医学分会，2010：3.

四、杨义靖经验

【病例】245 例患者。

【操作】采用针刀和脊柱微调手法治疗神经根型颈椎病。

1. 针刀治疗

（1）体位 患者取俯坐位。

（2）定点 根据 X 线或 CT 片表现，选相应节段患侧椎旁小关节囊处和横突后结节及肩胛区压痛点或颈部条索状阳性结节处，用亚甲蓝标记。

（3）操作 按针刀四步操作规程，刀口线与脊柱纵轴一致进针刀，到达骨面后纵向剥离 3 刀，横向铲剥 3 刀，退出针刀，压迫止血，贴创可贴保护针孔，治疗点 48 小时不宜沾水。每次选 3～4 个治疗点，每周治疗 1 次，连续 3 次。

2. 手法治疗 采用局部微调手法治疗，以手法复位，每周 2～3 次，连续 3 周。

【疗效】治愈 98 例，显效 90 例，有效 45 例，无效 12 例，总有效率 95.10%。

【讨论】颈椎病是颈椎及软组织退行性改变或颈椎损伤引起的脊柱平稳失调性疾病，发病机制较为复杂，常常由于工作姿势不正确、不良生活习惯、长期伏案工作、感受风寒及劳累过度等原因所致。致病因子作用于人体，引起重要的病理改变，即解剖结构的变化，这种变化大至关节移位、脊柱椎间隙的变窄或变宽、脊柱生理曲度变直或反张、较大肌肉韧带的撕裂伤等，小至肌肉、筋膜、韧带某一小束的撕裂或椎骨轻度旋转移位。前者较易于察觉，后者容易被忽视。这种细微结构上的改变，也是疾病延绵不愈或反复发作的病理基础，是伤痛引起肢体功能障碍的重要原因。颈椎脊神经出横突尖后即行走在软组织的腱性网状结构中，正常情况下受到此网状结构的保护，一旦斜角肌发生炎性水肿、粘连挛缩，即可直接使该神经受到刺激、卡压，产生麻木、疼痛症状。附着在横突前后结节上的前、中斜角肌损伤后，炎症产物刺激使软组织粘连挛缩更易导致脊神经根受卡压而产生症状。颈部劳损产生无菌性炎症，造成软组织粘连、瘢痕化，继而挛缩，使颈椎关节微小移位，导致颈椎及其周围结构的动态力学平衡被破坏，颈椎应力改变引起骨质增生、小关节囊肿胀肥厚，使韧带、关节囊及骨膜等处的细小神经或神经末梢受到刺激而引起疼痛。

有人认为只需在横突尖上做松解即可解除神经卡压而使症状迅速消失，从而达到治愈目的。针刀对于治疗软组织的粘连、组织硬结等病变十分有效，但对于关节移位、椎体的骨错缝就不能使其复位，需要配合手法复位，以调节这些微结构的失调，纠正颈椎半脱位，恢复颈椎正常的解剖位置和功能，从而更好地消除临床症状，加强针刀治疗的临床效果。针刺治疗无法对软组织的粘连、组织硬结进行松解，神经卡压无法解除，所以其治疗效果较之针刀治疗的效果要略逊一筹。

【来源】杨义靖，曾丽嘉.针刀为主治疗神经根型颈椎病疗效观察 [J]. 现代中西医结合杂志，2011（28）：3552-3553.

五、张秀芬经验

【病例】76 例患者，男性 47 例，女性 29 例；年龄 34 ~ 74 岁，平均 54.7 岁；病程 1 个月至 18 年，平均 3.7 年。

【操作】

1. **体位** 患者取俯卧低头位，颈下垫一高约 15cm 的枕头，下巴抵住床头，以保持头颈部稳定。

2. **定点** 三步神经定位方法。

（1）第 1 步，临床症状定位。根据患者主诉的疼痛、麻木、皮肤感觉减退及肌力减弱的部位，再依据颈神经根的分布及其所支配的肌肉，对颈椎患病的部位做出初步定位诊断。

（2）第 2 步，触诊定位。根据第 1 步的定位诊断结果，对相对应的颈椎及其上下两个椎体的棘突、棘间、关节突关节和横突进行触诊检查，触清棘突是否有偏歪、关节突有无隆起和左右横突是否对称。若有异常，则应检查是否同时有压痛和硬结、条索状物、摩擦音等。

（3）第 3 步，影像学定位。观察颈椎 X 线六位片、颈椎 CT 或 MRI 片，注意是否有棘突偏歪，椎间隙变窄，生理曲度变直、反弓、成角，韧带钙化，双突影，双边影，椎体滑移，骨质增生及颈神经根受压，若有应确定其发生部位。

综合以上三步定位检查，即可对病变颈椎节段精确定位。若患者症状、体征与影像学不符，则以前者为主要定位依据。

3. 操作　据以上神经定位诊断确定的病变颈椎节段，选取该节段棘间及其双侧关节突关节，以及颈肩部阳性反应点 1 ~ 3 点作为进针点，用甲紫标记。于上述治疗点，按针刀四步操作规程、颈椎的针刀手术入路和手术方法进行治疗。根据颈椎 X 线片提示的骨关节异常情况予以矫正，矫正后予以颈托外固定 3 天。3 天后复查，若仍有症状、体征，则需 4 天后行第 2 次治疗，3 次 1 个疗程，治疗结束时复查 X 线片。

【疗效】治疗后痊愈 64 例，好转 11 例，无效 1 例，总有效率 98.7%。

【讨论】针刀闭合性手术是一种微创疗法，但其前提是对病灶的精确定位。三步神经定位诊断，一方面可对造成颈椎生物力学失衡的部位做到精确定位，在此基础上用针刀对病灶部位软组织内的瘢痕、粘连和挛缩进行微创松解、剥离，恢复颈部椎周软组织的动态平衡；另一方面，它为针刀治疗后的手法复位矫正颈椎骨关节的微小病理改变、恢复颈椎的生物力学平衡提供了精确定位，从而做到有的放矢，迅速恢复颈椎生物力学平衡，解除对颈神经根的压迫或刺激而治愈疾病。针刀治疗前后 X 线片结果显示，各项异常除骨质增生、椎间隙狭窄外，均有明显改善，且显著优于针刺疗法；从治疗结果上看，无论治愈率还是显效率，针刀治疗亦明显优于针刺疗法，显示出了本法治疗颈椎病的优越性。值得注意的是，虽然疗效明显，但治疗前后所有病例的骨质增生情况均未见改善，从侧面也说明了颈椎椎骨的退行性变并非引起颈椎病临床症状的根本原因。

【来源】张秀芬，俞杰 . 针刀三步神经定位治疗神经根型颈椎病的临床研究 [J]. 中国中医骨伤科杂志，2004（2）：16-18.

六、刘方铭经验

【病例】68 例患者。

【操作】

1. 体位　患者取俯卧位，下颌部与床头边缘齐平，低头、下颌内收。

2. 定点　①双侧风池穴；②双侧天宗穴和双侧魄户穴；③大椎和风府穴。每次治疗依次选取一组穴位。

3. 操作　严格按针刀四步操作规程，进针后到达穴位的深层肌肉附着点，得气后在肌肉附着点上进行松解，提插或铲剥范围半径不超过 2mm。可留针刀，亦可立即出针刀。同时辅助使用直径 10cm 圆柱形硬物（一般用颈曲灵），将之枕于颈椎中段，使头略后仰，每天使用 2 次，每次使用 30 分钟。5 天治疗 1 次，3 次为 1 个疗程。

【疗效】近期疗效：痊愈 26 例，显效 32 例，有效 9 例，无效 1 例，总有效率 98.5%。远期疗效：痊愈 45 例，显效 10 例，有效 9 例，无效 4 例，总有效率 94.1%。

【讨论】目前针刀治疗多采取直接松解患椎上下棘间韧带和两侧后关节的关节囊，再配合手法治疗。通过松解患处紧张的肌肉、韧带、关节囊，重整错位的结构，恢复颈椎的内外平衡，对被卡压的神经直接减压，缓解症状。由于针刀是在非直视条件下进行的闭合性手术，直接在颈椎上操作有一定的风险和难度。

本研究根据"经络所过，主治所及"原则，以穴位的局部解剖及与颈椎活动相关的、容易受损的肌肉起止点为基础，在颈椎周围选取穴位治疗。风池穴在胸锁乳突肌和斜方肌枕部起点之间，是寰枕筋膜的上附着点，枕大、小神经出头皮点，松解其可缓解颈枕部的紧张僵硬；天宗穴位于冈下窝，为冈下肌起点，其深层有斜方肌、冈下肌、小圆肌，松解其可减轻对腋神经小圆肌支的牵拉，缓解肩背部疼痛及向上肢的放射痛；魄户穴处有斜方肌、菱形肌和肩胛提肌等附着点，松解其可缓解转头提肩时颈肩部的疼痛；风府穴在项韧带和项肌中，松解其可改善颈椎屈伸和转头；大椎穴是项韧带和棘上韧带的结合点，松解其可缓解颈痛和上肢麻木疼痛。通过针刀松解术，使颈肩背部诸经气血畅通，颈椎周围紧张的肌肉、韧带、筋膜得以放松，同时加用颈曲灵来被动纠正并维持颈椎曲度，改变椎间盘髓核的位移，加大椎间隙，更好地为受卡压的神经减压。

针刀松解颈周腧穴治疗神经根型颈椎病疗效确切，与一般针刀治疗无显著性差异，但由于是在颈周取穴，避开颈椎高危部位，降低了操作风险和难度，相对而言更安全，容易掌握，因此更便于推广。

【来源】刘方铭，梁江久，王寿兰，等.针刀松解颈周腧穴治疗神经根型颈椎病的临床研究 [J]. 山东中医杂志，2009（2）：106-107.

七、周西清经验

【病例】60 例患者，男性 29 例，女性 31 例；年龄最大 65 岁，最小 25 岁；病程最短 3 个月，最长 7 年。

【操作】

1.**体位** 患者取俯卧位。

2.**定点** 颈椎棘突、颈椎小关节、颈椎横突、肩胛内上角及肩胛骨脊柱缘、斜方肌上外缘压痛点。

3.**操作** 若棘突及其附近有病变，按针刀四步操作规程，切开病变椎体棘突上下缘的棘间韧带，剥离棘突部钝厚的项韧带。若颈椎小关节有移位或劳损，导致关节囊肿胀肥厚或粘连，可垂直进针刀后先纵向切割关节囊 1 刀，之后刀口向内和外各移行2mm，分别切开关节囊达上下关节突骨面；然后调转刀口线 90°，沿关节囊水平轴切开 3 刀，刀口抵住下关节突下缘。若切削关节囊的过程中其浅层肌肉筋膜出现硬结、粘连，也可顺便切开松解。若横突末端出现病变，医者用左手拇指掐住横突结节，右手持针刀从指甲缘垂直进针，刀口线与颈椎纵轴平行，边进针边询问患者感觉，若无触电感，针刀抵住骨面后，先垂直捣刺几刀，再令刀口线与所附肌肉（如后结节的中后斜角肌、肩胛提肌、颈夹肌、颈最长肌等）纤维方向垂直切几刀即可。若肩胛内上角及肩胛骨脊柱缘有病变，针刀与肩胛骨脊柱缘平行进针，紧贴肩胛骨缘切割 3 ~ 4 刀，注意一定在肋骨表面施行，病理点会有挡刀感和阻力感，一一切开松解。若斜方肌上外缘出现病变，针刀与斜方肌走向平行进针，针柄略向胸侧倾斜，若遇阻力感，即切开数刀，进针不宜过深，以免损伤胸膜顶造成气胸。

【疗效】治愈 57 例，显效 2 例，有效 1 例，总有效率 100%。

【讨论】神经根型颈椎病的病理因素很多，主要有颈椎间盘突出、颈椎失稳、骨关节退变、椎间孔狭窄等，但其引起根性疼痛的机制目前尚有争议。颈椎及颈椎间盘退变在人体衰老过程中是不可避免的自然现象，许多颈椎及颈椎间盘已经发生退变的人并无任何不适，不能诊断为颈椎病，故认为颈椎病并非颈椎及颈椎间盘退变直接所致，而是由于其退变后在暴力扭伤、受寒受潮、睡眠时颈部姿势不当、长期低头或仰头工作等因素诱发下，较正常人更易出现颈部肌肉、筋膜、韧带、肌腱等劳损，产生无菌性炎症、瘢痕、粘连，或颈椎关节微小移位，导致颈椎及其周围结构的动态力学平衡失调，引起骨质增生、小关节囊肿胀肥厚，使韧带、关节囊及骨膜等处的细小神经或神经末梢受到刺激而引起疼痛。增生的骨刺虽然也是一个致病因素，但如果没有上述各种因素影响，骨刺本身不引起任何症状（骨刺尖部较锐利并刺入脊髓或直接压迫神经根和椎动脉者除外），所以其治疗不必针对颈椎的退变增生，只需纠正其失衡的动态力学平衡。针刀治疗可以通过松解瘢痕、粘连，切割痉挛肌纤维，切割关节囊而减压，从而纠正被破坏的动态力学平衡，阻滞病理性恶性循环。

【来源】周西清.针刀松解为主综合治疗神经根型颈椎病 60 例 [J]. 四川中医，2005（8）：103-104.

八、施晓阳经验

【病例】40 例患者，男性 28 例，女性 12 例；年龄最小 27 岁，最大 74 岁，平均 51.6 岁；病程最短 1 个月，最长 17 年，平均 3.9 年；病情等级：轻度 3 例，中度 10 例，重度 27 例。

【操作】

1. 颈椎横突部阳性反应点为主要治疗点

（1）体位　患者取侧卧位，患肢在上，头自然垂于床面，充分暴露术区。

（2）定点　在第 4、5、6、7 颈椎横突尖部位（颈浅静脉与胸锁乳突肌后缘交界处向后 0.5cm，平第 4 颈椎横突，横突间距为 1.5 ~ 1.8cm）选择最明显的压痛点、硬结或肿胀处，用甲紫标记。

（3）操作　选用 4 号针刀，对准横突尖部垂直皮肤，刀口线与脊柱纵轴平行，快速刺入皮肤，缓慢探索到达横突尖骨面，贴横突尖前、后缘的骨面铲切 3 ~ 4 刀，医者手下有松动感、患者出现酸胀感（部分可向上肢放散）即可。出针刀后以无菌纱布或创可贴外敷治疗点，注意按压，防止出血。术毕立即检查上肢及手的功能情况。

2. 颈椎关节突部阳性反应点为辅助治疗点

（1）体位　患者取坐位，头颈前屈 45°。

（2）定点　颈部后正中线旁开 1.5cm 左右，第 3 ~ 7 颈椎棘突水平有明显压痛、硬结或条索处。

（3）操作　针刀在定点处垂直刺入，刀口线与脊柱纵轴平行，当针刀深入到病变组织时，行纵向及横向切割、摆动，且边松解边深入，直达关节囊处。

以上治疗每 5 天 1 次，3 次为 1 个疗程；疗程间休息 10 天。

【疗效】治愈 18 例，显效 15 例，好转 5 例，无效 2 例，总有效率 95%。

【讨论】从解剖学可以知道，神经根在穿出的过程中需经过椎间盘、侧隐窝、椎间孔等部位，然后在横突间继续外行，穿出横突尖进入斜角肌层。在横突尖前、后结节上，前、中斜角肌发出腱纤维后相互交叉下行，交织成网状结构，脊神经出横突间后即行走在此腱性网状结构中，正常情况下受到此网状结构的保护。一旦斜角肌发生炎性水肿、粘连挛缩，即可使该神经受到刺激、卡压，产生麻木、疼痛症状。而脊神经从脊髓发出到刚进入斜角肌时，既不分出神经纤维到上下位神经根，又没有接受上下节段的神经纤维。因此，在此段任何一处的神经纤维的组成基本一致，也就是说，在此段中任何一个部位的卡压所出现的临床表现基本相同。

从组织结构来看，椎周软组织（肌肉、韧带、筋膜等）的损伤远较椎管内组织病变及骨质改变更早、更容易，当椎管内的组织病变加剧、骨质增生严重时，椎周软组织的损伤将更加严重，更易对相邻或相关组织产生不良影响和刺激，即横突部斜角肌损伤后的炎症刺激、粘连挛缩更易使脊神经根受卡压而产生症状。因此，对于绝大多数患者，医者只需将其附着在横突尖上的前、中斜角肌的粘连松解，可立即解除神经卡压而使症状迅速消失，从而达到治愈目的。颈部治疗侧方入路法可直接找到横突尖部，并可同时治疗前结节、后结节及关节突。侧方入路时，可摸到 3 个骨性突起，前、后结节为单个的明显骨突，关节突外侧缘为一纵行骨嵴。在横突部位治疗时，针刀不宜在横突尖的上下方铲切，以免误伤脊神经或过深后伤及椎动脉，因此切割应不离开骨面，深度不宜超过 0.5cm，以松为度。由于针刀疗法是直接深入到病变部位进行松解，从根本上解决了肌肉等组织慢性损伤后的粘连挛缩，也就从根本解决了神经的卡压。被松解的软组织若再次粘连挛缩而引起症状，则需要一个相当长的劳损过程。如果在治疗后加强自我保健，注意正确的工作、学习姿势，则复发的可能性极小。因此，远期疗效十分理想。

【来源】施晓阳. 针刀治疗神经根型颈椎病的临床研究 [A]. 中国针灸学会微创针刀专业委员会. 全国第 3 届针刀治疗膝关节病学术研讨会论文汇编 [C]. 中国针灸学会微创针刀专业委员会，2013：4.

胸廓出口综合征

一、孟双全经验

【病例】18 例患者，男性 8 例，女性 10 例；年龄 27 ～ 52 岁；病程 2 个月至 4 年；均为单侧患病，左侧 9 例，右侧 9 例；均无外伤史，其中 7 例曾误诊为颈椎病，3 例误诊为肩周炎，1 例误诊为腕管综合征。

【操作】

1. 体位　患者取侧卧位。

2. 定点　在胸锁乳突肌后缘及喙突内下找出压痛点并予以标记。

3. 操作　局部消毒后，将醋酸曲安奈德及 0.5% 丁哌卡因各 2mL 配成混合液做痛点封闭。左手按压标记点周围皮肤使局部凹陷，先做局部封闭后，右手持针刀顺肌纤维方向迅速刺进皮肤，抵至颈椎横突结节及喙突内下，并在局部横向做 2 ～ 5cm 的小幅度切割及挑拨。术中患者均有强烈酸胀感，术毕出针刀后局部按压 5 分钟以上，预防局部血肿形成。每周 1 次，共治疗 1 ～ 5 次。

【疗效】患者术后均有不同程度的症状缓解，较术前有明显的轻松感。术后 10 分钟检查肌力均较前增加，有 12 例针刺痛觉减退者明显改善。18 例均无血肿形成。5 例出现肩背或患肢的放射性麻木，观察 2 小时后渐缓解、消失。1 例术中出现心慌、胸闷、头晕等不适，经吸氧及平卧休息数分钟后好转。所有患者经过 3 个月至 2 年的随访：效果优 12 例，效果良好 3 例，效果一般 2 例，效果差 1 例。

【讨论】胸廓出口综合征是临床上较常见的疾病，其临床表现各异，可分为神经性、血管性、非特异性或混合性。神经血管性的压迫最常见于斜角肌三角，亦见于肋锁间隙及喙突下间隙。目前研究表明，斜角肌异常纤维束带的存在是胸廓出口综合征的根本原因。多位学者在对臂丛神经与斜角肌的解剖关系的研究中发现，前斜角肌在 C3 ～ C6 横突的前、后结节均有起点，中斜角肌在 C2 ～ C7 横突的前、后结节也都有起点，且其起点纤维相互交织。当臂丛神经穿过前、中斜角肌交叉的起始纤维时，前、中斜角肌如发生收缩、痉挛，交叉的纤维将对神经根起钳夹作用，慢性反复的钳夹就引起一系列神经血管症状。有报道小斜角肌起于 C7 横突前缘，止于第 1 肋内侧缘前、中斜角肌之间。其主要由坚硬的腱性组织组成，呈现为锐性边缘，与臂丛下干以腱性成分黏在一起，可因慢性摩擦引起臂丛下干的损伤。胸小肌起于第 3 ～ 5 肋骨外面，止于肩胛骨喙突，当上臂过度外展时，血管神经受压于喙突下胸小肌与胸壁之间。常见手术是将前、中、小斜角肌异常纤维束带或胸小肌切断以彻底解决肌源性压迫。但也有学者对 26 例患者长期随访中发现术后仍有 23.07%（6/26）的患者效果不佳，甚至无效，仍需局部封闭治疗或服用止痛剂。局部封闭既可以用来鉴别神经根型颈椎病，亦可通过局麻药对神经的阻滞使局部肌肉松弛，再加上激素的消炎、止痛、缓解粘连等作用达到治疗目的。另外，术中应用针刀对斜角肌及胸小肌的止点进行快速小范围切断及剥离，进一步解除了紧张痉挛的肌肉对神经血管的压迫，使症状得以缓解，且创伤少，切口小，术后再发粘连少。该疗法具有一定的优越性。

临床应用中有以下体会：①患者颈部应向健侧倾斜以便显露胸锁乳突肌。②术中应寻找酸沉等异感最强处。③术毕应按压针孔可防止局部血肿。④术毕应让患者休息 15 分钟，无头晕心悸等不适后再离开。

【来源】孟双全，郭自斌，吴威，等.封闭加小针刀治疗胸廓出口综合征 18 例分析 [J]. 中国误诊学杂志，2010（25）：62-64.

二、章允刚经验

【病例】32 例患者，女性 22 例，男性 10 例；年龄 25 ～ 55 岁；病程 1 个月至 3 年。

【操作】

1. 体位　患者取俯卧位。

2. 定点　寻找 C5 ～ C6 关节突关节最明显压痛点及冈下窝痛性肌条索（冈下肌、小圆肌）。

3. 操作　标记定点后，医者一手按压进针点周围皮肤使之凹陷，一手持针刀，刀口线与肌纤维方向一致快速进针，抵达关节突及肩胛骨骨面，纵、横剥离各 3 ～ 5 刀。术中所有患者会有施术部位强烈的酸胀感，关节突剥离时大多有酸胀感向肩背部放射，有的放射至肘外侧、前臂，甚至拇、食指，冈下窝痛性肌条索剥离时医者可明显感觉针下肌肉收缩，患者酸胀感可向肘外侧、前臂、虎口区放射。术后出针后压迫针孔数分钟止血。每周 1 次，治疗 1 ～ 4 次。

【疗效】所有患者术后都有不同程度的颈、肩、背、上肢等部位的主观酸胀痛等症状缓解。术后即刻查体，26 例术前肌力下降的患者中有 20 例肌力明显增加，18 例术前皮肤痛触觉减弱的患者中有 8 例感觉明显改善。随访 1 年，情况优 19 例，情况良 7 例，情况一般 3 例，情况差 3 例，其中 1 例转为手术治疗。术中有 3 例出现"晕针"现象，平卧休息后缓解。

【讨论】臂丛上干 C5 ～ C6 穿出前、中斜角肌性附着点时被其钳夹，是导致上干型胸廓出口综合征（C5 ～ C6 神经根卡压）的解剖学基础，以 C5 ～ C6 关节突与冈下窝痛性条索为定点松解能取得良好的临床效果，可能的原因如下。

上干型胸廓出口综合征患者肌肉劳损、痉挛不是孤立地出现在斜角肌，而是以颈肩部肌群形式出现的。于 C5 ～ C6 关节突压痛最敏感点从后外侧进针刀，抵达关节突关节进行剥离，术毕即刻检查 C5 ～ C6 支配的相关肌肉，如斜方肌、肩胛提肌、菱形肌、斜角肌等，发现肌紧张明显减轻，甚至消失，术前肌力减弱者术后会有明显增加，术前痛触觉减弱的皮肤区域术后同时得到改善。局部浸润麻醉能松弛颈部肌肉，解除肌肉对神经的压迫而改善肌力等。针刀术后也取得类似疗效，与针刀松解能即刻松弛颈肩部相关肌肉有关。

动物实验证明，受卡压的周围神经可引起所支配的肌肉的兴奋性增强，进而痉挛。C5 神经根支配的冈下肌、小圆肌的痛性条索的出现与上干型胸廓出口综合征密切相关，使用针刀对冈下肌、小圆肌的痛性条索进行剥离，术毕会发现 C5 神经根支配区域的胀痛等症状大多会即刻减轻甚至消失。另有动物实验证明，在进行针刺镇痛或针刺麻醉时，若选取与痛区系相同脊髓节段或邻近节段的神经所支配的"穴位"镇痛，效果更好。

因此，针刀定点松解治疗上干型胸廓出口综合征同时具有肌松和镇痛作用。

【来源】章允刚，章允志，张启聪，等 . 小针刀定点松解法治疗上干型胸廓出口综合征 [J]. 中国骨伤，2009（3）：216-217.

三、刘强经验

【病例】25 例患者，男性 10 例，女性 15 例；年龄 40 ～ 60 岁；病程 5 个月至 2 年；教师 3 例，工人 7 例，干部 1 例，农民 4 例，其他职业 10 例；有撞击伤病史 6 例，锁骨骨折病史 4 例，颈椎病病史 20 例。

【操作】

1. 体位　患者取仰卧位，患肢放在身侧，手心向上，手掌微外旋，暴露喙突。

2. 定点　喙突内外侧缘。

3. 操作　医者左手拇指找准患者喙突，固定，右手持针刀，刀口线与上臂纵轴平行，刺入直达喙突骨顶，刀口线转 90°，沿骨面移至喙突内侧缘，沿喙突内喙骨面向下切割数刀，左右分离几下，出针刀。在锁骨外部下缘压痛点定位，针刀与锁骨平行，刺入皮肤后，到达第 1 肋骨面，沿肋骨表面向外滑动达病灶，分离数下，出针。针孔用创可贴覆盖。视病情 4 ～ 5 日后可重复 1 次，操作要小心，注意患者反应，切忌刺入胸腔，避免伤及血管神经。

【疗效】优 15 例，良 8 例，一般 1 例，差 1 例，总有效率 96%。治疗最少 1 次，最多 2 次。

【讨论】肋喙韧带劳损为引起胸廓出口综合征的原因之一，胸廓出口综合征亦即臂丛血管神经受压征，因肋喙韧带位于喙突与第 1 肋之间，臂丛血管神经在其下方经过，故其在臂丛血管神经受压征的意义值得注意。上臂运动牵拉、外伤、长期劳损等原因引起肋喙韧带损伤，长期反复形成瘢痕、粘连、痉挛等慢性软组织病变，结果因痉挛瘢痕压迫臂丛神经而引起上肢麻木；压迫静脉，血液回流不畅引起患肢肿胀；压迫动脉，上肢供血不足，故患肢感觉发凉；炎症局部刺激，引起上肢发胀。针刀疗法在慢性软组织损伤治疗方面具有见效快、方法简单等优点，对慢性软组织损伤有剥离粘连、疏通阻滞、流畅气血、刮除瘢痕、松解肌肉、解痉止痛作用。用针刀在肋喙韧带起止点上进行剥离，可使紧张、痉挛得以松解，减轻痉挛韧带对血管神经的压迫，使麻木、肿胀、发凉感得以消除。针刀对病灶局部的血液循环有促进作用，促使局部炎症消除，解除了炎症对神经的刺激，使上肢发胀症状减轻，故取得了较好疗效。

【来源】刘强. 小针刀松解术治疗肋喙韧带劳损引起胸廓出口综合征 25 例 [J]. 广西中医药，2000（4）：28-32.

四、林浩东经验

【病例】11 例患者，男性 5 例，女性 6 例；平均年龄 36.2 岁（25 ~ 46 岁）；均为单侧患病，左侧 6 例，右侧 5 例；病程最短 2 个月，最长 3 年。其中 5 例曾被误诊为颈椎病，2 例被误诊为肩周炎，保守治疗均无效。1 例 Adson 试验阳性，3 例 Wright 试验阳性，锁骨上按压桡动脉搏动消失 1 例。肌电图检查：8 例三角肌、冈上肌、冈下肌有纤颤电位，3 例三角肌、冈上肌、冈下肌、肱二头肌呈单纯相。影像学检查：颈椎 X 线发现 1 例 C7 横突过长。

【操作】

1. **体位** 患者取侧卧位。

2. **定点** 在胸锁乳突肌后缘处找到压痛最明显点，8 例在胸锁乳突肌后缘中点附近，2 例偏上方 1.5cm 处，1 例偏下方 2cm 处。

3. **操作** 颈部消毒后，用 2% 利多卡因于压痛点处做皮内注射，形成直径 2cm 左右的皮丘，用 1.5mm 宽的针刀刺进皮肤，抵颈椎横突后结节，并在结节上做 3 ~ 5mm 的小幅度横向切割和挑拨。患者均感颈部酸胀，4 例麻痛感至背部，1 例感手部麻痛。切割挑拨时间不超过 1 分钟，出针后医者用拇指对切割处压迫，令患者立即起立，继续压迫 3 分钟以止血。

【疗效】11 例无一例局部形成血肿，术后休息 10 分钟后检查，10 例患者不同程度感到颈肩部轻松，痛觉改善，肌力明显增加，1 例变化不明显。术后 1 个月复查，7 例颈肩部疼痛症状明显好转，偶有不适，肌力减退明显好转；3 例肌力感觉亦明显好转，但颈部不适仍存在。1 例即术后当时效果不佳者仍无效，给予局封治疗亦无效，2 个月后手术治疗，术后亦仍有颈部不适的症状。其余 10 例术后 6 个月再次随访，6 例颈肩痛消失，肌力感觉正常；2 例感颈部不适，肌力良好，肩外侧有感觉减退；1 例于针刀治疗后 2 个月余症状和治疗前相同；1 例颈部痛加重，感觉亦同治疗前。术后 4 年，又随访到 8 例，6 例颈肩痛消失，肌力感觉正常；1 例仅颈部偶有不适，但 4 年中颈部突然疼痛 2 ~ 3 周，又自行好转，肌力一直保持良好；1 例症状反复发作，颈部局封有效，但维持时间仅 1 ~ 2 个月，患者始终不愿手术。

【讨论】有学者通过解剖研究发现，前、中斜角肌的起始点不像大家认为的起源于颈椎横突的前结节，中斜角肌起源于颈椎横突的后结节，而是在有关颈椎横突的前后结节上都有起始点，特别是前斜角肌常有一束起源于 C3 和 C4 横突后结节的腱束，从 C5 神经根下方通过，其痉挛很可能压迫 C5 神经根，所以切断部分横突后结节的起始点对前、中斜角肌均有一定影响。压痛点最明显处往往是颈部肌肉炎症、水肿、痉挛的中心，可能也是压迫颈神经根的中心，在此处对肌肉起点进行切断剥离，解除紧张痉挛的肌肉对神经的压迫最有效。以往在手术治疗上干型胸廓出口综合征时，通常将前、中斜角肌完全切断，臂丛神经虽然获得了彻底松解，但同时也带来了新的创伤，接着是新的结缔组织增生、新的瘢痕压迫。这些新的问题可能造成比原来症状更严重的臂丛压迫。针刀治疗仅切断痉挛的部分斜角肌腱性起点，斜角肌立即松弛。去除了压迫臂丛的原因而没有触及斜角肌的臂丛神经面，所以没有破坏臂丛神经的环境。因此，很少出现术后刺激神经的因素。此外，针刀疗法切口小、创伤少、瘢痕增生不明显，术后该切口如不仔细观察，可能被认为是皮纹，故患者容易接受。

针刀毕竟是在颈部神经血管十分丰富的区域进行切割和剥离，只能凭手感操作，有一定危险性，所以设想可用硬膜外套管针做剥离，在操作中和结束前可用针筒吸出积血，同时可估计出血情况，这样做较安全。

【来源】林浩东，陈德松，方有生. 小针刀治疗上干型胸廓出口综合征 [J]. 中国骨伤，2006（3）：129-130.

项韧带损伤

一、高建华经验

【病例】59 例患者，男性 29 例，女性 30 例。

【操作】

1. 体位　患者取颈前屈位、坐位、俯卧位均可。俯卧位时，头探出床头，颏部位于床沿前方。

2. 定点　以痛点为施术点。一般取项韧带起止点处、韧带肌肉附着处（距正中线 0.5 ~ 1.0cm）、钙化灶周围点。

3. 操作　用 I 型 4 号针刀。①项韧带起点处操作：刀口线与人体纵轴一致，针刀体向头侧倾斜 45°，针刀经皮肤、皮下组织到达颈椎棘突，纵疏横剥 2 刀，针下范围 < 0.5cm。②项韧带止点处操作：刀口线与人体纵轴一致，针刀体向足侧倾斜 45°，针刀经皮肤、皮下组织到达枕外隆凸下缘或两侧点，调转刀口线，铲剥 2 刀，刀下范围 < 0.5cm。③钙化处操作：于钙化灶上下左右紧贴表面铲剥 2 刀，范围 < 0.5cm。术毕刀口处以创可贴外敷。

患者俯卧，头伸出床头，颏抵于床沿前，助手一旁扶住患者双肩，医者一手托住患者下颌，一手前臂压于枕部，二人同时向相反方向用力，使颈向下屈曲 2 次。

【疗效】治愈 56 例，有效 2 例，无效 1 例，治愈率 95%，总有效率 98%。

【讨论】项韧带系在项中线呈矢状位的板状韧带，为一双层弹性纤维肌间隔，起于寰椎后结节及第 2 ~ 7 颈椎棘突，止于枕外隆凸上下限。项韧带炎是头部过度前屈、长期持续低头工作致项韧带慢性损伤，产生无菌性炎症，变性、硬化、钙化、骨化。其临床表现为颈部酸胀不适，低头位症状加重，甚者睡眠时亦不适而致辗转不安、夜不能寐。查体项韧带起止点处有压痛，触诊有硬节，头过度前屈或后伸引起颈部疼痛加剧。

针刀治疗项韧带炎是通过剥离、松解肌肉韧带粘连，破坏局部痛觉感受器，阻断疼痛的传导，切断极小部分韧带纤维减轻韧带张力，疏通局部瘀滞，改善局部微循环等，使局部张力平衡得到改善，达到"以松制痛"。针刀还同时有针刺的作用，项韧带部位与督脉循行一致，可激发经络感传，使局部肌筋舒展、气血流通，从而达到"通则不痛"。

【来源】高建华，张进国，唐术玲.针刀闭合手术治疗项韧带炎 59 例 [J]. 现代中西医结合杂志，2011（28）：3580-3581.

二、孙彤经验

【病例】158 例患者，男性 87 例，女性 71 例；年龄最大 56 岁，最小 24 岁；病程最长 5 年，最短 6 个月，平均 1.3 年。

【操作】

1. 体位　患者取颈部前屈位（坐位、俯卧位均可）。

2. 定点　找好压痛点，用甲紫做标记，常规消毒，铺洞巾。

3. 操作　针刀体与颈部平面垂直，刀口线与棘突顶线平行，刺入后直达棘突，或在项韧带上切开剥离 3 刀，再横向铲剥 2 刀。术后用创可贴敷针眼，3 天不能洗澡。在枕外隆凸下缘进刀时，针刀体要和骨面垂直，万不可刺入寰椎或寰枕关节处，深度要控制好，如进刀过深又找不到术点时，不可盲目乱刺。

【疗效】158 例中，经 1 次治愈 36 例（22.78%），经 2 次治愈 71 例（44.94%），51 例经 3 次治疗达到有效标准（32.28%），总有效率 100%。

【讨论】项韧带损伤是一种常见病，因头部过度前屈、持久低头工作或睡眠时枕头过高等长时间牵拉项韧带，引起疲劳而损伤。损伤常见部位在下位颈椎附着处，枕外隆凸下附着点或韧带两侧的肌肉群区。反复的牵拉使韧带肌肉轻微撕裂、出血、渗出、水肿，在不断损伤、不断修复的过程中，肌肉和肌肉、肌肉和韧带本身发生粘连挛缩、瘢痕、变性，局部微循环发生障碍，久之出现一系列临床症状。患者会感到经常性的颈部酸胀不适、疼痛、发僵等，不能持续看电视，长时间伏案工作也较困难，更甚者睡眠亦感不适，以至于辗转难眠，患者十分烦躁。

针刀疗法是通过剥离、松解疏通肌肉和韧带的各种粘连，阻断疼痛的传导，使微循环得以改善，肌肉、韧带重新得到修复，恢复肌肉张力的平衡，打破其恶性循环，改善局部的新陈代谢，达到"以松制痛"的目的。结果表明，该疗法不失为治疗项韧带粘连的一种有效方法，有临床实用价值。

【来源】孙彤，孙培强. 针刀松解项韧带粘连 158 例 [J]. 山东中医杂志，2004（3）：165.

三、张全杰经验

【病例】52 例患者，男性 34 例，女性 18 例；年龄 35～67 岁，平均 47.6 岁；病程 3 个月至 12 年，平均 6 年零 3 个月。

【操作】

1. 体位　患者取俯卧位，胸部垫枕，使颈部过屈，以利固定。

2. 定点　参照 X 线片，并结合压痛点，选择进针点。

3. 操作　以进针点为中心，用碘酒、酒精消毒，铺无菌洞巾。医者戴无菌手套，首先用 1% 利多卡因 1mL 在进针点局麻，然后持针刀与皮肤呈 90° 刺入皮肤、浅筋膜，到达项韧带，指下有坚韧感，待刺入钙化灶时，刀下有沙砾感，此时纵向疏通剥离 3～4 刀，再横铲 2～3 刀，患者一般自述局部有酸胀感。术毕，拔出针刀，按压针孔片刻，无菌敷料贴敷 2 天。1 次无效者，1 周后再做 1 次。

【疗效】经 1 次治愈 22 例，经 2 次治愈 16 例；好转 14 例；无效 0 例。

【讨论】项韧带起于所有颈椎棘突，止于枕外隆凸和枕外嵴，为三角形的弹力纤维膜。两侧有头夹肌、颈夹肌等多块肌肉附着其上，主要作用是控制颈部过度前屈；但是头的左右旋转、后伸，由于其他肌肉的作用，使其长期慢性牵拉及局部外伤，导致局部毛细血管渗出、出血，甚至钙化。

针刀治疗项韧带钙化，可松解钙化组织，促进局部血液循环，并可恢复项韧带应力平衡。至于在治疗点注射小剂量利多卡因，主要是考虑到进针时无痛，这样既能消除患者的紧张情绪，又可保持在病变部位施术时患者有良好的针感。但是麻醉不能过深，以免损伤正常组织，发生危险。

【来源】张全杰.针刀治疗项韧带钙化52例[J].辽宁中医杂志，2005（6）：581.

斜　颈

一、洪剑飞经验

【病例】81例患者，男性42例（51.85%），女性39例（48.15%）。年龄1～21岁，平均6岁，均为出生后不久发病；其中1～3岁28例，占34.57%；4～6岁33例，占40.74%；7～10岁17例，占20.99%；11～21岁3例，占3.70%。81例均是单侧发病，右侧41例（50.62%），左侧40例（49.38%）。29例患者可触及患侧瘤样包块，Ⅰ级30例（37.04%），Ⅱ级45例（55.56%），Ⅲ级6例（7.40%）。

【操作】

1.**体位**　患者取仰卧位，颈部适当垫高，头偏向健侧，稍用力。

2.**定点**　为了避免损伤主要神经血管及重要组织，术前采用手法找到胸锁乳突肌的乳突止点及胸骨头、锁骨头止点。

3.**操作**　手术在麻醉下进行，根据患者年龄分别采用不同方法。年龄较大且能配合的患者，采用局部麻醉或臂丛神经阻滞麻醉；年龄小且不能配合者，采用全身麻醉。

皮下可以触及胸锁乳突肌有不同程度的肌纤维变性，肌肉挛缩呈条索状，与周围组织粘连，颈部深筋膜、颈阔肌也有不同程度挛缩。根据胸锁乳突肌挛缩的轻重，松解切断胸锁乳突肌的胸骨头及锁骨头或乳突的附着点。找到胸锁乳突肌的乳突止点和胸骨头、锁骨头止点，做骨膜下剥离。

注意进针的深度不可超过止点的厚度。对挛缩的颈阔肌及颈部深筋膜，在紧张处也应做适当松解，但要特别谨慎。松解完成后，检查畸形是否过度矫正及功能位、解剖的改善情况。对部分年龄较大的患儿，面部发育不对称，甚至有颈椎旋转畸形者，不强求一次达到过度矫正，再做2～3次针刀治疗以求完全矫形。治疗后针孔用冰袋冷敷，沙袋加压，防止出血。术后2～3天疼痛消除后，进行颈部伸展练习，向患侧后上方主动运动，以消除粘连，矫正畸形，重建平衡。每周 2 ~ 3 次。术后无需用颈托固定。

【疗效】81 例均顺利完成手术操作。手术后开始随访 6 个月至 14 年，平均随访时间 1.5 年，随访率 87.10%（81/93）。结果：优 70 例，占 86.42%；良 6 例，占 7.41%；差 5 例，占 6.17%；优良率为 93.83%。年龄越小优良率越高。

【讨论】斜颈是小儿较常见的畸形，患病率可高达 0.1% ~ 0.4%。该病从发现至今已有数百年历史，病因仍在探索中。其主要病变在胸锁乳突肌，畸形发展后患侧颈部其他肌肉也相继发生相应挛缩，颈椎、颅骨也发生一定形态、结构上的改变。研究证明，间质增生及纤维化是其基本病理变化，间质增生的细胞呈梭形，是成纤维细胞，通过电镜发现间质增生中为细胞成分。斜颈与出生体位和肌肉痉挛的左右侧有关，尤其经产道分娩通常出现头颈前屈侧弯和旋转，造成胸锁乳突肌中段持续扭结，引起肌肉缺血、水肿，最后导致肌肉纤维化、挛缩。医学认为，本病的发生主要是由于局部气血瘀滞，经络不通，筋失濡养，经筋聚结所致。核磁共振检查胸锁乳突肌显示，有前臂和小腿骨筋膜室综合征信号，尸检和组织灌注技术研究等证实活宫内或新生儿期肌筋膜室综合征结果。临床研究显示，其与难产马蹄内翻足、先天性髋关节脱位或髋臼发育不良等骨骼肌肉异常性相关，所以斜颈也称为先天性肌性斜颈。

斜颈的治疗包括非手术治疗及外科手术治疗。非手术治疗适于早期（包块期）和纤维化期患儿，这时颈部活动受限小于 30°，而无明显面部不对称，经早期手法扳正或局部按摩热敷、卧床固定，有一定效果。1 岁以内治愈率可达 70% ~ 80%。但有学者不提倡对颈部包块行手法按摩，认为这样可使胸锁乳突肌纤维化并与周围组织粘连，有害无益。外科手术用于经上述治疗无效或斜颈明显、肌纤维瘤样病变不再进展患者。胸锁乳突肌下切断术至今仍是常用的术式，为 1794 年 Cheselden 首先描述。

针刀治疗斜颈，疗效满意，尤其对小儿的治疗优良率高，但随年龄的增长优良率降低。其中 4 例疗效差的原因主要是与年龄偏大，已出现颈椎骨质畸形改变，面部、头颅的继发畸形难以矫正有关。

针刀治疗小儿肌性斜颈的机制为松解粘连，刮除瘢痕，使颈部的动态平衡得以恢复。一般 8 个月以后，因胸锁乳突肌已经纤维变性，甚至为结缔组织所代替，则非手术治疗效果极差，可行针刀治疗。若在 12 岁以内，切断松解后疗效差别不大，因为面部和头颅不对称可在生长年龄内得到矫正。年龄在 10 岁以上，多数患者除胸锁乳突肌挛缩外，还合并周围筋膜及肌群短缩，故严格选择治疗范围是成功的重要因素之一。

另外，针刀治疗斜颈是一种经皮下松解，切断胸锁乳突肌起止点的过程，不同于手术直视下操作，要求医者有一定的骨科手术基础，治疗过程精准。松解切断胸锁乳突肌起止点时，在胸锁乳突肌起止点范围内进行骨膜下操作比较安全。针刀操作过程要缓慢，松解及切割动作不宜过大，有切断胸锁乳突肌挛缩硬化纤维的感觉即可，不可盲目切割其他组织。

因此，斜颈采用经皮针刀治疗具有出血少、粘连少、费用低、不需要住院，以及术后不需外固定器具、外观无瘢痕等优点，应把握治疗时间，尽早实行手术治疗。

【来源】洪剑飞，夏冰，毕擎，等.经皮小针刀治疗斜颈 81 例临床分析 [J].中医正骨，2011（11）：55-56.

二、龙春尧经验

【病例】19 例患者，男性 12 例，女性 7 例；年龄最小为 1 个月，最大 18 个月；右侧斜颈 11 例，左侧斜颈 7 例。15 例可扪及患侧胸锁乳突肌有肿块或挛缩；4 例头偏向一侧，但患侧胸锁乳突肌摸不到肿块及挛缩，且颈部左右转动正常。19 例均颜面部不对称，患侧略小于健侧；排除骨性及眼性斜颈。

【操作】

1.体位　患者取仰卧位，头稍后仰旋向健侧，嘱患儿父母分别固定其头、胸部，常规消毒皮肤，铺巾，在局麻下进行。

2.定点　切口选择患侧胸锁乳突肌胸骨端、锁骨端、肌腹、乳突端，每次选择 2 ～ 4 个点。

3.操作　医者持针刀，在左手食指、中指的指示下，逐渐切割胸锁乳突肌肌腱或肌束，至肌张力减低或消失为止，创可贴包扎伤口。然后让患者家属固定患儿肩部，医者用双手捧住患儿头，轻轻用力将患儿头推向健侧，感到有阻力后即可放松，重复做 3 ～ 5 次；接着捧住患儿头，将颜面部转向患侧，直到有阻力出现，重复做 3 ～ 5 次。以上侧扳、侧旋手法均须轻柔缓和，用力应循序渐进，逐渐加大颈部活动度，切忌使用暴力，造成新的损伤。在操作时，颈部纵轴上不可有牵引力，防止颈椎关节脱位。以上治疗每周 1 次。

【疗效】痊愈 12 例，占 63.2 %；好转 5 例，占 26.3 %；无明显改变 2 例，占 10.5 %。总有效率 89.5 %。

【讨论】小儿肌性斜颈的确切病因不清楚，目前有多种解释。患儿除颈部活动受限外，在患侧的胸锁乳突肌常可扪及肿块，肿块一般在 6 个月后完全消失，继之胸锁乳突肌发生挛缩，进一步加重斜颈，严重者可形成颈椎侧凸畸形，同时引起胸腰椎代偿性弯曲，造成永久性损害。针刀治疗可解除胸锁乳突肌痉挛、粘连，减压、松解肌肉挛缩。在此基础上，进行侧扳、侧旋等被动运动手法，可进一步使胸锁乳突肌在外力牵拉作用下得到延伸，颈部的活动幅度加大，使颈部活动功能尽快恢复正常。实践证明，通过本法疗程比一般保守治疗（6 ～ 12 个月）明显缩短。

【来源】龙春尧，王晓枚，刘萍，等.小针刀治疗小儿肌性斜颈 19 例 [A].中国针灸学会(China Association of Acupuncture-Moxibustion).2011 中国针灸学会年会论文集(摘要）[C]. 中国针灸学会（China Association of Acupuncture-Moxibustion），2011：3.

三、姜庆荣经验

【病例】22 例患者，年龄最小 7 个月，最大 17 岁，平均 6.5 岁；男性 5 例，女性 17 例，男女之比 1∶3；左右区别不明显，均为肌性斜颈。

【操作】

1. **体位** 患者取仰卧位，头稍后仰旋向健侧。

2. **定点** 胸锁乳突肌两端附着点。

3. **操作** 常规消毒后，铺无菌手术单，根据斜颈两端的情况，分别在胸锁乳突肌附着点用 2% 利多卡因局麻，用针刀在肌腱附着点尽量靠近锁骨骨膜处切断，分离挛缩的肌肉。术后颈围固定，嘱患者向患侧侧卧。也可用矫形帽，可戴 5 ~ 8 个月。其优点是不受条件限制，而且对纠正面部畸形有较好疗效。

【疗效】6 岁以下需治疗 2 ~ 3 次；7 岁以上大多 1 次成功。经随访，针刀治疗有效率达 97% 以上。但大龄儿童面部畸形纠正较慢，个别甚至不能完全纠正。

【讨论】针刀治疗小儿肌性斜颈安全可靠、危险小、损伤小、经济、不受条件限制、手术简单，患者易于接受。但需注意，针刀术后的矫形帽或颈围固定是纠正肌性斜颈的重要辅助措施，且越早纠正越好，晚则畸形发育已成，纠正比较困难。

【来源】姜庆荣，綦海山. 针刀治疗肌性斜颈 22 例临床报告 [J]. 哈尔滨医药，2004（4）：45-46.

第二章 ／

肩背部疾病

肩周炎

一、麻承德经验

【病例】120 例患者，男性 46 例（占 38%），女性 74 例（占 62%）；年龄 38 ~ 78 岁，平均 58 岁；单侧发病 108 例，双侧发病 12 例；病程最长 2 年，最短 1 周。

【操作】

1. **体位** 患者取坐位，患侧上肢自然下垂。

2. **定点** 喙突处，喙肱肌和肱二头肌短头附着点，冈上肌抵止点，肩峰下滑囊，冈下肌和小肌抵止点。

3. **操作** 常规消毒后，医者持 4 号针刀垂直皮肤进针刀，做分层次剥离、疏通，如肩关节周围尚有其他明显压痛点，在该点处仍可用针刀治疗。术后创面贴创可贴 2 ~ 3 天，禁水 3 天，并使用抗生素 3 ~ 5 天，1 周后复诊。如未愈，可在压痛点再进行治疗，一般 1 ~ 3 次即可治愈。术后嘱咐患者加强患肩功能锻炼。如怕痛，自行固定不动，有可能加重病情。

【疗效】随访时间最短 2 周，最长 3 年。结果：治愈 105 例，占 88%；显效 10 例，占 8%；无效 5 例，占 4%，其中 2 例因怕痛术后自行外固定肩部 2 周，加重病情。总有效率为 96%。

【讨论】肩周炎是外伤、劳损、寒湿侵入等多种原因造成内分泌失调，引起肩部代谢障碍，代谢产物淤积，刺激有关软组织产生炎症反应，进而影响肩部血液循环，造成肩关节的动态失衡，使肩关节软组织粘连，形成冻结肩，产生疼痛、活动受限等症状。依据上述原因，肩关节周围肌肉损伤主要部位是肱二头肌长短头、肩胛下肌、冈上肌、冈下肌、小圆肌、三角肌的起止点，只要用针刀将其附着点的粘连松解、瘢痕刮除，肩关节的动态平衡得以恢复，再加强锻炼，此病即可根治。一般 1 ~ 5 次可以治愈，对于 5 例无效的病例，其中 2 例因怕痛，针刀术后自行外固定肩部 2 周，致使疗效不佳；另外 3 例病程较久，患者仅接受 1 次针刀治疗，拒绝再次治疗，遂行局部理疗及镇痛，疗效不佳。因此，针刀术后结合系统、持久的功能锻炼，对于针刀治疗的预后有重要作用。

【来源】麻承德，刘克骏.120 例肩周炎的小针刀术治疗体会 [J].青海医药杂志，2010（3）：30.

二、张雄经验

【病例】36 例患者，疼痛期 16 例，平均功能积分 31.63；粘连期 20 例，平均功能积分 30.10。

【操作】

1. 针刀治疗

（1）体位　患者取坐位或侧卧位，患侧向上，充分暴露患侧肩部，屈肘 90°，大指向上或与手臂平行置于躯体上。

（2）定点　喙突，沿腋部三角肌、胸大肌间沟向上扪，顶端之圆形骨突即是；结节间沟，大小结节之间可扪及一条粗大的肱二头肌长头腱；肱骨大结节外下部小圆肌止点；肩胛骨冈下窝点；冈上窝后缘最外缘，冈上肌腱腹结合部。

（3）操作　皮肤常规消毒，医者戴帽子、口罩、无菌手套，铺无菌巾。

①喙突点：左手拇指扪及喙突，指尖顶住外下缘，右手持针刀，刀口线与臂丛走向平行（刀口线向外下，与人体纵轴呈 60°），到达喙突骨面后，调转刀口线 90°，与肱二头肌短腱垂直，针刀体向头部方向倾斜 45°，紧贴喙突排切 3 刀，松解挛缩的肱二头肌短腱及其深面的滑囊；将针刀提起 2mm，刀口线仍与臂丛走向平行，针刀体向内下方倾斜 60°，紧贴喙突外上缘排切 2～3 刀，松解挛缩的喙肱韧带，深度达韧带深面 1cm。

②结节间沟：刀口线与肱二头肌长头腱平行，针刀体与该平面垂直，刺入肌腱深面后进行纵向疏通，再反向刺入肩峰下滑囊，通透剥离 1 次即可（只限疼痛期）。

③肱骨大结节外下部小圆肌止点：刀口线与上臂平行，针刀体与大结节骨面垂直，刺达骨面后排切 3 刀即可，再反向刺入肩峰下滑囊，通透剥离 1 次即可（只限疼痛期）。

④肩胛冈下窝：刀口线与冈下肌肌纤维平行，针刀体与肩胛骨冈下窝骨面垂直，做纵向疏通与横向剥离。

⑤冈上窝后缘，冈上肌腱腹结合部：在肩胛骨冈上窝后缘紧贴骨缘处进针刀，刀口线与冈上肌走向平行，深达冈上窝骨面，纵向疏通松解腱腹结合部粘连。

2. 手法治疗　三维法（只限于疼痛期限和恢复期，始终由两人共同操作）。在针刀手术结束以后，一维是让患者仰卧治疗床上，患肢外展，医者站于患侧，让一助手托扶患肢，并嘱患者充分放松。医者一手将三角肌推向背侧，另一手拇指沿胸大肌腱从肱骨上的附着点处开始剥离，将胸大肌、胸小肌分拨开来，然后再将胸大肌（即腋窝前缘）向肩峰方向推压。二维是令患者俯卧，助手仍托患肢，医者一手将三角肌推向胸侧，另

一手拇指分拨冈上肌、冈下肌和大圆肌、小圆肌在肱骨大结节处的止腱，务必将各条肌腱分拨开。三维是嘱患者尽量外展上举患肢，当达到最大限度不能再上举时，医者双手猛地向上一弹，推弹速度必须快（约 0.5 秒），待患者反应过来时，手法已结束。

【疗效】痊愈 26 例，显效 10 例，有效率 100%。

【讨论】肩周炎主要表现为疼痛和功能障碍，前屈、内旋、外展几乎包括了肩关节功能的 80%～90%，所以改良后的疼痛功能评估比较贴近肩周炎临床实际。肩周炎和其他慢性软组织损伤一样，有自愈倾向，一般愈后良好。但在大量文献中治疗不尽如人意。本研究强调顺势是因势利导，在僵硬期（肌纤维化、硬化）施行手法，强硬锻炼可能造成新的损伤，延长病期，甚至遗留永久的功能障碍。同时指出，功能评估在 75 分者，基本是恢复期限，可通过功能锻炼恢复，没有治疗价值。

西医学认为，肩周炎为肩关节内外慢性损伤（退变）性炎症，引起疼痛和功能障碍，病因迄今不明。任何慢性损伤及关节囊和周围肌肉、肌腱、滑囊可造成特异性炎症反应，针刀可切开滑囊减压，针刀的刺激作用也远大于针灸，且针对性强，可以较快缓解症状，恢复功能。遗憾的是，本方法未设置双盲及观察即刻疼痛、功能改善情况。

【来源】张雄，王钊德，欧昌坤. 分期顺势针刀、针灸治疗肩周炎 [A]. 山西省针刀医学会. 针刀医学理论与临床——第 3 届国际针刀医学学术交流大会论文集 [C]. 山西省针刀医学会，2007：2.

三、陈超鹏经验

【病例】30 例患者。

【操作】

1. **体位**　患者取平卧位。

2. **定点**　被动活动患肩，找出最明显的疼痛点和压痛点，并做标记。

3. **操作**　在常规皮肤消毒、铺无菌巾后，用 2% 利多卡因适量局部麻醉。医者戴无菌手套，同时以左手拇、食指绷紧进针点皮肤，右手持针刀于皮肤标记处插入至深层组织，纵疏横剥 2～3 刀。喙肱韧带松解需加用两支针刀，分别于喙肱韧带起点和止点纵疏、横剥 2～3 刀。若有粘连、瘢痕等需切割松解。

【疗效】治愈 10 例，显效 12 例，好转 6 例，无效 2 例，总有效率 93.3%。

【讨论】中医学认为，年老体衰，肝肾亏虚，气血不足，不能濡养筋骨，且加之长期劳累，又因肩部易于受凉，筋脉凝滞，不通则痛，长久则筋脉粘连，活动困难。故肝肾气血虚损、筋不荣为其内因，风寒湿邪侵袭为其外因。

针刀医学认为，利用针刀实施的闭合手术对其施行纵横疏通、铲削和切割等手法操作，切开瘢痕、分离粘连与挛缩、疏通堵塞，达到"通则不痛"的目的。

【来源】陈超鹏，付红亮，容伟雄 . 基于喙肱韧带病变理论应用小针刀治疗肩周炎的临床研究 [J]. 中国医药导报，2013（3）：120-122.

四、张天民经验

【病例】216 例患者，女性 132 例，男性 84 例；年龄最大 61 岁，最小 37 岁；病程最长 2 年 5 个月，最短 1 个月；单侧发病 185 例，双侧发病 31 例；外伤性肩周炎 62 例，颈椎病同时伴有肩周炎 21 例，转移性肿瘤 2 例，肩关节结核 1 例，无明显诱因发病 132 例。

【操作】

1. 体位　患者取坐位。

2. 定点　从肩关节前方的喙突顶点横向前外后到肱骨大结节后方 2cm，恰似一个横的 C 形。在 C 形线上用甲紫分别在喙突顶点、肱骨小结节、结节间沟、大结节后方 2cm 定 4 个点。

3. 操作

（1）喙突顶点手术　医者持 I 型 4 号针刀，针刀体与皮肤垂直，刀口线与肱骨长轴一致，按针刀四步操作规程，直达喙突顶点外缘骨面，纵疏横剥 2 刀，以松解肱二头肌短长处的粘连、瘢痕。

（2）肱骨小结节点手术　医者持 I 型 4 号针刀，针刀体与皮肤垂直，刀口线与肱骨长轴一致，按针刀四步操作规程，直达肱骨小结节骨面，纵疏横剥 2 刀，以松解肩胛下肌止点的粘连、瘢痕。

（3）结节间沟点手术　医者持 I 型 4 号针刀，针刀体与皮肤垂直，刀口线与肱骨长轴一致，按针刀四步操作规程，直达肱骨结节间沟骨面，纵疏横剥 2 刀，以松解肱二头肌长头在此与肱骨之间的粘连、瘢痕。

（4）肱骨大结节后方 2cm 点手术　医者持 I 型 4 号针刀，针刀体与皮肤垂直，刀口线与肱骨长轴一致，按针刀四步操作规程，直达肱骨大结节后方 2cm 点骨面，纵疏横剥 2 刀，以松解小圆肌止点的粘连、瘢痕。

【疗效】痊愈 177 例，显效 21 例，有效 15 例。治疗 1 次者 183 例，治疗 2 次者 27 例，治疗 3 次者 6 例。

【讨论】肩周炎出现的肩胛骨主要疼痛点分布（病变关键点）：肩胛骨喙突点——肱二头肌短起点，阳性率为 100%；肱骨小结节点——肩胛下肌止点，阳性率为 91%；结节间沟点——肱二头肌长头通过结节间沟的粘连点，阳性率为 100%；肱骨大结节后方 2cm 点——小圆肌止点，阳性率为 94%；肩峰下滑囊点阳性率为 28%；肩关节囊压痛点，阳性率为 11%。

C 形针刀松解术的设计：根据疼痛分布点，从肩关节前方的喙突到肱骨大结节后方

2cm 的连线，在横截面上观察，几乎在一个横的 C 形线上。针刀对上述各点松解后，绝大部分患者可获痊愈，因此，C 形针刀松解术对肩周炎的疗效是肯定的，且便于操作和记忆。

针刀术后手法能进一步松解残余粘连，使肩关节外展、外旋、内旋、内收、后抬、上举功能进一步改善，达到正常功能。在有效的 15 例患者中，有 2 例针刀术后 4 个月确诊为肩关节转移性肿瘤，1 例针刀术后半年经肩关节穿刺确诊为肩关节结核。因当时以肩关节炎的临床表现来诊，针刀手术前的肩关节 X 线片没有异常发现，血尿常规及生化检查正常，按 C 形针刀松解 1 次，肩关节疼痛及功能活动即明显好转。针刀术后半年因胸痛到其他医院就诊，2 例诊断为肺癌，1 例诊断为肩关节结核。可见鉴别诊断十分必要，但有时很困难，希望引起同行的重视。至于此 3 例患者针刀松解有效的机理，还有待于进一步探讨。

【来源】张天民，姚宪宝，龚重九，等 ."C"形针刀整体松解术治疗肩周炎 45 例临床报告 [J]. 湖北中医药大学学报，2014（4）：97-99.

五、陆世昌经验

【病例】172 例患者，男性 42 例，女性 130 例；年龄最大 76 岁，最小 32 岁；病程最长 2.5 年，最短 1 个月；右肩患病 100 例，左肩患病 72 例；有外伤史 18 例。

【操作】

1. 体位　患者取坐位。

2. 定点　喙肱韧带，肩峰下滑囊，大、小圆肌。

3. 操作

（1）喙突外侧压痛点入路　先以甲紫标记压痛点，常规消毒，铺无菌洞巾，戴手套，以 2% 利多卡因皮丘麻醉，用破皮刀破皮，用微型针刀逐层刺入喙突外方，切割喙肱韧带 2 刀，切割关节囊，纵向松解 2 ~ 3 刀，以切断关节囊部分粘连及瘢痕组织，即可出针。然后注射松解液或红花注射液 3 ~ 5mL，以创可贴加压封贴刀口。

（2）肩峰下入路　甲紫标记压痛点，常规消毒，表皮麻醉，针刀进入三角肌下，刀口线与三角肌纤维方向一致，松解肩峰下滑囊 2 ~ 3 刀，再抽刀至冈上肌止点松解 2 ~ 3 刀，出针后注入松解液 3 ~ 5mL。

（3）大、小圆肌起点处入路　在肩胛外上缘寻找压痛点，并标记、消毒，局麻后针刀刺入肩胛骨，先纵向松解 2 ~ 3 刀，再顺大小圆肌纤维方向松解 2 ~ 3 刀，注射松解液 3 ~ 5mL，创可贴封贴刀口。

【疗效】治愈 116 例，占 67.4%；显效 40 例，占 23.3%；好转 12 例，占 7.0%；无效 4 例，占 2.3%。

【讨论】肩周炎的病因至今不明，近年提出喙肱韧带撞击、劳损、炎症、瘢痕、粘连、挛缩引起肩关节周围炎。肩关节周围组织慢性劳损、退变是其内因，再加上风寒侵袭，致使肩周炎变、粘连，经络不通，气血凝滞，引起疼痛及功能障碍。

喙肱韧带横跨于喙突及肱骨大结节上，它的作用是内收内旋肱骨头；冈上肌、冈下肌、三角肌的作用是外展肱骨头；大、小圆肌的作用是外旋外展肱骨头。因此，这三组肌肉、肌腱劳损、无菌性炎症、粘连都可以引起肩周炎，故在治疗上不可忽视。此三点交替松解治疗 2 ~ 3 次，加上康复期功能锻炼，可使肩周炎的冻结期缩短，尽快进入解冻期，早日康复。

在治疗中体会到微型针刀闭合松解喙肱韧带同样能起到手术松解的治疗作用，而闭合性针刀松解术痛苦小，见效快，松解一次，症状好转一次，简便安全，体现了中西医结合诊治肩周炎的特色，具有较好的临床治疗价值。

【来源】陆世昌，于秋琛，李劲松 . 微型针刀治疗肩周炎 172 例 [J]. 上海针灸杂志，2002（1）：34.

六、郭志文经验

【病例】40 例患者，男性 13 例，女性 27 例；年龄 48 ~ 63 岁，平均 50.55 岁；病程 2 个月至 8 年，平均 1.5 年。

【操作】

1. 体位 患者取坐位或卧位。

2. 定点 医者一手握住患侧肘部，被动活动患肩，找出被动活动时的最明显疼痛点和压痛点 1 ~ 5 个，做好标记。

3. 操作 常规皮肤消毒、铺无菌巾、局部浸润麻醉后，医者戴无菌手套，以左手拇、食指绷紧进针点皮肤，右手持针刀在标记处皮肤进入至深层组织，当患者诉酸、胀、酥感时纵向切开 3 ~ 4 刀，再横向剥离 2 ~ 3 刀。如痛点在肩峰下滑囊位置，则行通透剥离法。每周治疗 1 次，共治疗 2 次。

需要注意的是，医者必须熟悉局部解剖，避开体表的血管、神经；在深层组织要边探索边进针，如针刀碰到神经时患者诉有麻木、触电感，如碰到血管则诉疼痛，此时应轻提转刀锋，稍移动刀锋 1 ~ 2mm，再继续进针刀。当患者出现酸、胀、酥感时，即示到达病变部位，便可施行针刀剥离术。要严格无菌操作，避免医源性感染。

【疗效】治愈 24 例，好转 10 例，有效 4 例，无效 2 例，总有效率 95%。

【讨论】肩周炎是一种临床常见病、多发病，指发生在肩关节囊及其周围韧带、肌腱及滑囊的退行性病变和慢性非特异性炎症。其发病原因及机制一般认为与损伤（尤其是慢性劳损）和炎症（肩峰下滑囊、冈上肌腱、肱二头肌长头腱及腱鞘、肩肱关节囊等部位不同程度炎症）及局部微循环障碍等因素有关。该病虽然有一定自愈倾向，但病程长、痛苦大，患者多要求积极治疗。目前临床上常用的治疗方法很多，虽然能取得一定疗效，但至今仍缺少特效的治疗方法。

针刀是中医针灸的"针"和西医外科的"刀"相结合的产物，它取中西医学之长，一方面可以发挥中医针灸学说之特点，利用"针"的作用，疏通经络，行气活血，"通则不痛"；另一方面，又可发挥外科手术"刀"的作用，对局部粘连、瘢痕等病灶进行切割、剥离、松解，解除了粘连对感觉神经末梢的压迫与牵连，同时切割的刺激还能促进局部血液循环，从而加速炎性物质的吸收，恢复病变局部的生化和物理平衡；再配合自我康复功能锻炼，恢复关节功能。本疗法虽然属微创治疗，但应严格无菌操作，而且必须熟悉掌握解剖知识，准确定位，进针手法恰到好处，才能达到良好效果。

【来源】郭志文．小针刀结合推拿治疗肩周炎40例临床观察 [J]．中医药导报，2009（5）：50-51．

七、王应军经验

【病例】36例患者，男性14例，女性22例；左肩16例，右肩20例；年龄37～71岁；病程3～23个月。

【操作】

1.体位 患者取坐位。

2.定点 依据病变不同可定点于肩峰下、喙突下、大圆肌、小圆肌、冈上肌、冈下肌、三角肌腱止点、肱二头肌长头肌腱处等肩部压痛点。

3.操作 患者取坐位，找出痛点，常规消毒，用1%利多卡因局麻后，选用4号针刀，遵从针刀操作四步规程，刀口线与肌纤维走向平行，针刀刺入达骨面时，做纵向疏通与横向剥离2～3刀，待手下有松动感后出针，术后刀口可用输液贴覆盖。5天治疗1次，连续治疗3次。

【疗效】总有效率为94.4%。

【讨论】肩关节周围炎在中医学中称为"漏肩风"或"肩凝证"，多由年长气虚，营卫不固，或汗出当风，致风寒湿邪闭阻经络，气血运行不畅，外邪凝滞肩部筋脉所致。西医学认为，肩周炎的病理改变主要是肩关节及周围软组织的无菌性炎症和广泛粘连，包括肩峰下滑囊炎、冈上肌腱炎、肩袖损伤、肱二头肌长头及其腱鞘炎、喙突炎等多种病变，尤其肱二头肌长头腱粘连是形成肩关节活动障碍的重要因素。

针刀治疗能够直接、彻底地把骨面肌腱、韧带等粘连处分开，使受压的神经、血管得到松解，建立局部血液循环结构，改善细胞组织供养，神经功能得以恢复，结合针刺以疏通经络、活血止痛，从而使局部疼痛迅速消失，功能得以修复。针刀结合针刺治疗肩周炎疗效确切，优于药物治疗，是一种比较理想的方法，值得临床推广运用。但由于纳入观察病例数不多，对其机制研究还欠深入，有待于进一步临床观察和研究。

【来源】王应军.小针刀结合针刺治疗肩周炎36例[J].中国中医药现代远程教育，2010（21）：149.

八、王继宏经验

【病例】208例患者，男性84例，女性124例；年龄41～71岁，平均60.1岁；病程最短3个月，最长20年1个月。

【操作】先行三点法阻滞，再行针刀治疗。

1. 三点法阻滞 选取结节间沟点、腋神经取点、肩胛上神经取点注入药物。

（1）结节间沟点 患者取坐位，医生嘱患者轻微旋转患肢，可触及喙突下外方的肱骨大、小结节的结节间沟，将针刺入结节间沟头侧，回吸无血后注入药液5mL。

（2）肩胛上神经取点 由肩峰至肩胛骨内缘在肩胛冈上缘画一横线，再画一过此横线中点的与脊柱平行的线，其外上角角平分线上距交点2.5cm处为进针点，与皮肤垂直方向刺入4～5cm，有放散痛后注药5mL。

（3）腋神经取点 腋神经由C5～C6神经组成，穿过四边孔，至三角肌深面及肩关节囊下部。在肩峰背侧下方约4cm，对着喙突方向进针4～4.5cm，到达四边孔附近，回抽无血后注药8～10mL。

阻滞药液配制：2%盐酸利多卡因5mL，复方倍他米松1mL，维生素B_{12}注射液1500μg，神经妥乐平3mL，加注射用水6mL，共计21mL。

2. 针刀治疗

（1）体位 患者取坐位。

（2）定点 喙突处喙肱肌和肱二头肌短头附着点、肩峰下冈下肌和小圆肌的抵止端、冈上肌抵止端。

（3）操作 嘱患者将患肢下垂，用针刀在喙突处喙肱肌和肱二头肌短头附着点、肩峰下冈下肌和小圆肌的抵止端、冈上肌抵止端分别做纵向疏通剥离或者切开剥离法，出针后用无菌纱布压迫针孔3～5分钟，术毕用无菌敷料覆盖。一般7天治疗1次，4次为1个疗程。

【疗效】治愈159例（76.44%），显效28例（13.46%），好转18例（8.66%），无效3例（1.44%），总有效率达98.56%。治疗期间无不良反应发生。

【讨论】本研究中采用三点法阻滞，即两处神经阻滞、一处腱鞘阻滞，使肩部痛觉传导通路阻断，可减轻痛苦，为下一步针刀治疗提供良好条件，并使长期处于痉挛状态的肌肉得以松弛，肩部区域内小血管扩张，血液循环得到改善，有利于局部堆积的炎性代谢产物的排出和组织水肿的吸收。针刀疗法是中医传统针灸与现代手术疗法相结合的一种医疗技术，能够松解肩周的肌肉肌腱，松解瘢痕粘连，改善微循环，纠正缺氧，恢复组织营养。但患者恐惧心理明显，会加重疼痛感觉。

本研究结果显示，针刀联合三点法阻滞用于肩周炎治疗，具有肩部肌肉更松弛、痛觉消失、患者易接受、粘连松解更彻底的优点。该方法采用中西医结合治疗肩周炎，能充分减轻患者治疗时的痛苦，使肩周炎的有效治愈率得到很大提高，并使复发率得到有效控制，故值得在临床肩周炎患者中推广。

【来源】王继宏，王振丽，李芳.小针刀联合三点法阻滞治疗肩周炎疗效观察 [J].辽宁中医药大学学报，2013（8）：115-116.

九、王峰川经验

【病例】50 例患者，病程 3 个月以上。

【操作】

1. 针刀治疗

（1）体位　患者取坐位。

（2）定点　依病变不同可定点于肩峰下（肩峰下滑囊）、喙突（肱二头肌短头、喙肱肌起点）、肱骨大结节（冈上肌、胸大肌止点）、肱骨小结节（肩胛下肌止点）、结节间沟（肱二头肌长头通道），以及大、小圆肌的起止点等。

（3）操作　皮肤常规消毒，医者戴手套，铺无菌巾，取 4 号或 3 号针刀，在选择点上进针，刀口线与该附着点的肌腱平行，针刀体与皮肤垂直刺入，直达骨面，做纵向疏通与横向剥离 2 ～ 3 刀，待手下有松动感后出针。如果肌束十分紧张、硬韧，可调转刀口线 90°，切开剥离数刀。术毕针孔用无菌敷料覆盖。

2. 手法治疗　患肢外展，先轻拿肩部肌肉 2 ～ 3 遍，放松肩肌。医者双手将三角肌推向背侧，然后双手拇指从胸大肌腱肱骨附着点开始剥离，将胸大肌从腋窝前缘向肩峰方向推压。再将三角肌推向胸侧，弹拨冈上肌、冈下肌、大圆肌、小圆肌在肱骨大结节处的止腱，将各条肌腱分拨开来。然后，医者双手托扶患肢，嘱患者尽量外展上举患肢，当达到最大限度不能再上举时，医者双手猛地向上一弹（约 0.5 秒），放松肩肌，手法结束。

【疗效】治疗 1 次 20 例（40%），治疗 2 次 18 例（36%），治疗 3 次 12 例（24%）；痊愈 42 例（84%），显效 8 例（16%），总有效率为 100%。

【讨论】肩关节是人体活动范围最大、最灵活、最不稳定的关节，所以容易损伤，关节靠周围众多的肌肉、韧带、滑囊等组织结构保持最大的运动功能。其肌肉可分为深浅两层及前后两群。浅层三角肌（也称肩外袖）和胸大肌覆盖于整个肩部，深层可见肱二头肌和肩袖诸肌（肩胛下肌、冈上肌、冈下肌、小圆肌）。肱二头肌长头腱起于肱骨盂上缘，通过结节间沟，短头腱起于喙突，其作用是使关节前屈、内收。肩胛下肌起自肩胛下窝，经肩关节的前方，止于肱骨小结节，其作用是内收、内旋上臂。冈上肌起自冈上窝，止于大结节上部，司臂外展。冈下肌起自冈下窝，经过关节的后方，止于大结节中部。小圆肌位于冈下肌的下方，起自肩胛骨腋缘的背面，止于大结节下部，以上两肌使上臂外旋、内收。它们在功能上既分工又协作，共同完成关节的各种运动。除此之外，肩关节周围还有关节囊和滑液囊，如肩峰下滑液囊、三角肌下滑液囊等，在关节运动时分泌滑液，起润滑和营养作用，也辅助肩关节的运动。当肩关节受到损伤或炎症时，上述组织的病变均可引起关节内外广泛粘连、瘢痕、挛缩、堵塞，导致肩关节周围疼痛、活动受限等多种临床综合征。

粘连、瘢痕、挛缩、堵塞是软组织损伤的四大病理，而且大多发生在肌肉、肌腱的起止点上，或相互反复摩擦处，为此在这点进行针刀松解。因为针刀疗法毕竟是非直视下手术，所以借助手法把未松解完全的组织彻底松解。针刀疗法是中医传统针灸与现代手术疗法相结合的一种医疗技术，根据生物力学观点，集针刺与手术之优势，针对性地对软组织损伤、无菌性炎症进行治疗，剥离粘连，松解瘢痕，解除压迫，疏通堵塞，恢复它们之间的动态平衡，进而改善病变组织局部的血液循环，降低致痛物质的含量，收到立竿见影的疗效。

尽管如此，本研究还有16%的患者未获得痊愈。其中一部分患者可能合并颈椎病，而另一部分患者由于长期的疼痛折磨，往往导致情绪变化而合并忧郁症或抑郁状态，两者交织在一起，互相作用，使病痛缠绵难愈。忧郁症在慢性疼痛患者中的发生率为87%。所以这部分患者还要进行合并症的治疗，有待于以后探究改进。

【来源】王峰川.小针刀疗法治疗顽固性肩周炎的临床疗效分析[J].西南军医，2008（2）：74-75.

十、邓德礼经验

【病例】86例患者，男性38例，女性48例；针刀组52例，推拿组34例；年龄38～74岁，平均年龄52.70岁；病程6～24个月，平均7.45个月；左冻结肩44例，右冻结肩42例。

【操作】

1.针刀治疗

（1）体位　患者取坐位。

（2）定点　取肩关节周围压痛点，常见有肩峰下、喙突、冈上肌、冈下肌、肱二头肌腱、四边孔、大圆肌、小圆肌、肱骨大结节等处。

（3）操作　选取痛点明显处2～4个，定位准确后做好皮肤标记。常规消毒，先在痛点注射局麻液（2%利多卡因 2mL，生理盐水 2mL，曲安奈德 10mg）2 ~ 5mL，进针口附近做成皮丘，双手持针刀点刺法进针，深度以穿过深筋膜为度。嘱患者进行肱二头肌抗阻力收缩及抗阻力旋转肩关节，以牵拉粘连挛缩带致使其紧张下进行针刀松解操作，范围可达 2cm×2cm，多点式松解 4 ~ 5 刀，患者常有酸、胀、重感，可向周围放散，松解后以无菌敷料覆盖针孔并按压 3 ~ 5 秒。术后嘱患者保持针孔处清洁、干燥 24 小时，12 小时后可进行肩部上举、环转等各方向功能活动。

2. 手法治疗 患者取坐位，自然垂肩或一手托肘，在患肩处于被动外展放松位的情况下，对颈肩及上臂周围软组织进行推拿揉等操作，常规取肩井、肩髃、肩贞、天宗等穴位点按指揉，以解除痉挛、舒筋活血，为摇扳等手法做好准备。点按指揉点拨肱二头肌长头腱和短头腱、喙突及肩周等处，做肩关节摇晃、扳、抖等手法操作，顺序做托肘摇肩、扛肩环转、内收扳肩、后伸摸腰等动作，要求循序渐进，先易后难，每次被动活动以患者能够忍耐为度，最后用手法放松。每次治疗后当天如疼痛较重可口服抗炎镇痛类药。

患者在针刀治疗静止痛消失后开始主动功能锻炼，要求做爬墙、后伸摸腰、搭肩、患肩环转等动作，每个动作锻炼 3 分钟，每组 12 分钟，每天 3 次。治疗结束后 1 周、3 个月、6 个月及 12 个月后随访，视患者具体情况予以调整功能锻炼方案。

【疗效】患者均获得随访，随访时间 3 ~ 24 个月，平均（13.59±5.63）个月。根据疗效评定标准，52 例针刀组中，疗效优 31 例（占 59.6%），良 18 例（34.6%），一般 2 例（3.9%），差 1 例（1.9%），优良率 94.2%。治疗及随访期间未出现并发症。

【讨论】肩周炎传统认为是一种自限性疾病，持续 12 ~ 18 个月，无长期后遗症。但许多患者并不能等待这么长时间，而要求通过积极的治疗改善肩关节功能以提高生活质量。患病后早期治疗通常是非手术性的，重点在于控制疼痛和炎症，非甾体抗炎药缓解冻结肩疼痛症状效果明显。类固醇类药物因具有较强的抗炎作用也常用于临床，但慎用于骨质疏松、感染、糖尿病、严重溃疡及肾功能不全等患者。对于非手术治疗无效者，手法松解、肩胛上神经和腋神经等阻滞治疗也有一定的效果。对于非手术治疗效果不佳者，可考虑手术治疗，常用的手术方法有肱二头肌长头腱固定或移位术、喙肱韧带切断术等。但肩关节外科手术或创伤后的制动增加了患肩粘连、冻结的危险性，使得开放性手术治疗有着较大局限性。有学者认为原发性冻结肩患者往往只涉及关节囊病变而在关节镜下松解是最好的治疗方法，但是目前肩关节镜在国内尚未普及。

针刀疗法是中西医结合的一种疗法，将针刺疗法的"针"和手术疗法的"刀"结合起来，通过刀的切割解除了粘连对感觉神经末梢的压迫与牵连，同时切割还能促进局部血液循环和刺激神经末梢，加速血液和淋巴循环从而促进炎性物质的吸收，恢复病变局部的生化和物理平衡；加上针的刺激疏通经络、行气活血，"通则不痛"，最终达到阴平阳秘。另外，针刀体细，松解时对软组织的创伤小，术后不易造成软组织出血渗出而形成新的粘连，因此，其松解充分而疗效持久。

针刀治疗为侵袭性操作，存在软组织出血或感染的可能，故要求术前了解患者出凝血情况，并且应由熟悉解剖、经过专业培训、掌握无菌操作技术的医生完成。针刀治疗是一种"盲视"下的操作，需要十分精细和小心，切忌用猛力，故要求医者熟悉解剖结构，否则易造成损伤。从解剖角度来讲，喙突的内下方为臂丛神经和腋动脉，腋神经绕肱骨外科颈至三角肌深面，三角肌下端后侧缘处为桡神经沟。针刀治疗肩周炎的过程中，要避免伤及这些重要的神经和血管，临床操作一定要规范。在针刀治疗基础上，运用手法配合治疗，有利于肩关节粘连松解、活动障碍缓解。治疗后要求患者于静止痛消失后即进行爬墙、后伸摸腰等功能锻炼，效果明显，这在一定程度上与应用局麻药相关，之后关节活动幅度会有相应的回落，特别是术后1周内正是松解粘连组织、炎症消退修复的关键时期，要求患者能够在指导下坚持渐进主动功能锻炼，最大限度地恢复活动范围。

针刀松解治疗肩周炎创伤小，疗程短，见效快，疗效可靠，容易为患者所接受，只需诊断明确，操作正确，配合正确积极的主动功能锻炼，均能取得良好的效果。

【来源】邓德礼，徐晖，肖立军，等.小针刀松解治疗肩周炎的临床观察 [J].基层医学论坛，2008（19）：651-653.

十一、石永日经验

【病例】19例患者，男性6例，女性13例；年龄最小38岁，最大80岁，平均59岁；单侧患病10例（其中左侧7例，右侧3例），双侧患病9例；发病最短者2个月，最长者达12年。

【操作】

1.体位 患者坐于椅子（面向椅子背反坐）上，裸露患侧肩部，屈肘90°，前臂自然放在治疗台上。

2.定点 在喙突，肱骨大、小结节，肩峰下滑囊，冈上肌、冈下肌抵止端，大、小圆肌抵止点，喙肱肌与肱二头肌附着点压痛最明显处用甲紫做标记。

3.操作 用碘酒常规消毒，左手拇、食指固定施术部位，右手持平刃针刀在标记点刺入，刀口线与神经、血管、肌纤维走行方向平行，到达预定位置后，行纵向疏通，横向剥离法3～4刀，在肩峰下滑囊处行通透剥离法。肩关节周围尚有其他明显压痛点，亦应一并手术剥离。每次3～5个点，7天1次。术后配合手法按摩，效果更好。

【疗效】19例中经1次治愈者10例，经2次治愈者5例，经3次治愈者3例，1例经治疗后症状明显减轻（不超过3次治疗）。总有效率100%。

【讨论】肩周炎是肩关节周围韧带、肌腱、肌肉与关节囊炎性渗出，纤维组织增生，关节囊增厚，弹性降低，所引起的肩关节疼痛，功能受限。其主要病变组织是肱二头肌长头腱与腱鞘粘连和关节囊的增厚，使周围产生无菌性炎症，加上中老年人精血亏虚，气血不足，主要临床表现是肩关节疼痛和活动受限。用针刀在各痛点上疏通剥离，一方面通过调整经络以止痛，另一方面可以松解粘连的肱二头肌长头腱、喙肱韧带、关节囊和肩峰下滑液囊等。术后手法按摩可以舒筋活络，疏通气血，进一步松解粘连，达到恢复肩关节功能的目的。

局部用针剂醋酸强的松和利多卡因合用、维生素 B_{12} 等药物注射可消除无菌性炎症，减轻局部的粘连和水肿，改善局部的血液循环。

本研究病例 1 ~ 3 次治愈，可见针刀治疗肩周炎确有方法简便、见效快、痛苦小、价廉的特点，是临床上易被患者接受、医者容易掌握的一种治疗方法，值得推广应用。

【来源】石永日. 小针刀治疗 19 例肩周炎疗效观察 [J]. 针灸临床杂志，2008（1）：32.

十二、周海旺经验

【病例】38 例患者，男性 18 例，女性 20 例；年龄最小 46 岁，最大 62 岁，平均（51±7）岁；病程最短 2 个月，最长 23 个月，平均（7±3）个月。

【操作】

1. **体位**　患者取坐位。

2. **定点**　患者向各方向被动活动，肩关节至最大受限体位时寻找到的最痛点即为阳性点，做好标记。

3. **操作**　使患者肩关节维持在最大受限体位，常规消毒后，在阳性点（最痛点）处以针刀顺肌间隙方向进针，逢阻力即进行纵疏横剥 2 刀，范围不超过 0.5cm，至针刀下无明显阻力感即出针，加拔火罐 3 ~ 5 分钟，吸出瘀血后以无菌纱布按压至不再出血，创口消毒后以创可贴敷贴。待患者休息片刻后进行下一阳性点的治疗，操作同前。每次视患者承受能力可行 1 ~ 3 个阳性点的针刀松解治疗。3 天进行 1 次，共治疗 3 次，12 天后评定疗效。治疗期间指导患者自主行肩关节功能锻炼。

【疗效】治愈 6 例，显效 24 例，有效 8 例，无效 0 例，总有效率 100%。

【讨论】肩周炎属中医学痹证范畴，病位在经筋，多因过度劳损，感受外邪，致气血运行失畅，日久成瘀，经筋失养，则发为疼痛，迁延失治，可发为筋肉筋膜粘连，关节功能障碍。从西医病理学分析，早期肩周炎多为急性炎症渗出期，此时进行局部的注射治疗多可达到良好的效果；至粘连期则主要表现为肩部关节囊、肌腱、滑囊等软组织的增生粘连，导致肩关节功能障碍，此期西医注射治疗很难达到理想的疗效，而中医针灸、按摩及药物治疗疗程长，患者痛苦大，也有报道采用手法、中药、练功等疗法治疗肩周炎取得了较好的疗效。

近年来，针刀松解治疗在临床上应用较为普遍，且疗效具有一定优势，但目前临床对肩周炎的针刀治疗多偏重于单纯压痛点的松解，对具体病变部位进行针对性松解治疗的阐述则较少。从临床实际出发，针刀松解部位的精准性与临床疗效的提高密切相关，为此，必须使针刀的操作做到常规解剖层面和具体部位的病理状态相结合。本疗法能有效松解软组织粘连的阳性点，即以阳性点定位后，参照相关学者的松解步骤和疗程。阳性点的选取以受限体位的痛点为标志，即局部粘连病灶所在。临床观察，肩周炎粘连期阳性点多集中于肩髎、肩髃、肩前、肩峰端及三角肌止点区，在局部常规针刀松解治疗后，既可达到松解局部粘连的目的，又可减少传统针刀入路某些不必要的松解创伤。临床上针刀治疗肩周炎结合其他方法可增强疗效，如推拿、温针、针刺、痛点阻滞等。

临床实践中，采用针刀松解后施以火罐治疗，可拔除针刀治疗产生的瘀血，防止瘀血在体内造成二次粘连，进一步提高疗效。从理论分析，本治疗定位于病灶部位，并针对粘连期的病理特点进行重点靶向治疗，较之传统针刀入路针对性更强，更能达到松解粘连，改善症状、体征的目的。从结果分析，阳性点针刀结合火罐治疗对肩关节功能的改善疗效总体有效率达100%，说明本方法疗效可靠，适于临床进一步推广应用。

【来源】周海旺，宁娜.阳性点小针刀加火罐治疗粘连期肩周炎的临床观察 [J].世界中医药，2013（9）：1094-1095.

十三、柳庆明经验

【病例】64 例患者，男性 27 例，女性 37 例；年龄 60 ～ 69 岁；病程 18 天至 14 个月。

【操作】

1. 针刀治疗

（1）体位　患者取坐位。

（2）定点　在喙突点、结节间沟、肱骨大结节外下部小圆肌止点、肩胛骨外侧缘大圆肌起点等找到疼痛部位。

（3）操作　针刀要沿着神经、血管、肌纤维走行的方向进入肌肉内，深达骨膜，行横向剥离、纵向点切疏通法；如果在疼痛部位下方没有骨面，那么针刀进入时要严格掌握角度和深度，细心地查找软组织中挛缩的结节或肌纤维，然后对其分别切开剥离 2 ～ 3 下；如果疼痛部位有滑囊组织或位于肩峰下方，可根据具体情况做滑囊通透剥离。手术结束后用创可贴贴敷，随后用推臂理筋、拉臂下压、脱腕背伸等手法进一步松解粘连。10 天后如果没有痊愈，可行第 2 次针刀治疗。

2. 中药治疗

益气温经方剂　桂枝 20g，山茱萸 20g，桑寄生 15g，杜仲 15g，牛膝 10g，白芍 10g，甘草 6g，党参 15g，白术 25g，羌活 15g，制川乌 15g，桑枝 10g。以上中药制成口服煎剂，每剂煎 2 次，每次加水 500mL，煎取 200mL，共 400mL。早晚各 1 次顿服，每个疗程服用 10 剂，疗程之间休息 3 天，共服用 3 个疗程。

【疗效】治愈 30 例，显效 23 例，好转 8 例，无效 3 例，总有效率 95.3%。

【讨论】西医学认为，肩周炎是肩关节周围软组织的无菌性炎症，伴有渗出或软组织粘连。发病原因主要是老年人各个脏器功能减退，进一步发展为内分泌失调或退行性改变，主要症状是肩关节周围软组织疼痛、无力、活动障碍。疼痛具有持久性，患者可自觉夜间疼痛加重，甚至不能入睡。疼痛导致肩部肌肉持续性痉挛，肌肉痉挛和疼痛不仅局限于肩关节周围，也可向四周放射，向下可放射至末节手指，向上可放射到头顶甚至对侧颞部，也可向后牵涉到背部，向前放射到乳头区域。肩周炎病程分为急性期、冻结期、恢复期 3 期。急性期的特点是肩关节有被捆绑的感觉，且逐渐感觉疼痛，活动不灵便；冻结期的特点是疼痛夜间加重而不能入眠，肩关节甚至完全不能活动，似被冰冻一样，本期时间长短不一，可以是数周或数年，严重影响老年人的生活。

中医学认为，肩周炎发病多与气血不足有关，患者多因年老体衰、功能退化或劳累过度而导致肝肾亏损，气血不足，肩部外感风寒湿邪，血受寒则凝，不能濡养筋脉，以致风寒湿邪客于血脉筋肉，引起拘急疼痛，关节屈伸不利。中医治疗常采用刮痧、推拿、中药口服、热敷、针灸、火罐等疗法。本研究采用针刀结合自拟益气温经中药口服治疗老年性肩周炎取得了很好的疗效，针刀疗法可对关节囊起到减压作用，同时可松解粘连。有研究表明，针刀疗法不仅可以松解粘连，还对外周致痛物质有良好的调节作用。中药治疗则多以补肾益气、温经通络为主，方中党参、白术、甘草有温中、健脾、益气之效，可补中益气；羌活和制川乌能祛风湿、除痹痛；桑寄生、杜仲、牛膝补益肝肾、强筋壮骨；桂枝具有辛散温通、温经散寒、通阳止痛之疗效；白芍、甘草还能酸甘化阴、缓急止痛；桑枝兼引药力直达病所。以上各药配伍，扶正祛邪，标本兼治，能够补肝肾气血、温通经络，从而祛除风寒湿邪，使气血充足，经络通畅，痹痛得以缓解，从而配合针刀疗法对肩周炎起到治疗作用。

因此，针刀结合益气温经中药口服对老年性肩周炎有很好的治疗作用，能够明显减轻或消除肩部临床症状，提高老年患者的生活质量，具有临床推广价值。

【来源】柳庆明，苏玲．针刀结合益气温经中药治疗老年性肩周炎临床观察 [J]．中国中医基础医学杂志，2013（7）：814-816.

十四、陈志伍经验

【病例】30 例患者，男性 12 例，女性 18 例；年龄最大 68 岁，最小 47 岁，平均 59 岁；病程最长 8 年，最短 6 个月，平均 4.5 年。

【操作】

1. 针刀治疗

（1）体位　患者取坐位。

（2）定点　喙突点（肱二头肌短头起点）、小结节点（肩胛下肌止点）、肱骨结节间沟点（肱二头肌长头腱结节间沟的骨－纤维管道部）、小圆肌止点（肱骨大结节下面）、阿是穴（痛点）。

（3）操作　局部皮肤消毒，铺无菌洞巾，医者戴无菌手套，用1%利多卡因局部麻醉，采用4号针刀，针刀体与皮肤垂直，刀口线与肱骨长轴一致，按针刀四步操作规程，直达喙突顶点外1/3骨面、肱骨小结节骨面，纵疏横剥2刀，范围不超过0.5cm；然后针刀直达肱骨结节间沟前面的骨面、肱骨大结节后下方的小圆肌止点及阿是穴，用提插刀法提插松解2刀。术毕，针孔贴创可贴。

2. 手法治疗

（1）上举外展手法　患者取卧位，充分放松，医者站于患侧，左手按住患侧肩关节上端，右手托扶患肢肘关节，嘱患者尽量外展上举患肢，当达到最大限度而不能再上举时，右手迅速向上提肘关节，可听到患侧肩关节有喀叭的撕裂声，手法要轻巧，速度要快。

（2）后伸内收手法　患者取坐位，医者站于患者背后，单膝定在患者的脊背中央，双手握住患者的双肘关节，向后牵引到最大位置时，再向肩关节后内方弹压1次。

针刀及手法治疗后，患者要配合主动运动，做肩关节的外展、上举、后伸、内收等动作，每次活动达到最大限度。活动量每日逐渐加大，从每次3～5遍、每日3次开始，每天增加，直至每次30遍，每日10～15次。7天后观察疗效。

【疗效】治愈17例，显效6例，有效6例，无效1例，总有效率96.7%。

【讨论】肩周炎是中老年人的常见病，主要病理特征为肩周肌肉、肌腱、滑囊和关节囊等软组织慢性炎症形成关节内外粘连、纤维化，导致肩关节的疼痛和功能障碍。早期的病变部位是在纤维性关节囊、肌腱和韧带，可表现为滑膜水肿、炎性细胞浸润、血管增生、组织液渗出而引起肩关节周围软组织痉挛、挛缩，最终导致关节功能障碍。压痛点主要在喙突、结节间沟、小圆肌附着处、肩峰下滑囊或三角肌附着处、冈上肌附着处等。

针刀医学认为，肩周炎患者肩关节周围软组织存在粘连、瘢痕和挛缩，导致肩关节周围软组织的动态平衡失调，从而产生疼痛和功能障碍。采用针刀松解肩周的肌肉、肌腱的起点或止点，可直接作用于病灶部位，通过刀的剥离作用，松解软组织粘连，减轻炎症区域组织内的压力，阻断其对神经、血管的恶性刺激，改善局部血液循环，从而恢复局部组织的动态平衡，使组织粘连、水肿、缺血、高压、微循环障碍得到充分改善，恢复肩关节的动态平衡，改善肩关节功能，达到减轻或治愈目的。

针刀术后手法可进一步松解残余粘连，使肩关节外展、外旋、内旋、内收、后伸、上举功能进一步改善。针刀整体松解后，破坏了肩周炎的病理构架，施行手法能使肩关节粘连迅速打开，避免了强行撕开引起的疼痛。传统手法治疗以舒筋活血、通络止痛、改善局部血液循环、加速渗出物吸收为主，逐步增大肩关节活动幅度，达到加速松解粘连、滑利关节的目的，其对患者肩关节的疼痛及活动度改善明显不及针刀整体松解术后手法治疗。因此，采用针刀整体松解术后手法治疗，可以迅速解除肩周软组织的粘连，消炎止痛，迅速恢复肩关节功能。

【来源】陈志伍，陈红平．针刀整体松解术后手法治疗肩周炎临床疗效评价 [J]. 针灸临床杂志，2010（7）：1-3.

十五、闫立经验

【病例】124 例患者，男性 52 例，女性 72 例；年龄 35 ～ 71 岁，平均 45.7 岁；病程 2 个月至 5 年，平均 9.2 个月；左肩患病 56 例，右肩患病 61 例，双肩患病 7 例。

【操作】

1. 针刀治疗

（1）体位　患者取坐位。

（2）定点　取肩关节周围压痛点，常见的有肩峰下、喙突、冈上肌、冈下肌、肱二头肌腱、四边孔、大圆肌、小圆肌、肱骨大结节等处。选取痛点明显处 2 ～ 4 个，定位准确后做好皮肤标记。

（3）操作　常规消毒，1% 利多卡因 2mL 局部麻醉，医者双手持针刀点刺法进针，进针深度以穿过深筋膜为度，多点式松解 4 ～ 5 刀，患者常有酸、胀、重感，可向周围放散，松解后以无菌敷料覆盖针孔并按压 3 ～ 5 秒。

2. 肩关节液压扩张术　患者取坐位，常规消毒，取盂肱关节外侧（肩峰下）穿刺点，以 7 号针头穿刺，确定进入关节腔后，缓慢推注扩张液约 40mL。扩张液配方：2% 利多卡因 5mL、复方倍他米松 1mL、维生素 $B_1$100mg、维生素 B_{12}0.5mg、生理盐水 30mL，至关节腔内有相当阻力后拔出针头，若上述药液推完后仍感关节腔内无明显阻力，可继续向关节腔内注射生理盐水 10 ～ 70mL，至有明显阻力时出针，无菌敷料覆盖针孔并按压约 30 秒。术后嘱患者保持针眼处清洁、干燥 24 小时，治疗后即可让患者进行肩部各方向主动活动。

3. 肩关节腔注射玻璃酸钠　上述治疗 1 周后，行关节腔注射玻璃酸钠。患者取坐位，常规消毒，取盂肱关节外侧或前侧穿刺点，确定进入关节腔后，缓慢注入玻璃酸钠 2mL，出针后针孔处覆盖无菌输液贴。玻璃酸钠注射每周 1 次，连续 5 周为

1 个疗程。

【疗效】随访 3 个月至 3.2 年，平均 11.6 个月。结果治愈 38 例（30.6%），显效 56 例（45.2%），有效 29 例（23.4%），无效 1 例（0.8%）。

【讨论】肩周炎的主要特征是肩部疼痛和关节功能受限，其病因目前尚未完全明了。该病病理变化是肩关节囊及周围软组织发生慢性损伤性炎症、充血、渗出及纤维组织增生与粘连，使关节腔狭窄、闭塞，关节内外粘连，引起肩关节疼痛与活动障碍。

有学者在对肩周炎患者关节腔造影后发现，其肩关节腔容量均有不同程度缩小，无阻力状态注入造影剂平均仅为 6mL，而且病情越重，关节腔容量越小。关节腔的粘连、挛缩以腋隐窝和肱二头肌长头腱鞘最为明显和常见，而经关节腔注射造影剂和生理盐水，加压扩张后，肩关节活动有所改善，关节造影亦可见腋隐窝和肱二头肌长头腱鞘充盈改善和扩张。由此可见，关节腔狭窄、闭塞和关节囊粘连是引起肩关节活动障碍和疼痛的主要原因。液压扩张疗法即是向狭窄的关节腔内加压注入液体，通过液体均匀而柔和的压力，分离关节囊内的粘连，逐渐扩张膨胀挛缩的关节囊，在一定程度上恢复关节腔的容积，扩张关节间隙，消除限制关节功能的机械因素。同时关节腔的液体压力亦可降低关节囊的牵引反射，减少粘连分离部的出血和水肿。扩张液中的复方倍他米松可降低毛细血管和细胞膜的通透性，减少炎性渗出，消除水肿，抑制结缔组织增生，防止关节囊内撕脱的毛面发生新的炎症反应。维生素 B_1、维生素 B_{12} 对神经亲和力强，可修复神经髓鞘及促进其再生，减轻疼痛。诸药合用，既能松解粘连，又能消炎止痛。

玻璃酸钠（SH）应用于骨性关节炎的治疗效果已获广泛认可，近年来其在肩周炎的治疗上也日益受到重视。SH 是关节滑液和软骨基质的重要成分。SH 具有高度的黏弹性，不仅对关节软骨起着减震和润滑等机械保护作用，在维持软骨组织的完整性及滑膜细胞的稳定性上也起着重要作用；同时它对位于滑膜和滑膜下的痛觉感受器及感觉纤维的兴奋性也具有较强的抑制作用；另外，SH 具有很强的分子屏障作用，可限制炎性递质的释放与扩散，从而对关节的结构和关节内环境起着重要的稳定和保护作用。因此，通过补充外源性玻璃酸钠，不仅可以明显改善滑膜的炎症反应，增强关节液的润滑功能，缓解疼痛，而且可以巩固液压扩张术的疗效，防止瘢痕组织形成及再粘连，增加关节活动度。

肩周炎患者不仅有关节内的粘连，同时关节周围软组织亦存在广泛的无菌性炎症，而肩周软组织的渗出、粘连不仅是肩部疼痛、活动障碍的另一重要因素，而且软组织的挛缩和瘢痕可压迫和刺激其间走行的皮神经（如肩胛上神经、腋神经浅支等），引起皮神经卡压，从而加重疼痛。另外，肩周炎常涉及肩部多个滑囊的渗出性炎症、粘连，其中临床常见的有肩峰下滑囊、三角肌下滑囊等，并不与盂肱关节腔相通，因此液压对肩关节腔外的滑囊及粘连并不能起到扩张及松解作用。而针刀疗法结合了中医针刺疗法和西医手术技术，一方面针刺以疏通经络，使气血运行通畅，达到通则不痛的目的；另一方面可以直接作用于关节囊外的病变部位，通过针刀的剥离作用，切开病变组织，松解软组织粘连，解除神经卡压，恢复关节功能；而且针刀体细，松解时对软组织的创伤小，术后不易造成软组织出血渗出而形成新的粘连，因此，其松解充分而疗效持久。

采用肩关节液压扩张、注射玻璃酸钠结合针刀综合疗法治疗肩周炎，可全面松解肩关节囊内、外的粘连，消除疼痛，恢复关节活动度，降低肩周炎的复发率。此方法起效快，疗效显著，操作安全、简便，患者痛苦小，费用低，是目前治疗肩周炎较为理想的方法，值得临床推广应用。

【来源】闫立，梁朝，李丁，等．综合疗法治疗肩周炎临床观察 [J]．现代中西医结合杂志，2010（28）：3596-3597．

肩胛上神经卡压综合征

一、贾松经验

【病例】21 例患者，男性 15 例，女性 6 例；右侧患病 19 例，左侧患病 2 例；年龄 32 ~ 51 岁，平均 42 岁；病程最长 3 年，最短 7 个月；6 例此前做过局部封闭。

【操作】

1. 体位 患者取坐位。

2. 定点 于患者肩胛切迹压痛明显处做标记。

3. 操作 常规皮肤消毒，铺无菌巾，戴无菌手套。首先抽取曲安奈德 1mL 加 2% 利多卡因 2mL 的混合液，用 2 号扁圆刃水针刀自标记点穿刺，抵肩胛骨后逐渐上、下、左、右移动针刀，至肩胛切迹处时常有明显酸痛感，或有神经刺激征，退针刀少许，缓慢注药。若注药后疼痛消失，即为针刀适应证。注药结束后，退针刀至肩胛切迹内上缘，贴内上缘沿神经走行方向，横向切割肩胛横韧带 3 ~ 4 次，铲剥 2 ~ 3 次。术后包扎，休息 30 分钟，无其他不适后可离院。

【疗效】21 例患者全部获得随访，时间为 8 个月至 2 年，平均 1 年；经 2 ~ 4 次治疗，平均 3 次治疗（每次治疗间隔 10 天），治愈 14 例，好转 5 例，2 例复发后再次治疗未愈。

【讨论】肩胛上神经卡压综合征一经确诊，应以解除卡压为首任，本研究 21 例患者，除 2 例复发未愈外，其余效果满意。复发未愈 2 例后经手术治疗证实属肩胛上横韧带广泛性增生、粘连、变性，肩胛上神经受压严重。采用神经阻滞水针刀松解治疗，具有明显的效果。曲安奈德是一种长效肾上腺皮质激素，有强而持久的抗炎作用，可抑制炎症浸润和渗出，阻止结缔组织异常增生和肉芽组织形成，促进组织的修复和再生。水针刀可一次性完成药物注射与粘连组织的松解，可逐步分离切断肩胛上横韧带，从而解除肩胛上神经在肩胛切迹处所受到的卡压。由于针刀在切割时可反复回吸，所以可避免损伤肩胛上动、静脉。因此，使用水针刀采用神经阻滞及针刀松解术治疗肩胛上神经卡压综合征，是一种针对性强、安全、可靠的治疗方法。

【来源】贾松. 神经阻滞针刀松解治疗肩胛上神经卡压综合征 [J]. 中国骨伤，2003（9）：48.

二、张歆经验

【病例】15 例患者，男性 10 例，女性 5 例；年龄 26 ~ 58 岁，平均 45 岁；采煤工人 8 例，农民 4 例，教师 2 例，纺织女工 1 例；有肩部外伤史 3 例，重体力劳动史 9 例，无明确原因 3 例；发病时间 3 个月至 1 年，平均 102 天。

【操作】

1. 局部封闭　患者取半卧位，肩部常规消毒铺巾，医者持 9 号穿刺针由肩峰斜向内侧肩胛骨切迹进入约 5cm，直至切迹骨质，后退 0.5cm 寻找酸麻的异感后注入 2% 的利多卡因 4mL 和确炎舒松 A1mL，用酒精棉球压紧针孔。

2. 针刀治疗　医者持针刀沿肩峰斜向前内侧刺入，在喙突的内后侧间隙进入约 5cm，触及肩胛切迹骨质后退 0.5cm，在条索状韧性组织上切割和挑刺后出针。也可在锁骨外 1/3 肩胛切迹压痛最明显处刺入进行针刀治疗。所有病例都在冈下肌压痛处或者肩胛冈内 1/3 处进行针刀的疏通剥离。每周 1 次，3 次为 1 个疗程。

【疗效】治疗 1 个疗程后，效果优 12 例，良 2 例，差 1 例。疗效差的 1 例 3 个月后手术治愈。

【讨论】肩胛上神经起自 C5 ~ C6 组成的臂丛上干，是混合神经。其出上干后走向后外，经肩胛切迹 – 肩胛韧带管道进入冈上窝，分出冈上肌支、肩锁关节支和肩关节支。主干绕肩胛冈基部，在肩胛冈内 1/3 处急转弯至冈下窝，终于肩胛下肌支。骨韧带管由肩胛切迹和肩胛上横韧带组成，神经从此管中通过，相对限制了其活动，在上臂外展、外旋、上举及肩胛活动时都可以使神经在管中受到牵拉、摩擦、挤压，导致韧带管及其周围组织出现水肿，甚至增生。1 例差的患者最后手术切除了脂肪瘤样组织而缓解。

肩部外伤、受凉和过度的劳损，均可导致肩胛上横韧带的水肿、炎性渗出、变性甚至增生，引起韧带 – 切迹管道相对狭窄；肩胛切迹的骨性异常、囊肿或脂肪组织增生，导致肩胛上韧带管道绝对狭窄，使肩胛上神经不同程度的受压、水肿。针对不同的病因注射长效激素和局麻药，可以有效打断炎症（渗出）疼痛的恶性循环；针刀治疗可以改善局部循环，切断部分卡压的韧带，起到部分减压的作用。对于肿物的压迫，必须手术切除。针刀是微创操作，患者易于接受，治疗不损伤肩部的血管神经和胸膜，值得推广。

【来源】张歆.小针刀治疗肩胛上神经卡压综合征[J].河北北方学院学报，2006（4）：65.

三、李忠经验

【病例】32 例患者，男性 24 例，女性 8 例；年龄 18～78 岁，平均（42.4±7.8）岁；病程 14 天至 38 个月，平均（46±18.3）天。

【操作】

1. **体位** 患者取坐位，患侧肩臂自然下垂，手放于同侧膝关节上，医者立于患者外侧或身后。

2. **定点** 以甲紫分别标记冈上孔、冈下孔及周围压痛点、硬结及条索状物。

3. **操作** 皮肤常规消毒后，医者以无菌方式，右手持 3 号针刀，左手拇指固定痛点组织，刀口线与肩胛上神经血管走行方向平行，按针刀四步操作规程加压刺入，得气后根据病变深浅部位进行操作。冈上孔手术，针刀达骨面后，以肩胛骨上缘为骨性标志，刀刃斜压在肩胛上缘向外行，柔韧处即为肩胛上横韧带，先切两三刀后纵向疏通剥离，针下有松动感后提针至浅层，对硬结和条索切开剥离。冈下孔手术，贴肩胛骨背面向外上进针刀，遇到阻力即做肩胛下横韧带松解。以上松解完毕出刀后，用去炎舒松 A 1～2mL 加 20g/L 利多卡因 1～2mL，在针刀松解区做浸润阻滞，无菌棉球按压 2～5 分钟后创可贴固定。24 小时后复诊。术后不需要休息，4～7 天治疗 1 次，3 次 1 个疗程，疗程间不休息。

【疗效】治疗组 21 例中，经 1 个疗程治愈 4 例，2 个疗程 10 例，3 个疗程 1 例，4 个疗程 1 例。2 个疗程痊愈率达 67%。

【讨论】中医学认为，本病多因感受风湿寒邪、慢性劳损或外伤等，使局部血运不畅，阻滞于手太阳、阳明经脉，不通则痛而发病。肩胛上神经受压后，引起神经功能障碍，无法支配冈上、下肌正常运动及肩关节、肩锁关节的正常感觉，使肩胛部动态平衡失调而发病。基于上述认识，采取中西医结合的治疗思路，以针刀闭合性松解术与阻滞相结合，具有见效快、疗程短、疗效好的优点。究其原因，其一，针刀闭合性手术对病变局部病理性粘连和瘢痕组织剥离松解程度较针刺更彻底，同时针刀对神经末梢的机械性刺激比针刺强烈，更易使病变局部血液、淋巴液循环加快，促进新陈代谢，改变了伤害传入信息的性质，从根本上解除神经卡压。其二，针刀术后局部浸润性阻滞用药不仅可以缓解急性无菌性炎症，也能抑制纤维细胞增生和肉芽组织形成，同时加速了吸收，减少残余瘢痕的形成，从根本上解除了病理改变，这些均是针刺、火罐、放血疗法在短期内不能实现的。

【来源】李忠，王艳琳.针刀、针灸治疗肩胛上神经嵌压征 64 例 [J]. 中国临床康复，2003（8）：1360.

四、孙贵吉经验

【病例】33 例患者，男性 19 例，女性 14 例；年龄 28 ~ 76 岁，平均 47 岁；病史 8 个月至 15 年，1 年以上者 21 例；左侧患病 18 例，右侧患病 13 例，双侧患病 2 例；有慢性劳损史者 24 例，原因不明者 9 例。

【操作】

1. 体位　患者取坐位，双肘支撑于手术床上。

2. 定点　医者先摸清整个肩胛冈，在其中点外上方 2 ~ 3cm 处扪及肩胛上切迹，于压痛明显处做标记。

3. 操作　皮肤常规消毒，用 0.5mL 利多卡因行皮内及皮下浸润，垂直进针刀，当触及骨质或者韧性物时，患者诉有酸胀感，纵向剥离 3 ~ 5 次，然后将针刀紧贴骨面横向挑拨 2 ~ 3 下，此时酸胀感尤甚，拔出针刀，以无菌纱布敷之。10 ~ 14 天后行第 2 次治疗，方法同第 1 次。为加快功能恢复，治疗后配合功能锻炼，被动活动与主动活动交替进行。治疗 1 ~ 3 次，两次间隔时间 10 ~ 14 天。

【疗效】疗效标准采用山东省麻醉学会制定的"镇痛效果评级标准"的分级法。经 1 次治疗效果达 1 级者 20 例，2 次治疗达 1 级者 3 例，3 次治疗达 1 级者 1 例、2 级者 3 例、3 级者 4 例、4 级者 2 例，总治愈率（1 级）73%，总有效率（1 ~ 3 级）94%。

【讨论】肩胛上神经起于臂丛上干（由 C5 ~ C6 和部分 C4 神经纤维组成），向下外方走行，与肩胛骨的上缘平行，经斜方肌及肩胛舌骨肌深层，至肩胛切迹处与肩胛上动脉并行，然后经肩胛横韧带下侧至冈上肌。其分支支配冈上肌、肩关节及肩锁关节，继而伴肩胛上动脉绕过肩胛颈切迹至冈下窝，支配冈下肌，在冈下窝内分出到关节的小支。当肩胛横韧带有慢性损伤时，可发生水肿、粘连，使位于其下方的肩胛上神经受压，从而产生疼痛。针刀治疗的作用在于剥离、松解肩胛横韧带，解除其对肩胛上神经的压迫，使疼痛缓解。

肩胛上神经在肩胛切迹处，位于肩胛横韧带下方，而肩胛上动脉则位于该韧带上方。因此，进针刀部位宜偏于该韧带一侧（内侧或外侧），深度应抵达骨面，以避开肩胛上动脉。针刀剥离若遇瘢痕组织，可先行铲剥，然后松解，直至手下阻力感消失。

【来源】孙贵吉.针刀剥离松解肩胛上神经治疗肩周炎 33 例 [J]. 山东中医杂志，

1994，（6）：256-257.

五、刘卫校经验

【病例】31 例患者，男性 14 例，女性 17 例；年龄 29 ~ 67 岁，平均 41 岁；病程 4 个月至 3 年；右侧患病 22 例，左侧患病 9 例。

【操作】

1. 体位 患者骑跨于椅上，颈轻度前屈置于椅背之垫枕上，手臂自然下垂放于大腿上，全身放松。

2. 定点 经肩胛冈中点与肩胛骨下角画一条线，以这条线的肩胛冈上缘延长线上 1.5 ~ 2.5cm 压痛明显处为治疗进针点。

3. 操作 在进针点垂直皮肤刺入 7 号长针，达冈上窝骨面，提插、调向、探测肩胛上切迹，一旦无骨质并有坚韧感，说明针已达肩胛上切迹，回吸无血，注射消炎镇痛液 5mL（2% 利多卡因注射液 2.5mL，维生素 B_{12} 0.5mg，维生素 B_6 100mg，强的松龙 12.5mg 或康宁克通 A10mg，用注射用水稀释至 10mL）。然后医者持 3 号针刀，刀口线与肩胛上神经平行，方向同注射时，刺入到位后，平行神经分离松解，感手下松动后快速退出针刀，创可贴敷盖针孔，保持创口干燥 2 天。疼痛症状没有完全缓解时，1 周后再做 1 次，最多 3 次。

注意事项：达冈上窝探测肩胛上切迹时，针刀不要离开骨面，找到肩胛上切迹切割肩胛上韧带时，刀刃紧贴切迹的外侧骨面，进针不要过深，一般不超过 3mm，以免造成气胸。

【疗效】31 例患者中得到随访者 28 例，随访率 90.32%。治疗 1 次者 17 例，治疗 2 次者 7 例，治疗 3 次者 4 例。其中 20 例经治疗颈肩部酸胀感消失，肌力恢复正常，复查冈上肌、冈下肌肌电图恢复正常，肩胛上神经运动传导速度较治疗前加快，并随访 6 个月至 2 年均未见复发，占 71.43%；5 例治疗后上述症状减轻，肌电图复查有所改善，占 17.86%；3 例无改善，转入骨外科行手术治疗，占 10.71%。

【讨论】肩胛上神经卡压综合征是指肩胛上神经在经肩胛上切迹处受卡压引起的冈上肌、冈下肌麻痹、萎缩及肩周疼痛和运动受限的一系列症状，是肩部疼痛的原因之一。肩胛上神经自臂丛上干发出后，沿斜方肌和肩胛舌骨肌深面外侧行走，通过肩胛横韧带下方的肩胛切迹进入冈上窝。该神经在经过由肩胛切迹和肩胛横韧带组成的骨纤维孔时，位置较为固定。由于上肢上举、外旋活动时，肩胛骨也不断地移动和旋转，使神经在切迹处反复受到牵拉和摩擦，导致神经慢性损伤、炎性肿胀和卡压。肩胛上横韧带和周围结缔组织也因此而出现水肿、渗出、粘连、纤维增厚等病理变化，个别年龄大者还会有骨质增生，使肩胛上骨纤维孔道狭窄，加重卡压肩胛上神经主干而出现脱髓鞘改变，从而产生自发的放电活动。肩胛上神经是混合神经，在受到刺激处产生异位电冲动双向传导，上行传导被错误地认为来自肩胛上神经末梢所支配的部位，所以主诉痛区并非真正的病变所在，下行传导引起肌痉挛，加重疼痛。

针刀可以松解肩胛上横韧带和肩胛上神经周围的软组织粘连，可明显增加肩胛上神经的活动度，解除其卡压和牵拉刺激，从而达到根治疼痛的目的。消炎镇痛液可以消除局部无菌性炎症，改善微循环，修复神经髓鞘，预防软组织再粘连。医者要熟悉解剖位置，操作时要不断询问患者感受，触及神经时有电麻感，要及时避开，且刀口线要平行神经走行方向，以免造成损伤。针刀治疗该病具有微创、疗效确切的优点，患者易接受。但对针刀治疗无效者建议手术治疗。

【来源】刘卫校，赵秀云.针刀松解治疗肩胛上神经卡压综合征31例 [J].中国临床康复，2002（22）：3408-3409.

六、潘宝祥经验

【病例】10例患者，男性3例，女性7例；年龄40～83岁，平均56.6岁；工人3例，农民4例，干部1例，家务劳动2例；肩部外伤史1例，受风寒2例，上肢提重物劳损者4例，不明原因3例；发病时间2～18个月。

【操作】

1. 体位　患者取坐位。

2. 定点　寻找痛点，一般在肩峰后内侧3.0cm冈上窝处。该点深压痛较明显，但按摩数次后肩关节疼痛缓解，此时仔细触摸有硬结或条索状物，用甲紫标出进针点。

3. 操作　常规皮肤消毒后注射氧化泼尼松25～50mg加2%利多卡因2mL，深达骨膜上。医者戴手套，持4号针刀刺入皮肤后向前下方推进，此刻针下倍感坚韧，先在浅层对硬结剥离松解，当针下松动无阻挡后，再向深层推进，抵达肩胛骨骨膜，并按肩胛上神经血管走行方向内外剥离，向各个方向摆动针刀体，若均已松动无拨琴弦感即达到松解目的。拔针后用创可贴贴敷，并在该处按摩10多次，回家后嘱家人每天再按摩2～3次，锻炼肩关节功能。

【疗效】经1次针刀治疗症状消失者占60%，2次占40%。两次治疗间隔5～7天。经6个月观察、治疗后疼痛立即消除，肩关节活动范围趋于正常，恢复正常工作，肌萎缩逐日恢复正常。

【讨论】劳损和受风寒等为本症的诱因。无论何种原因造成局部改变，导致肩胛上横韧带充血、水肿、渗出等继发韧带增加与周围组织粘连，这种无菌性炎症反复发生，并逐日加重，致使肩胛上横韧带与肩胛上切迹之间的通道狭窄，由此通过的肩胛上神经受到卡压。有学者认为，压迫性损伤可以造成神经内毛细血管通透性增高，导致水肿形成，同时由于神经内液压升高而影响神经的营养传送，这一机制对于结缔组织的神经更为重要。压迫对神经产生直接的机械效应和通过神经血供而产生间接效应，缺血对神经传导功能的影响更甚于压力本身，这一作用称为"双重挤压综合征"。压迫也可以造成神经血管内通透性的改变，使得大分子物质和液体渗出，继发水肿。压迫所产生的效应在受压节边缘表现较明显，这种所谓的"边缘效应"是因为受压节边缘区发生受压组织与未受压组织相对移位所致。对慢性损伤的神经，水肿的存在与继发神经内纤维化有关，这可能是某些神经受压解除后恢复很慢的原因。肩胛上神经是由 C5 ~ C6 组成的臂丛上干分出后，走向后外侧，经肩胛上切迹进入肩胛冈上，分出冈上肌支、肩锁关节支及肩关节支。主干绕肩胛冈基部急转弯至冈下，终于肩胛下肌。在骨面上弯曲的行程是该神经容易损伤的解剖学基础。

本病诊断的突出特点为肩部困重疼痛，夜间尤甚，难以入眠，坐卧不安，服止痛剂可短时间缓解，患侧肩部受压可使疼痛加重，因而不敢患侧卧位；肩峰后内侧 3 ~ 3.5cm 有明确的压痛点，经数次按摩后疼痛缓解，仔细触摸可摸到硬结条索状物；冈上、下肌萎缩，以冈下肌为著，因冈上肌肌腹小，并被宽而厚的斜方肌覆盖。经多次临床检查发现，上臂外展 20° 并屈肘侧卧位，3 ~ 5 分钟后诱发肩关节疼痛发作或加剧疼痛，命名为"单臂外展侧卧支撑试验"，其阳性率占 91%。该试验机理是：患侧卧位后上半身体重全部由上臂支撑，同时该侧骨头推挤上移，关节被动向上牵拉，而肩胛上神经不能随之移动而受到牵拉，从而诱发疼痛发作。

患者均经过多次封闭、理疗、按摩而反复发作并逐渐加重，故不再重复以前的疗法，而全部采用针刀松解治疗。其治疗机理如下：①剥离粘连增厚的肩胛上横韧带及其周围的粘连，以达到扩大神经血管通道口径及粘连的牵拉，解除对其的压迫。②解除韧带在骨缘附着点处的水肿和痉挛，解除组织缺血、缺氧状态，同时加快局部致痛因子（P 物质）的清除，如组织胺、血清素、5-羟色胺、白三烯、缓激肽、前列腺素 E 等。由此使组织局部内环境达到平衡。③因肩胛上神经长期卡压造成其与肩胛上切迹粘连，松解后消除了对神经的牵拉，恢复缺血状态和异常电位。有学者认为，针刀镇痛机制是来自针刺作用，其治疗作用较毫针快，镇痛效应时间长。10 例患者松解后除疼痛消失外，还产生舒适的热感，为神经血运改善及传导功能改善的象征。

针刀对治疗肩胛上神经卡压具有方便、经济、快捷、损伤小、痛苦小、疗效确切等优点，与手术相比较，患者易接受。本研究中患者有 40% 出现立竿见影的疗效，1 次松解症状消失者占 60%，2 次占 40%，明显优于封闭、理疗、按摩、中药治疗，也优于手术治疗。松解手法掌握住由浅入深，即先松解痛点的硬结条索后再达骨面的原则，松解后针刀在各个方向均无阻力，无拨琴弦感即达目的。

【来源】潘宝祥.针刀治疗肩胛上神经卡压症（附 10 例临床报告）[A].中国人才

研究会骨伤人才分会.第4次全国微创骨外科手术暨中西医结合骨科学术会议论文集[C].
中国人才研究会骨伤人才分会，2005：2.

七、谢兴生经验

【病例】48 例患者，男性 28 例，女性 20 例；年龄最小 16 岁，最大 67 岁，平均 47 岁；
病程最短 2 个月，最长 17 年。

【操作】

1. 体位 患者取坐位或俯卧位，头部前屈固定于治疗床上。

2. 定点 在肩胛上切迹、肩胛冈盂切迹和冈上肌、冈下肌压痛处定点。

3. 操作 常规消毒后，选择 4 号针刀，刀口线与肩胛上神经走行方向平行，针刀
体与肩部皮肤约呈 70° 斜向背部与背部皮肤平行刺入皮下，缓慢推针直达冈上窝骨面，
针尖向前上方移动至肩胛上切迹外侧端，纵向切开剥离 2 ～ 3 刀，再横向剥离 2 ～ 3 下，
松解肩胛上横韧带，针下有松动感后，再退至浅层切开其他条索硬结，冈盂切迹处则松
解肩胛下横韧带，拔出针刀，局部压迫片刻防止出血，覆盖创可贴。术毕令患侧手放于
对侧肩上，使肘部处于水平位，并向健侧用力牵拉，然后再在局部弹拨推按数下即可。
1 次未愈，5 天后再做 1 次治疗。

【疗效】痊愈 37 例，占 77.1%；显效 7 例，占 14.6%；好转 4 例，占 3%；愈显
率 91.7%。

【讨论】肩胛上神经为感觉和运动的混合神经，源自 C5 ～ C6 神经根，从臂丛神
经上干后侧发出，向外在斜方肌及肩胛舌骨肌深面走行，穿过由肩胛上横韧带与肩胛上
切迹构成的骨纤维管，进入冈上窝，然后在冈上肌深面经肩胛冈外侧绕过肩胛冈盂切迹
进入冈下窝。在冈上窝发出两条分支，支配冈上肌及肩锁关节、盂肱关节、喙肩韧带；
在冈下窝也发出两条分支，支配冈下肌等。肩胛上神经的感觉神经纤维支配肩部的深感
觉，故患者常感觉肩部钝痛，有时不能说清楚确切部位。肩胛上切迹位于肩胛骨外上角，
切迹的入口处有肩胛上横韧带横跨其上，形成骨纤维管，肩胛上神经从此管中通过。当
外伤或劳损导致肩胛上横韧带损伤，引起炎症、水肿、粘连、瘢痕、挛缩等改变，使骨
性纤维管变窄，肩胛上神经在管内受到卡压，产生疼痛。针刀松解了肩胛上横韧带，解
除了其对肩胛上神经的卡压，使疼痛缓解。肩胛上神经经过冈盂切迹处有一个转折角，
也易受卡压，此处如有压痛亦应松解。

由于肩胛上切迹的前方是臂丛神经及腋部动静脉，前内侧深部为胸腔肺尖，故操作
时应注意针刀的方向和深度，进针刀时斜向后下方与背部平面平行，在冈上窝骨面上移
动，避免造成气胸或损伤大血管，刀口线应与肩胛上动静脉及神经走行一致，做到缓慢
匀速进针，刀刃紧贴肩胛上切迹外侧端进行松解剥离，防止损伤肩胛上动静脉。针刀松

解术治疗肩胛上神经卡压综合征，具有操作简单、安全无副作用及后遗症、见效快、治愈后不易复发的优点，值得临床推广应用。

【来源】谢兴生．针刀治疗肩胛上神经卡压综合征临床观察 [J]．按摩与导引，2007（7）：20-21.

肩胛下肌损伤

一、姚小强经验

【病例】38 例患者，男性 28 例，女性 10 例；年龄 16～75 岁，平均 46 岁；病程 1 个月至 20 年，平均 10 年；外伤史或劳损史 24 例，肩胛部感受潮湿寒冷史 5 例，无明显原因 9 例；急性发病 10 例，慢性发病 28 例；肩胛骨内酸痛较重 28 例，伴肩胛区酸痛 17 例，伴肩关节内收、内旋疼痛 6 例。查体：肩胛下肌止点肱骨小结节处压痛者 16 例；用手指沿肩胛骨内侧缘向前外侧抠压，肩胛面肋面压痛者 34 例；肩关节内收、内旋抗阻力试验阳性者 31 例。

【操作】

1. **体位** 患者取俯卧位，额头枕于健侧上肢，暴露患侧肩胛骨内缘，患肢尽力沿后背向上摸，使肩胛骨脊柱缘后翘。

2. **定点** 在上述位置寻找压痛点，定 1～3 个治疗点。

3. **操作** 医者左手拇指按压肩胛骨内缝，右手持针刀，刀口线紧贴肩胛骨内侧下缘，刀尖斜向外上方，斜刺入皮肤至骨面，摸索进至肩胛骨下窝，纵向剥离 2～3 刀。出针后，适度外旋患侧肩关节，后背患肢，目的是进一步松解粘连。如肩胛下肌止点肱骨小结节处疼痛剧烈，牵扯痛明显，可在此处常规松解 2～3 刀。术毕屈肘，上肢被动过度外旋几下。

注意事项：肩胛下肌与肋骨相邻，一定要掌握好局部的解剖关系，针刀紧贴肩胛骨内侧面操纵，以免引起气胸。

【疗效】痊愈 32 例，占 84.2%；显效 4 例，占 11%；好转 1 例，占 2.4%；无效 1 例，占 2.4%。总有效率 97.6%。

【讨论】肩胛下肌位于肩胛骨的腹侧面，主要使肩胛骨内收、内旋，对肩胛骨的稳定性起着重要的作用。生活中因长期劳累，肩背部长时间处于一种被动牵拉状态，造成局部气血运行不畅，经脉阻滞不通，经筋失于濡养，此时若遭受风寒湿邪侵袭，导致血不荣筋，痰浊瘀阻肩背部经脉则发为本病。另外，现代人的生活习惯、工作方式发生了改变，长期伏案工作、电脑前被动体位等因素，导致各个年龄阶段均可发生该病。

中医学中并无"肩胛下肌损伤"术语，但对于症状的描述却历史久远，如有"肩胛周痹""锁肩风"等类似的描述，属痹证范畴。《素问·痹论》中有"风寒湿三气杂至，合而为痹"的论述，认为痹证的发生与外邪有关。《灵枢·经脉》中记载，手三阳经的循行路线均经过颈肩部，且有"气虚则肩背痛"及"是主液所生病者……肩臑肘臂外后廉痛"的描述，提示经络本身的疾病也可引起肩背痛，这些皆为"肩胛下肌损伤"的循经诊治提供了理论依据。《医宗金鉴》指出肩背痛有气虚、血虚、经络气滞及兼风、痰等各种不同的证候。《素问·玉机真脏论》指出"今风寒客于人……当是之时，可汤熨及火灸刺而方之"，提出了肩痹的治疗方法与手段，为临床提供了理论依据。

经筋是十二经脉之气结、聚、散、络于筋肉关节的体系，是十二经脉与筋肉的连属部分，受经络气血的濡养。《素问·皮部论》说："寒多则筋挛骨痛，热多则筋弛骨消。"肩胛下肌损伤多因营卫虚弱、筋骨衰退及感受风寒湿邪、慢性劳损，或因习惯性姿势使筋脉受压或牵拉，气血阻滞而致局部疼痛、功能障碍而发病，故属于十二经筋病的证候。

肩胛下肌损伤实际上是该肌所在区域筋肉组织的病变，临床上辨明病变与哪些经筋相关是治疗的关键。手三阳经筋分别循于肩臂的前缘、中线和后缘，根据患者的阳性反应点，确定病灶所属的经筋，取其相应病灶进行治疗。对于肩关节活动障碍者，可用针刀在其粘连部进行松解剥离，以解除经筋之间的粘连，恢复肩关节的功能。手阳明经筋经上臂外侧，结于肩盂部，分支绕肩胛、夹脊，直行经筋从肩胛上走颈；手太阳经筋，其分支走肘后侧，向上绕肩胛部，沿颈旁出走太阳经筋的前方；手少阳经筋向上绕行于上臂外侧，上循肩部，走到颈部会于手太阳经筋。由此可见，手三阳经筋皆循行于肩部，"诸筋者，皆属于节"，因经筋起着约束骨骼、活动关节、维持人体正常运动功能的作用，故在手三阳经筋上行手法治疗，可以通经活络，调和气血，解除肌肉痉挛，改善局部症状和关节功能。用针刀对损伤的肩胛下肌及其周围组织进行松解剥离，可以解除病变部位的压迫症状，恢复其动态平衡，达到止痛、吸收炎症及松解粘连的功效。故经筋手法配合针刀治疗优势互补，能很好地缓解肩胛下肌及周围组织病变，疗效好，病程短，值得进一步推广。

【来源】姚小强，魏清琳，王银平.经筋手法配合针刀治疗肩胛下肌损伤的体会[A].甘肃省中医药学会.甘肃省中医药学会2013年学术年会论文集[C].甘肃省中医药学会，2013：2.

二、彭宏经验

【病例】83例患者，男性62例，女性21例；年龄18～75岁，平均46岁；病程1个月至23年，平均11年；外伤史或劳损史53例，肩胛部感受潮湿寒冷史11例，无明确原因 19 例；急性发病 22 例，慢性发病 61 例；单侧发病 70 例，双侧发病 13 例；其中肩周炎病史 17 例，高血压病和（或）冠心病史 23 例，糖尿病史 13 例。

【操作】

1. 体位 如酸胀痛不适感在肩胛骨内缘肩胛下肌起点，患者取坐位或俯卧位，胸下垫枕，健侧前臂垫于前额，暴露患侧肩胛骨内缘，患肢尽力背伸上举，使肩胛骨脊柱缘向后突起。

2. 定点 在肩胛骨内缘肩胛下肌起点和肱骨小结节的肩胛下肌止点处寻找压痛点。根据压痛范围确定 1 ~ 3 个治疗点。

3. 操作 医者左手拇指抵于肩胛骨内缝，刀口线与肩胛骨脊柱缘垂直，针刀体垂直于肩胛骨内缘骨面，约与背部皮肤呈 10° 刺入达骨面，摸索进针至肩胛下窝，刀口线旋转 90°，纵向疏通剥离 2 ~ 3 刀，如遇硬结则切开剥离。出针后，过度外旋患肩，背伸患肢，把没有松解的粘连彻底松解。注意肩胛下肌内面与肋骨相邻，针刺时防止刺入胸腔，造成气胸。如疼痛在肱骨小结节的肩胛下肌止点，让患者取正坐位或仰卧位，患肢自然放于床面。在压痛点处进针刀，刀口线与肩胛下肌方向一致，针刀体垂直于骨面刺入，深达骨面，先纵向剥离，再横向剥离，如有韧性结节做切开剥离。出针后，屈肘，上肢被动过度外旋。一般术后当时自觉松解部位很轻松，症状消失。1 周后复诊时残留的痛点再做治疗，一般 1 ~ 3 次即愈。

【疗效】痊愈 68 例，占 81.93%；显效 10 例，占 12.05%；好转 3 例，占 3.61%；无效 2 例，占 2.41%。总有效率 97.59%。

【讨论】肩胛下肌（C5 ~ C6）起自肩胛骨前面，肌束向上外与关节囊紧贴，且有许多纤维入关节囊壁，经肩关节前方，以一短而宽的扁腱，止于肱骨小结节。与冈上肌、冈下肌、小圆肌共同组成肩袖，协助维持肩关节的稳定。该肌的作用是使肩关节内收和内旋，其收缩对肩关节的稳定起着重要作用。肩胛下肌损伤的病因有外伤、劳损、环境潮湿寒冷等，多因上肢突然内收、内旋而骤然损伤，或长期持续做上肢内收、内旋动作反复收缩、舒张肩胛下肌，使起止点处腱纤维轻微撕裂，小血管破裂，上肢的不断运动牵拉伤处，使之不能很好地修复，继而出血、渗出，导致慢性无菌性炎症，日久机化粘连、瘢痕而致功能障碍，可压迫和刺激肩胛下神经血管束，造成动态平衡失调，导致本病发生。

本病病程较长，反复发作。紧张疲劳、伤风感冒、剧烈活动或天气变化等因素都可使症状加重，严重影响患者的工作和休息。因肩胛下肌位置深而隐蔽，所以患者有症状却不能准确地说明病变部位。患者多习惯于活动肩胛骨，虽喜按，但按摩肩胛骨背面肌肉有隔靴搔痒的感觉。肩胛内一直有不适感，酸胀较重，让人在肩胛骨上捶打亦不能解除。查体时又不易找到痛点，于是多迁延不愈而成慢性。

临床观察和治疗发现，肩胛下肌损伤无特殊检查手段，多与颈肩背部的各种肌筋膜劳损性病变合并出现，以致症状复杂化，诊断有一定困难，但应明确病理部位，认真鉴别，不能笼统称为颈椎病或肩周炎，只有诊断精确，治疗才有针对性。同时还要与其他疾病相鉴别，如左肩胛内酸胀难忍，肩胛骨肋骨面酸痛不适，甚至放射至左臂部，非吃止痛药不能入睡；有的患者伴有心悸、失眠等症状，与心梗患者不易鉴别，诊断时应仔细询问病史，必要时行心电图检查，排除心肌梗死引起的牵涉痛；右肩胛内发病者应注意与肝胆疾病相鉴别，以免误诊或漏诊。

药物治疗疗效不佳，配合针灸、理疗，疼痛可缓解，但很难治愈。按摩等收效甚微，因肩胛骨的阻挡手法作用难以达于肩胛下肌。针刀能对这些部位进行松解剥离，解除了患处的压迫症状，恢复其动态平衡，从而使各种复杂症状缓解或消失。临床观察发现，只要诊断明确，此方法疗效好，治愈率高，值得推广应用。

【来源】彭宏，冯居平．小针刀治疗肩胛下肌损伤的临床体会 [J]. 针灸临床杂志，2008（1）：29-30.

肩手综合征

一、彭兴甫经验

【病例】40 例患者，脑梗死 15 例，脑出血 15 例，颅脑损伤 10 例。

【操作】

1. **体位** 患者取卧位。

2. **定点** 医者一手握住患者患侧肘部，被动活动患肩，找出被动活动时肩周最明显的疼痛点和压痛点 1 ~ 4 个，用甲紫做好标记。

3. **操作** 常规皮肤消毒、铺无菌巾，局部浸润麻醉（2%盐酸利多卡因），医者戴无菌手套，以左手拇、食指绷紧进针点皮肤，右手持针刀在标记处皮肤进入至深层组织，当患者诉酸、胀、酥感时纵向切开 3 ~ 4 刀，再横向剥离 2 ~ 3 刀。如痛点在肩峰下滑囊位置，则行通透剥离法。每周 1 次，共治疗 4 次。

【疗效】所有病例在治疗前及治疗 4 周后进行以下疗效指标观察记录：①运动功能评定：采用上肢简化 Fugl-Meyer 运动功能评分（Fugl-Meyer assessment scale，FMA）。②疼痛评定：采用疼痛视觉模拟评分（visual analogue scale，VAS）。疼痛分级评分：0 不痛；2 偶发轻微疼痛；4 疼痛频发但较轻微，或偶发较重；6 疼痛较重频发，但可忍受；8 持续性疼痛难于忍受；10 剧痛不能触之。③水肿程度评分：水肿分级评分：0 无水肿；2 轻度水肿；4 中度水肿；6 严重水肿。治疗 4 周后上肢 FMA 评分均明显提高，上肢 VAS 评分均明显提高，上肢水肿程度评分均明显提高。

【讨论】肩手综合征常在发病后 1 ~ 4 个月产生，一旦确定，病程迁延，若未得到早期积极处理，症状将持续，成为永久后遗症。肩手综合征的发病机制目前尚不十分明确，可能与病变部位刺激脊髓，通过反射途径，使交感神经功能受损，导致血管舒缩机制改变，引起疼痛、营养不良及功能障碍；也有人认为是脑部疾病导致脊髓丘脑束受损，从而引起局部神经疼痛等症。肩手综合征的治疗包括药物治疗及物理措施等，临床常联合运用数种方法方能达到较好的疗效。针灸与康复训练的联合运用为临床所常用，常能达到较好的疗效。

肩手综合征属中医学痿证、痹证范畴。中医学认为，中风病机多为本虚标实证，本虚责于肝肾不足，气血亏虚，肾精亏虚不能生髓充骨，肝血不足不能濡筋养络，气滞血瘀，不通则痛，肌肉挛缩疼痛，脾气不足，水湿内停，水液泛溢肌肤，故患手肿胀；标实多为风、痰、瘀血、郁热相因为患。针灸治疗的选穴肩髃、臂臑、曲池、合谷等均属手阳明大肠经穴，阳明经多气多血，主润宗筋，宗筋主束骨而利关节；肩髎、外关、阳池属手少阳三焦经穴，三焦主气化、通调水道。康复训练对肩手综合征有很好的疗效，其中正确的体位摆放能有效预防和缓解肩手综合征，正确摆放肩胛骨的位置能有效防止肩关节受累，避免腕关节屈曲及保持腕关节背伸对改善静脉回流和防止腕关节损伤具有重要意义。患侧上肢的无痛性主动、被动活动可使肌肉收缩与舒张，促进静脉回流，减轻水肿，改善关节的活动功能。

但针灸与康复训练并不能解决所有问题，如疼痛。在肩手综合征症状中，疼痛占优势，疼痛也往往影响其他问题的解决，如上肢功能的恢复、康复训练的顺利进行（此类患者常因肩部疼痛而拒绝康复训练）。针刀疗法是主要针对临床顽固疼痛的一种方法。针灸针在机体穴位内捻、转、提、插，达到治疗目的，但不能剥离、疏通、松解。疾病多为阴阳失调，经络之气不畅，而穴位为经气集聚之所，因此在穴位上用针刀沿经络走向轻巧剥离、疏通、松解，使经气顺畅，凝滞顿流，病除更速。本研究发现，针刀对上肢的运动功能、疼痛及水肿均有显著作用。肩部是连接上肢与躯体的枢纽，对肩部用针刀进行疏通，可打开上肢经气回躯体的通路，既解决肩部的局部疼痛问题，也可使整个上肢的经气更为顺畅，解决手部的肿胀问题，更能协助上肢康复训练，对上肢的运动功能恢复起到辅助作用。

【来源】彭兴甫，彭英，余茜．小针刀配合针灸对偏瘫并发肩手综合征的疗效观察[J]．职业卫生与病伤，2012（2）：109-111.

二、陈庆华经验

【病例】32 例患者，男性 27 例，女性 5 例；年龄（52.9±14.2）岁；病程 2 周至 3 个月；左侧瘫患者 26 例，右侧瘫患者 6 例。

【操作】

1. 体位 患者取仰卧位。

2. 定点 患侧腋横纹处，动脉搏动最强点外侧（或稍内侧）。

3. 操作 采用腋路臂丛神经触激手术入路（个别患者由锁骨下臂丛神经触激手术入路），于患侧腋横纹处动脉搏动最强点外侧（或稍内侧）垂直进针刀，突破腋动脉鞘时可有落空感，固定针刀深度，小幅度横向、纵向摆动针刀体进行剥离分解后出针。术后加压 3 ~ 5 分钟，外敷创可贴。每周 1 次。

【疗效】 治疗结果，优 21 例，良 8 例，一般 2 例，差 1 例。

【讨论】 脑卒中后，肩关节半脱位，肩胛带肌肉萎缩，一定程度的肌肉痉挛是导致肩手综合征的主要危险因素。该病的预防和治疗将直接影响患者上肢运动功能的康复。现有的治疗方法主要为物理治疗、药物治疗及星状神经节封闭、针灸、推拿、康复训练等。针刀松解术是将针灸针与外科手术刀的优点融为一体，在微创条件下充分发挥刀的剥离、松解和针的针刺作用，对缓解痉挛、镇痛有较好的效果，同时刺激局部神经干，直接抑制肩背部、上肢交感神经兴奋性，使神经失调得到纠正。本研究采用针刀松解术配合康复治疗，患者疼痛明显减轻，肩关节活动度增加，提示臂丛神经针刀松解术及康复治疗能够加快脑卒中后肩手综合征患者的康复进程，促进神经功能的恢复。

【来源】 陈庆华，代新年，杨丰，等.针刀松解术对脑卒中肩手综合征的影响 [J].中国康复，2012（1）：35-36.

三、刘茂德经验

【病例】 23 例患者，男性 14 例，女性 9 例；年龄最小 43 岁，最大 85 岁，平均 64 岁；病程 2 周至 15 个月，3 个月以上者 8 例。脑梗死 19 例，脑出血 3 例，脑梗死合并脑出血 1 例。

【操作】

1. 针刀治疗

（1）体位 患者取仰卧位。

（2）定点 取患肩活动时牵扯而引起的痛点或压痛点（如无明显痛点者可不用针刀疗法），用甲紫标记。

（3）操作 碘酒消毒，2%利多卡因局麻，针刀刀口线与痛点处的肌纤维及血管神经走行方向平行刺入，做纵向疏通和横向剥离各 2 ~ 3 次后出针，用创可贴覆盖。手术完毕后医生按人体生理活动范围对患肩做前举、内收、内旋后伸、环转摇摆等动作，以利进一步松解粘连。间隔 5 天后，检查患肩，如有痛点可再行针刀术。一般施术 1 ~ 3 次。

2. 头针治疗　按国际标准头针定位取双侧感觉区的上 3/5 段，常规消毒，用 25mm 毫针沿头皮平刺，刺入帽状腱膜中，做小幅度（≤ 180°）、高频率（200 次／分左右）捻转行针，行针 1 ~ 2 分钟后，让患者主动或被动活动患肩，一边活动，医者一边捻转行针，约 2 分钟。休息 5 分钟，再做捻转行针和患肩活动 1 ~ 2 分钟。休息 10 分钟后，即可起针。每天 1 次，7 次为 1 个疗程，疗程间休息 3 天，2 个疗程后观察疗效。

以上两法临床据病情结合运用，一般病程在 1 ~ 3 个月内及没有发生粘连者单用头针即可获效；病程在 3 个月以上及有粘连者加用针刀疗法则大大提高疗效。

【疗效】痊愈 16 例，占 69.56%；显效 6 例，占 26.09%；无效 1 例，占 4.35%。总有效率 95.65%。

【讨论】中医学认为，本病或为气虚血瘀，筋脉失养而痛；或为肝肾不足，肝阳上亢，阴阳不得相济，经络失养而痛；或为久病入络，不通而痛；或为风寒之邪乘虚而入，阻滞经络而痛。基于上述认识，取双侧感觉区的上 3/5（因为感觉神经投射到大脑半球的两侧）而针刺之，从而起到运行气血、调和阴阳、疏通经络的作用。对患肩有粘连者局部施以针刀疗法，有利于患肩经络的疏通及粘连的松解，再配合肩关节的被动活动，更有利于患肢气血的运行、经络的疏通及粘连的松解，从而达到通则不痛的目的，而使肩痛可愈。另嘱患者家属配合进行偏瘫肢体的正确摆放及功能锻炼，均有利于本病的恢复和预防。

【来源】刘茂德，虢英存 . 头针结合小针刀治疗偏瘫性肩痛症 [J]. 上海针灸杂志，2002（5）：33.

肩部撞击综合征

一、李勇经验

【病例】192 例患者，男性 162 例，女性 30 例；最大 62 岁，最小 18 岁，平均 40 岁；左侧患病 76 例，右侧患病 112 例，双侧患病 4 例；病程最长 4 年，最短 2 个月，平均 2 年 1 个月。

【操作】

1. 神经阻滞术　对肩胛上神经进行阻滞治疗。患者取坐位，暴露患侧肩背部，于肩胛下角做垂直线，垂直线同肩胛冈交点外上 1.5cm 处为穿刺点。常规消毒，铺孔巾后行神经阻滞治疗。用 10mL 注射器配 7 号穿刺针，垂直皮肤缓慢刺入，可调整方向于内后，深度为 3 ~ 5cm，当有突破感及放射痛即为穿刺成功，回抽无血注入药物即可。药用 2% 利多卡因 5mL、曲安奈得注射液 40mL、维生素 B_{12} 注射液 0.5mg、维生素 B_1 注射液 100mg。

2. 针刀治疗

（1）体位　患者取坐位。

（2）定点　压痛点。

（3）操作　局麻下经压痛点进针刀，探及肌腱或筋膜，用铲剥法铲开局部的韧性组织 2 ~ 3 刀，范围 < 0.5cm；沿肌腱走行调整针刀方向，在阻力增强部位以提插刀法切割瘢痕挛缩组织 2 ~ 3 刀，深度 < 0.5cm。注意刀刃与神经、血管平行，单次切割次数不宜过多。每两周一次，与神经阻滞同时进行。

【疗效】痊愈 126 例，显效 58 例，无效 8 例，总有效率 95.8%。

【讨论】肩部撞击综合征又称肩疼痛弧综合征，为一种肩部常见的疾病，是由于肩峰下间隙中组织发生病变，造成上肢上举时肩袖与肩峰发生撞击而产生的一系列症状，好发于从事手上举经常工作的人或运动员。Neer 等将肩撞击综合征分成三期，即肩峰下软组织水肿和出血期、增厚和纤维化期、肩袖撕裂期（亦可发生肱二头肌腱断裂和骨性改变）。这三期是一个延续的过程，并无明显界限，但在不同时期有不同的临床和 X 线表现。

肩部撞击综合征的患者，经长期外伤、劳累、风寒刺激，力学状态改变，变异部位软组织器官受到破坏，肌肉、肌腱、韧带、筋膜等组织长期受到牵拉、磨损，引起局部组织炎症充血，大量细胞破裂坏死，组织渗出成为体内异物，刺激周围组织引起疼痛，产生生物化学变化，人体通过神经反射系统、体液调节系统，使被破坏的机体组织得到恢复，相关组织由于保护机制处于警觉状态而制动。在自主制动的情况下，逐渐吸收或留下机化粘连等病变，并对周围神经产生刺激或损伤，继而出现相应症状。

肩胛上神经阻滞术使药物直接作用于神经，曲安奈德为长效糖皮质激素，具有强而持久的抗炎作用，能够抑制白细胞和巨噬细胞移行至血管外，减少炎症反应，使血管敏感性增高，收缩性加强，减少局部充血及体液外渗，维生素 B_1、维生素 B_{12} 营养神经，使受炎症刺激的神经快速恢复。运用针刀松解减张法，疼痛症状能缓解，说明张力增高是软组织疾患的原因之一。人体内部也是一个力学平衡系统，当这个系统某一部分的平衡遭到破坏时，人体就产生相应的疾病，针刀能够有效调节人体内部的力学平衡失调，同时使病变部位血液循环加速，激发生物能力转变为生物电能，调整局部新陈代谢，故松解肌腱挛缩、解除瘢痕粘连是治疗本病的关键。实践证实两种方法的结合有很高的临床价值。

【来源】李勇，李永明，李梅.神经阻滞术结合针刀治疗肩部撞击综合征 192 例疗

效观察 [J]. 内蒙古中医药，2014（4）：7-8.

二、葛绍清经验

【病例】60 例患者，年龄 20 ~ 69 岁，平均 41.5 岁；病程 2 周至 21 年，平均 4.2 年。其中 40 例患者既往均曾运用其他方法治疗无效。

【操作】

1. 体位　患者取侧卧位。

2. 定点　常规选 5 个压痛部位进行治疗，即肱骨大结节上部压痛点、结节间沟压痛点、肩峰下压痛点、肩峰前内侧压痛点、喙突压痛点。

3. 操作

（1）肱骨大结节上部压痛点　定 1 点，松解冈上肌腱止点。针刀在骨面上做纵疏横摆，有钙化组织者，在硬结上纵切几刀。

（2）结节间沟压痛点　定 1 ~ 2 点，松解肱横韧带。针刀刺入达骨面，纵行切开肱横韧带 2 ~ 3 刀，再行纵疏横剥，其剥离的幅度应达结节间沟两侧的骨面。如有韧性结节，应做纵切剥离。

（3）肩峰下压痛点　定 1 点，松解肩峰下滑液囊。针刀刺入达骨面后，调整刀锋至肩峰下间隙，伸向关节囊，纵向切开肩峰下滑液囊 3 ~ 5 刀，纵疏横剥。

（4）肩峰前内侧压痛点　定 1 点，松解喙肩韧带止点。针刀刺入达肩峰内侧骨面，调整刀锋至肩峰前内侧骨缘，切开喙肩韧带附着部 3 ~ 5 刀。

（5）喙突压痛点　定 1 点，松解喙肩韧带起点。以左手定位，从压住皮肤的手指边缘刺入，直达喙突骨面。调整刀锋至喙突外侧骨缘，沿骨缘切开喙肩韧带 3 ~ 5 刀。

肩部撞击综合征患者常伴有颈椎病，应在 C4 ~ C6 附近寻找敏感点及颈椎周围挛缩的肌肉给予针刀治疗；同时在 C4 ~ C6 神经节支配的肌肉群内（如冈上肌、冈下肌、小圆肌等）寻找敏感点和挛缩给予针刀治疗。每周治疗 1 次，3 ~ 5 次为 1 个疗程。

【疗效】治愈率 58.33%，总有效率为 98.33%。

【讨论】肩部活动不仅发生在肩肱关节，也发生在肩峰与肱骨头之间，即肩峰下间隙，又称为"第二肩关节"。其顶部是由肩峰、喙突及联结二者的喙肩韧带和肩锁关节形成的喙肩弓，底部为肱骨头。间隙内含冈上肌腱、冈下肌腱、肱二头肌腱长头、喙肱韧带及肩峰下滑囊等结构。由于上述解剖结构的存在，当肩关节过度外展或长期慢性劳损时，使夹在喙肩弓与肱骨头之间的组织遭受磨损，而反复磨损必然加剧炎性反应、组织水肿，使间隙压力增高，从而加重了关节内组织的撞击，最终导致肩部撞击综合征的发生。

根据 Neer 分型，肩部撞击综合征可分为 3 期：Ⅰ 期为水肿、出血期；Ⅱ 期为纤维化和炎症期；Ⅲ期为各种骨改变出现，如骨刺形成等，患者症状持续加重，疼痛与撞击频率增加。依据针刀医学关于慢性软组织损伤的理论，本综合征为肩峰下间隙软组织慢性劳损后，产生瘢痕、粘连、挛缩、堵塞，引发动态力学平衡失调所致。当急性发作时，炎性物质渗出，刺激神经末梢使上述临床表现加剧。目前传统的治疗方法以神经阻滞为主，但往往不能完全解决问题。而针刀集针和刀的双重作用：一方面可利用针的作用，疏通气血，活血化瘀；另一方面可利用刀的切割松解作用，去除卡压，改善循环，降低局部致痛物质的浓度，消除无菌性炎症，"以松致通，通则不痛"，从而建立新的动态平衡。针刀术后配合手法，其目的是通过手法使残留的粘连和瘢痕彻底松解，同时具有疏通经络、行气活血、疏理肌筋、滑利关节的作用，达到根治病痛的目的。

肩部撞击综合征的治疗取决于病因和病理分期，针刀治疗适合于多数患者，但对Ⅰ期和Ⅱ期无肩峰下结构异常及肱盂关节不稳定等明显病因者效果最佳。经系统治疗3～4个月无明显好转或加重时，或Ⅲ期伴有肩袖撕裂或肱二头肌长头腱断裂等病例，应考虑手术治疗。由于导致肩病的原因较多，对肩峰下撞击综合征应仔细辨别，以免造成误诊或漏诊。亦由于导致肩峰下撞击综合征的病因复杂，在诊断中应综合考虑，正确选择治疗方式，以期达到理想效果。

【来源】葛绍清，张萍．针刀结合手法治疗肩部撞击综合征60例 [J]. 中国中医药现代远程教育，2013（19）：83-84.

三、李小平经验

【病例】14例患者，男性10例，女性4例；年龄28～65岁，平均42岁；右肩患病11例，左肩患病3例；骨折时间3～10年，平均5年。14例均有肩前方不同程度的钝痛和大结节处明显压痛，其中肩峰下间隙压痛10例；撞击试验均阳性（1%利多卡因5mL沿肩峰下注入后均得到暂时性缓解）；疼痛弧征8例（患肢上举60°～120°时出现疼痛）。患臂肌力均正常。Yerqason试验3例阳性。砾轧音检查：8例在患臂做内、外旋运动及前屈后伸运动中可扪及轻微砾轧声。X线检查：14例大结节骨折畸形愈合，骨性隆起，其中4例有骨质硬化，1例肩峰过低，肩峰钙化1例，肩峰至肱骨头间距（A至H间距）狭窄（＜1cm）5例。MRI检查：5例显示T2加权像肩峰下滑囊高强度信号，提示有积液。

【操作】

1. **体位**　患者取正坐位，患肢置于身前内收，掌心朝前。

2. **定点**　在肩后上方触及肱骨结节顶部。

3. **操作**　将粗克氏针一端弯成细小镰刀状，其两缘均锉成利刃。常规消毒，局部予利多卡因浸润麻醉，医者左手拇、食指固定肩峰，右手执针刀，沿三角肌纤维直入，顶住大结节，助手把持患者肢体，反复轻柔地做外展、内收结合旋转运动，磨削大结节骨赘，针刀进入肩峰下，在前峰前 1/3 沿穹隆状结构弧形前后运动，最后对准喙肩韧带做横向切割。术毕注入皮质激素与利多卡因混悬液 5mL，以三角巾制动 1 周。2 周后症状基本缓解后开始肩关节功能恢复锻炼，向前弯腰，做肩关节前后、左右方向摇摆运动，3 周后开始做抬上臂锻炼。

【疗效】针刀治疗均 1 次完成，13 例肩痛缓解明显，1 例肩峰过低，疼痛反复发生。

【讨论】Neer 依据解剖部位将肩部撞击综合征分为出口撞击综合征和非出口部位撞击综合征，此分类法对撞击综合征的定位诊断有一定帮助，但对其病因表达不清。我国学者从病因学角度把撞击综合征分成结构性撞击和功能性撞击，14 例均属结构性撞击综合征。诊断肩峰下撞击综合征的主要依据：肩前方钝痛（14 例）；撞击试验阳性（14例）；疼痛弧征阳性（8 例）；X 线片 A 至 H 间距狭窄（5 例）；MRI 示 T2 改变（5 例）。MRI 能够清楚显示出肩峰下撞击综合征三个不同阶段的变化，从而为针刀治疗奠定了理论基础。

撞击综合征病理上分三期，本研究 I 期 10 例，采用针刀磨削大结节以改变结构撞击因素，局部激素注射治疗水肿；II 期 4 例，针刀磨削大结节及肩峰下增厚的滑囊组织及喙肩韧带。本研究结果表明，针刀治疗肱骨大结节骨折引起的结构性撞击疗效满意，且费用低，便于临床开展。

【来源】李小平.自制小针刀治疗肩峰下撞击征（附 14 例报告）[J].浙江临床医学，2002（2）：115.

肩胛提肌损伤

一、叶有才经验

【病例】65 例患者，男性 48 例，女性 17 例；年龄 33 ～ 70 岁，平均 52 岁；病程 1 个月至 12 年，平均 3.3 年。颈椎 X 线侧位片显示项韧带明显钙化。其中钙化存在于单节段的 55 例，存在于双节段的 8 例，存在于 3 个节段以上的 2 例；位于 C3 ～ C4 水平的 6 例，C4 ～ C5 水平的 18 例，C5 ～ C6 水平的 39 例，C6 ～ C7 水平的 15 例；相应节段椎体骨质增生 41 例，椎间隙变窄 32 例，椎体间位置失稳 31 例，颈椎生理曲线消失或反弓 15 例。排除颈椎椎管内疾患及根性压迫症状。

【操作】

1.**体位** 患者坐于特制治疗椅上，颈部过屈位，使项韧带紧张。

2.**定点** 参照 X 线片钙化物位置，以 C3 ～ C6 棘突压痛点和 C7 棘突尖部为进针点。

3. **操作**　选用 I 型 4 号针刀，按针刀四步操作规程垂直刺入皮下。压痛点进针后，将针刀向两侧各平移约 0.5cm，刀刃斜向项韧带体对侧由浅入深行纵向通透切割 3～5 下，横向通透切割 2～3 下，进针深度不可超过棘突尖部。项韧带坚韧，切透时有明显突破感。C7 棘突进针后，将针刀移到棘突上缘，横向横切 3～4 下，进针深度不超过 1cm，切割时有突破感即可。治疗结束后术部垫枕仰卧 30 分钟。1 次未治愈者，7 天后再做一次。

【疗效】65 例患者，经 1 次治愈 47 例，经 2 次治愈 11 例；显效 6 例；好转 1 例。所有患者随访半年，5 例患者因过度劳累或受凉而复发，经再次针刀治疗收效。

【讨论】项韧带为三角形弹力纤维膜，底部向上，附着于枕外隆凸和枕外嵴；尖向下，附着于寰椎后结节及 C2～C7 棘突的尖部；后缘游离而肥厚。其主要作用是控制颈部过度前屈，参与提供颈椎前屈时的主要稳定力。长期慢性牵拉及局部外伤，导致局部毛细血管渗出、出血，甚至钙化。项韧带作为两侧颈肌的纤维隔，有斜方肌、头夹肌等多块肌肉附着其上。其中，头夹肌起自项韧带两侧大部（约 C3 以下），为其两侧主要附着肌肉，主要功能为使头左右旋转和后伸，活动频繁，对项韧带的影响较大，同时项韧带钙化均发生于 C3～C7 水平深部，这也与头夹肌在项韧带的附着部相吻合，由此认为项韧带的钙化还与其两侧头夹肌的长期慢性牵拉损伤紧密相关。颈部的前屈及后伸活动以下颈段为中心，该部位也是应力集中的地方，从项韧带钙化发生部位来看，也以 C4～C6 多见。临床中发现，对钙化块直接进行切割比较困难，钙化物多坚硬如骨质，而且难以固定，在病灶处采用左右交叉通透切割的方法，不仅可以彻底松解病灶周围的项韧带，同时也松解了其两侧的头夹肌。第 7 颈椎为颈胸交接枢纽，其下 T1 活动度很小，似一活动支点，C7 棘突长而粗大，尖部为项韧带最下缘附着点，颈前屈时所受项韧带牵拉应力集中，在此处行针刀治疗可有效松解项韧带，降低颈前屈时项韧带内张力。

项韧带钙化与颈椎病变密切相关，在排除颈椎椎管内疾患及根性压迫症状后，多数项韧带钙化患者都有相应节段椎体骨质增生、椎间隙变窄和椎体间位置失稳等颈椎病理性改变。在针刀术后，患者应养成良好的生活习惯，避免颈部受凉及长时间低头工作和高枕仰卧，以防复发和颈椎病的发生或加重。

【来源】叶有才. 针刀治疗项韧带钙化 65 例 [J]. 陕西中医，2011（10）：1381-1382.

二、林飞燕经验

【病例】52 例患者，男性 36 例，女性 16 例；年龄最小 20 岁，最大 66 岁，平均 40.3 岁；病程最短 3 个月，最长 23 年，平均 6.8 年。

【操作】

1.体位 患者反坐于靠背椅，头偏向健侧，双手扶撑住椅背。

2.定点 取患侧 C1 ~ C4 横突后结节有压痛处及肩胛骨内上角压痛或硬结处作为治疗点，用1%甲紫做皮肤标记。

3.操作 常规手术皮肤消毒，按针刀四步操作规程。如在肩胛骨内上角进针刀，使针刀体和背平面呈90°角刺入，深度达肋骨面，刀口线与肩胛提肌纵轴平行，先纵向剥离，然后将针身倾斜，使之与肩胛骨平面呈130°，与背平面呈50°，刀刃在肩胛边缘骨面上做纵向切开剥离及边缘铲切 2 ~ 3 下即可；如进针点在 C1 ~ C4 横突后结节处，刀口线与颈椎纵轴平行，深度达横突后结节骨面，先做纵向剥离，再做横铲，针刀始终在横突骨面上活动。出针刀，外敷创可贴并按压片刻。每隔 5 天治疗 1 次，3 次为 1 个疗程，1 个疗程后评估疗效。

【疗效】 治愈率100%。其中经 1 次治愈 35 例，占 67.31%；经 2 次治愈 13 例，占 25%；经 3 次治愈 4 例，占 7.69%。

【讨论】 肩胛提肌损伤大多有外伤史，由于某种特殊的情况，要求肩胛骨迅速上提和向内上旋转，肩胛提肌突然收缩，造成肩胛骨脊柱缘内上角肩胛提肌止点处损伤；或由于头部突然侧屈或后仰，造成 C1 ~ C4 横突肩胛提肌起点处损伤。损伤后局部出血、充血、水肿，继而肌紧张、肌痉挛，引起同侧颈肩背部疼痛。经休息和自我制动后，症状有所缓解。但人体在自我修复的过程中，损伤处逐渐形成粘连、瘢痕、挛缩，限制颈肩部活动。当劳累或受凉后，症状反复，粘连逐渐加重，局部出现条索样物，压痛明显，非一般方法能治愈。

针刀治疗该病具有独特疗效，其治病机理为通过纵向切开剥离、横向铲切等手法，直接松解肩胛提肌起止点与其周围软组织之间的粘连、瘢痕和挛缩，恢复了颈、肩、背部正常活动功能。针刀治疗可疏通原来病区的阻滞，流畅病区的气血，使已被切开、松解、剥离开的残存瘢痕组织很快被吸收；提高局部代谢能力，促进炎症致痛物质的吸收，镇疼止痛。针刀还具有针刺的效应，能激发体内调节系统产生镇痛物质，达到"去痛致松"的目的。因此，针刀治疗肩胛提肌损伤见效快，痛苦少且疗效巩固，值得推广。

【来源】 林飞燕.小针刀治疗肩胛提肌损伤 52 例 [J].针灸临床杂志，2000（10）：35-36.

三、杨国明经验

【病例】 56 例患者，男性 26 例，女性 30 例；年龄 25 ~ 39 岁 14 例，40 ~ 58 岁 42 例；体力劳动者 20 例，脑力劳动者 36 例；病程 3 个月至 15 年；肩胛提肌起点痛 20 例，止点痛 16 例，起止点均痛 20 例；X 线示颈椎骨质增生者 15 例。

【操作】

1. **体位**　患者取俯卧位或坐位低头，身体微前屈，上肢放于腿上。

2. **定点**　寻找压痛点。

3. **操作**　常规消毒局部皮肤，严格遵守针刀四步操作规程，定点、定向、加压分离、刺入，在起点则深达颈椎横突，止点则达肩胛骨内上角或肋骨面，采取纵向切开剥离。术后按压针孔片刻，无菌纱布敷盖24小时，胀麻感无需处理，一般4～6小时自行消失。

【疗效】经1次治疗治愈31例，2次治愈18例，3次治愈3例；显效2例，无效2例。总有效率96.4%。

【讨论】针刀疗法作为一种针、刀结合的闭合性手术疗法，有独特的疗效。肩胛提肌起自上4个颈椎横突后结节，止于肩胛骨脊椎缘内侧角的上部，在日常活动中很容易损伤，引起粘连、瘢痕，造成动态平衡失调，影响微循环，引起肌肉紧张、水肿。临床常触及条索状物，易被误诊为颈椎病、肩周炎。药物、封闭、贴敷等疗法不易根治，而针刀可直达病灶，松解粘连，切除瘢痕，纠正动态平衡失调，改善微循环以治愈。

【来源】杨国明，马秀田. 小针刀治疗肩胛提肌损伤56例 [A]. 针刀医学论文精选 [C]，1999：1.

四、雷福侠经验

【病例】60患者，男性29例，女性31例；年龄16～71岁，平均为48.8岁；病程6个月至8年，平均为4.5年。

【操作】

1. **体位**　患者取低头坐位。

2. **定点**　在肩部找好压痛点，用甲紫标记。

3. **体位**　常规消毒麻醉，如在肩胛边缘进针，使针刀体与背平面呈90°刺入，深度为刀刃达肋骨面，刀口线与肩胛提肌纵轴平行。先纵向剥离，然后将针身倾斜，与肩胛骨平面呈130°，与背面呈50°。刀刃在肩胛骨边缘骨面上做纵向切开剥离，1~2次即可出针。如进针点在上颈椎横突，先用甲紫标示好，常规消毒麻醉，在横突尖部进针，深度直达横突尖部，刀口线与颈椎纵轴平行，先做纵向剥离，再做横向剥离，针刀始终在横突尖部骨面上活动。

【疗效】经1次治疗治愈41例，2次治愈12例，3次治愈5例，2例经3次治疗效果不佳，放弃治疗。

【讨论】肩胛提肌损伤往往被含糊地诊断为颈部损伤或肩痛、肩胛痛，也有被诊断为颈椎病和肩周炎的部分患者，如发展到慢性期则病情绵延难愈。肩胛提肌位于项部两侧、斜方肌的深面，起自上4个颈椎横突，止于肩胛骨内侧角，支配神经来自

C3 ～ C4 神经根，有时也接受 C5 发出的肩胛背神经支配。其作用是上提肩胛骨，在肩固定时，可使颈向同侧屈曲。肩胛提肌止点为受拉应力集中之处，肌纤维长期受到牵拉是形成慢性劳损的主要原因。人体在低头伏案、高枕睡眠或平卧头侧偏等状态下，均可使肩胛提肌受到牵拉而相对紧张，同时 C5 以上颈椎出现骨质增生、关节错缝及椎旁肌紧张或炎变时，也可使 C3 ～ C5 神经受刺激压迫，继发性地引起所支配的肩胛提肌紧张，长期反复的肌紧张使肌肉供血、供氧障碍而变性，进而引起肌肉弹性降低，使得上段颈椎受到持续性牵拉而引起颈椎小关节错位或椎旁肌紧张，出现头枕部疼痛。

传统的治疗方法有理疗、推拿、按摩、外用药物等，疗效欠佳，且疗程长。针刀疗法疗效满意，其操作特点是在治疗部位刺入，到达病变处进行轻微切割、剥离等不同形式的刺激，疏通经络，顺畅气血，达到止痛祛病的目的，目前较多应用于骨伤科、运动系统病变及软组织损伤。随着近几年临床上对针刀疗法研究的深入，发现其能较好地解除肌肉损伤后形成的粘连，恢复运动能力，可以促进损伤部位的肉芽组织成熟，松解损伤组织间的粘连，减轻肌纤维间纤维组织增生，加快损伤肌肉形态结构的恢复。肩胛提肌起止点部位用针刀做剥离铲削，紧张变性的肌肉得以松弛，肩背部疼痛消失，减轻或消除其对上段颈椎的过度牵拉，从而减少或消除头枕部疼痛复发。

【来源】雷福侠 . 小针刀治疗肩胛提肌损伤 60 例 [J]. 陕西中医，2007，02：210-211.

五、马玉林经验

【病例】82 例患者，男性 36 例，女性 46 例；年龄 16 ～ 72 岁，以 30 ～ 50 岁居多；处于急性期 4 例，慢性期 78 例；右侧患病 67 例，左侧患病 15 例；肌肉起点处患病 28 例，止点处患病 54 例；病程最短 1 天，最长 15 年。

【操作】

1.体位　根据患处的位置不同嘱患者取相应的体位。患处在肩胛骨内上角取俯卧位或坐位微前屈，患处在横突取坐位低头。

2.定点　在患处找准压痛点，局部常规消毒。

3.操作　在肩胛骨内上角，针刀体与肩胛骨面呈 90°刺入，深达骨面；刀口线与肩胛提肌纵轴平行，先做纵向剥离，后将针刀体倾斜 50°，刀刃在肩胛骨边缘骨面上做纵向切开剥离 1 ～ 2 次即可出针。在横突尖端处进针，深达骨面，刀口线与颈椎纵轴平行，先纵向剥离，再横向剥离。剥离时刀刃始终在横突尖端骨面上活动。

【疗效】82 例全部治愈，其中经 1 次治疗治愈 58 例，2 次治愈 16 例，3 次以上治愈 8 例。

【讨论】肩胛提肌的作用是上提肩胛骨并使其转向内上方，由于某种特殊情况，要求肩胛骨迅速上提和向内上旋转，肩胛提肌突然收缩而肩胛骨多不能同步配合（因为该骨同时受许多不同方向肌肉的制约）而易导致该肌损伤。肩胛提肌的损伤多为单侧，右侧多于左侧，损伤多在肌腱处。其病理表现为肌腱肿胀、变性、瘢痕。患者自觉局部疼痛，劳累加重，严重时功能受限，患处拒按，此为急性期。经休息和自我制动后疼痛有所缓解，转入慢性期，临床常易误诊为颈椎病、肩周炎及风湿病等，多缠绵难愈。

针刀疗法操作简单，见效快，疗程短。其作用原理主要是剥离粘连，起到疏通经络、流畅气血、松解瘢痕的作用，所以对治疗肩胛提肌的瘢痕、粘连等损伤极为有效。但在手法操作上应注意选准进针点，掌握进针深度和剥离范围。选准进针点后，刺入皮肤要快，摸索进针，以免误伤其他组织，出针后还要注意针孔严格消毒，避免感染。

【来源】马玉林，赵先华，孙洪伟.小针刀治疗肩胛提肌损伤82例 [J].广西中医药，1994（6）：27.

六、熊冠宇经验

【病例】106例患者，男性56例，女性50例；年龄19～60岁；病期1周至2年；患病部位在左56例，在右44例，双侧6例；有急性外伤史12例，有劳损史和颈椎病史者86例，8例无明显诱因。

【操作】

1. **体位** 患者取低头坐位。

2. **定点** 在肩胛骨内上角肩胛提肌止点处或脊柱缘处找到明显压痛点，作为进针点。

3. **操作** 用注射器抽吸2%利多卡因2～3mL，维生素B_{12} 0.5mg（1mL）＋醋酸泼尼松注射液25mg（1mL）。局部常规消毒，于痛点处进针，回抽无血时，注射药物，局麻后进针刀，刀口线与肩胛骨缘平行，紧贴肩胛骨缘切割3～4刀，会听到"嗦嗦"的声音，并有挡刀感和阻力感，施术深度一定在肋骨浅面。出针后针孔用创可贴封贴24小时，然后用拇指按压弹拨该处肌束，并做肩胛活动十数次。

【疗效】经1～3次针刀治疗，治愈72例，治愈率达67.92%；显效31例，达29.25%；好转3例，占2.83%。

【讨论】肩胛提肌位于颈部两侧，斜方肌和胸锁乳突肌的深侧，为一对带状长肌，起自上位4个颈椎横突的后结节，止于肩胛骨内角及脊柱缘的上部。该肌收缩时上提肩胛骨，同时使肩胛骨下角转向内，肩胛骨被固定时使颈向同侧屈曲及后仰。肩胛提肌受肩胛背神经C2～C5支配。

菱形肌位于斜方肌的深侧，为一对菱形扁肌，起自下位2个颈椎及上位4个胸椎棘突，止于肩胛骨脊柱缘的下半（冈以下）部。该肌收缩时牵引肩胛骨向内上方，使肩胛骨向脊柱靠拢，菱形肌受肩胛背神经C4～C6支配。以上两肌在肩胛内上角附着处有交叉重叠，是劳损的好发部位。

颈肩部外伤或慢性劳损，如长期伏案，不良姿势，加上受寒湿侵袭，上述两肌过度疲劳，局部产生痉挛、缺血、代谢产物堆积等慢性无菌性炎症，或多次损伤，在肩胛内上角附着处发生出血、纤维化、机化、粘连、瘢痕等病理变化，当颈肩活动时即出现疼痛症状。菱形肌、肩胛提肌均受肩胛背神经 C2 ~ C5 支配，颈椎病变时，椎间盘退变刺激或压迫 C2 ~ C6 神经根，可造成二肌痉挛，产生无菌性炎症，从而出现颈背部疼痛症状。

菱形肌和肩胛提肌劳损属中医学痹证范畴，其劳损及感受风寒湿邪，造成气血瘀阻，经络不通，发为疼痛。针刀疗法是中医传统针刺疗法与现代手术治疗相结合的一种医疗技术，用针刀刺入痛点（阿是穴）治疗，加上利多卡因、醋酸泼尼松和维生素 B_{12} 的共同作用，可以有效松解硬结、条索粘连，祛除瘢痕，疏通经络气血，缓解肌肉痉挛，促进无菌性炎症消退。针刀治疗菱形肌和肩胛提肌劳损，方法简便，安全可靠，无副作用，值得推广。有些患者合并颈椎病、肩周炎，应采取相应治疗措施。同时要注意，结核、肿瘤、感染、血友病患者，不可贸然采用此法。

【来源】熊冠宇，朱恪材. 小针刀治疗菱形肌和肩胛提肌劳损疼痛 106 例 [J]. 中医外治杂志，2003（5）：45.

七、李宏伟经验

【病例】78 例患者，男性 55 例，女性 23 例；年龄最小 24 岁，最大 62 岁，平均 38.5 岁；病程最短 2 个月，最长 10 年，平均 3.5 年；病情等级：轻度 10 例，中度 15 例，重度 53 例。

【操作】

1. 体位 患者取坐位，肩部肌肉放松，双上肢下垂。

2. 定点 取患侧肩胛骨内上角，C1 ~ C4 横突后结节处压痛点和肩胛提肌走行区压痛点，用甲紫标记。

3. 操作 按针刀四步操作规程，如压痛点在肩胛骨内上角边缘，刀口线与肩胛提肌纤维纵轴平行，垂直皮肤，进针直达肋骨面，先纵向剥离，后将针身倾斜，与肩胛骨平面呈 130°，在肩胛骨边缘骨面上做纵向切开剥离，1 ~ 2 次即可出针。如压痛点在颈椎横突，在颈椎横突部进针刀，刀口线与颈椎纵轴平行，达横突尖部时，先做纵向剥离，再做横向剥离（刀口线始终在横突尖部骨面上活动），有硬结可纵切几刀，出针后，按压 5 分钟以防出血，创可贴外敷。1 周治疗 1 次，2 次为 1 个疗程。术毕，医者一手压住患侧肩部，一手压于患侧枕部，牵拉肩胛提肌 1 ~ 2 次。

【疗效】痊愈 60 例，占 76.92%；显效 10 例，占 12.82%，好转 5 例，占 6.41%，无效 3 例，占 3.85%。

【讨论】长期伏案低头工作或看电视、阅读等姿势不当，肩胛提肌长期处于紧张状态，或因运动不慎，肩胛提肌拉伤，后又处理不当，致肌纤维化，或其附着点出现无菌性炎症，均可导致本病的发生。

本病属于中医学痹证范畴，多因慢性劳损或感受外邪，气血瘀滞经脉，"不通则痛"所致。针刀疗法是将针刺疗法和手术松解法有机地结合为一体的新医疗方法，一方面利用针的作用，活血化瘀，疏通经脉；另一方面可利用刀的切制松解作用，松解粘连，解除卡压，改善循环，消除无菌性炎症。

【来源】李宏伟，温树辉，吕明，等.针刀治疗肩胛提肌损伤的临床研究 [J]. 中医外治杂志，2012（1）：38-39.

菱形肌损伤

一、李英豪经验

【病例】32 例患者，病程均在 1 年以内，均有背部疼痛、沉重等症状，患侧上肢持重和活动受限。其中 8 例严重者影响睡眠，不能翻身，深呼吸、咳嗽等动作均能加重疼痛；13 例患者伴有患侧上臂酸困、沉痛。检查肩胛骨内侧缘均有压痛。

【操作】

1. **体位** 患者正坐在方凳上，背朝向医者，两上肢自然放于胸前。

2. **定点** 寻找敏感的压痛点，标记，消毒。

3. **操作** 先用 1% 利多卡因 3mL 加地塞米松 4mg，或加醋酸强的松龙 25mg，于标记点经肩胛骨内侧缘垂直进针，针头到达菱形肌止点的病变部位时有酸、胀或酥麻感，抽吸无回血后注入药液，然后取消毒好的针刀于原针孔处刺入，刀口线与菱形肌纤维方向平行并紧贴肩胛骨内侧缘行进，于菱形肌止点处顺肌纤维方向纵向疏通剥离 3～5 刀。出针后用棉签按压针孔 5 分钟，并观察患者 30 分钟。间隔 1 周不愈者再做 1 次，一般不超过 3 次即愈。

【疗效】经治疗 1 次痊愈者 18 例，2 次痊愈者 9 例，3 次痊愈者 5 例。

【讨论】大小菱形肌菲薄而宽阔，起自下位 2 个颈椎棘突和上位 4 个胸椎的棘突，止于肩胛骨的内侧缘，其功能是内收及内旋肩胛骨，并上提肩胛骨。损伤部位多在其止点，且易与肋骨粘连，影响菱形肌的伸缩运动而发病。针刀可分离粘连，松解肌肉，使局部血液循环重新恢复，降低局部致痛物质（如缓激肽、5- 羟色胺）的浓度，使疼痛症状迅速缓解。地塞米松或醋酸强的松龙有消炎作用，术后即感背部轻松，上肢活动自如。针刀治疗时深度不能超过肩胛骨，刀尖始终不离开肩胛骨内侧缘，以防刺入肋间，损伤肋间神经和血管或穿透胸膜。

【来源】李英豪.小针刀疗法治疗菱形肌损伤 [J]. 中医正骨，1997（3）：61.

二、吴卫华经验

【病例】41 例患者，男性 23 例，女性 18 例；年龄 20 ~ 63 岁，平均（40.41 ± 12.37）岁，病程 3 天至 6 年，平均（15.59 ± 18.96）个月；其中左侧患病 13 例，右侧患病 27 例，双侧患病 1 例。

【操作】

1. **体位**　患者伏坐靠背椅，患侧手搭住对侧肩膀，充分暴露病位。

2. **定点**　触摸确定肌肉的起止点，以肌肉的起止点和有硬结处为治疗点，用甲紫标记。

3. **操作**　使用 I 型 4 号针刀，刀口线与菱形肌的肌纤维走向一致，快速透皮后缓慢进针，针尖到达肋骨骨面，稍微提起，纵向切割、摆动，起止点处做边缘铲切，在硬结处可做十字切割，切割时可听见"沙沙"的响声，患者可有酸胀感和舒适的抓筋感。操作完毕即出针，按压针孔片刻，贴创可贴。伴有颈、胸椎关节微小移位者，辅以手法整复。每次治疗 2 ~ 5 个点，每周 1 次，共治疗 3 次。

【疗效】治愈 28 例，占 68.3%；好转 10 例，占 24.4%；无效 3 例，占 7.3%。有效率达 92.7%。

【讨论】菱形肌属于背部浅层肌，位于肩胛骨与脊柱之间、斜方肌深面，起于 C6 ~ T4 棘突边缘，止于肩胛骨内侧缘，呈内上向外下的菱形，由肩胛背神经 C4 ~ C5 支配。菱形肌收缩时，引动肩胛骨向脊柱靠拢。在肩胛外旋时，肌肉被拉长，容易损伤。菱形肌损伤多由于长期从事肩胛外旋位姿势的工作，或因受凉，或因急性损伤未得到积极有效的治疗导致。损伤一般发生在肌肉起止点，肌腹处损伤常形成硬结。

针刀起源于古代"九针"，又吸收了许多西医学的元素，是毫针与手术刀的完美结合。针刀医学认为，由于肌肉组织急慢性损伤导致的动态平衡失调和慢性无菌性炎症是机体出现一系列症状的病理基础。针对这种病理改变，通过针刀切割、摆动等操作，一方面使新鲜血液进入病灶内部，并向周围组织渗透，在病灶内部形成新的毛细血管网络，灌注营养物质，带走病理代谢产物，消除无菌性炎症；另一方面直接分离粘连组织，使组织的回缩力相应下降，内部压力减轻，纠正动态平衡失调，从根本上解决病理改变，促进组织恢复。由于即时减压，多数患者在针刀治疗后马上感觉轻松许多，而组织修复则在治疗后较长一段时间内继续进行。

在针刀治疗中应注意以下几点：①严格无菌操作，防止感染。②必须严格掌握深度，并时时询问患者感觉，若有胸闷、气短，说明针刀已接近胸膜，应调整深度。③由于针刀刺激较强，应密切注意防止晕针的发生。一旦发生晕针，应及时给予适当处理。

【来源】吴卫华，袁丽芳.小针刀治疗菱形肌损伤41例[J].中国针灸，2007（6）：471-472.

三、宋天保经验

【病例】120例患者，男性84例，女性36例；以青壮年为多；病程1年以内44例，1～3年46例，3年以上30例。

【操作】

1. 体位　患者正坐在无靠背椅上，患侧上肢自然放胸前，略向健侧。

2. 定点　在背部菱形肌体表投影处寻找痛点。

3. 操作　常规消毒术野皮肤，于痛点处进针刀，当刀刃接触到骨面时，再行铲剥或横向剥离术。肿胀严重者，术毕用2%利多卡因加地塞米松注射液局部注射，无菌包扎。一般1次可愈，不愈者5天后再施术1次，3次无效则停用此法。

【疗效】痊愈96例，占80%；显效22例，占18.33%；无效2例，占1.67%。总有效率为98.33%。

【讨论】菱形肌起于椎骨棘突，止于肩胛骨，为背部内屈肌，与肋骨相邻。由于过度牵拉或慢性劳损，致使菱形肌出血，日久瘢痕粘连，影响其伸缩运动而出现一系列症状，药物、理疗等只能缓解症状，不能改变力平衡失调状态，故不能治愈此病。针刀直接作用于病灶，切开瘢痕，松解粘连，改变了力平衡失调状况，改善局部血液循环，保证了患处的营养供给，可起到立竿见影之效，且方法简单、价廉，便于推广应用。需要注意的是，针刀要达到肋骨骨面，不可刺入肋间，以免刺伤肋神经；患有严重内脏病、血液病、感染、肿瘤者不宜使用此疗法。

【来源】宋天保，韩晓丽，尹士优.小针刀治疗菱形肌损伤120例[J].中医外治杂志，2000（5）：41.

四、仇留喜经验

【病例】62例患者，男性30例，女性32例；年龄30～69岁；病程最短6个月，最长15年。

【操作】

1. 体位　患者取俯卧位，胸下垫枕，双前臂交叉置于胸前。

2. 定点　找准痛点，常规消毒，铺洞巾。

3. 操作　局部每点用2%利多卡因1mL麻醉，刀口线与菱形肌走行平行刺入直达骨面，做横向剥离。肿胀严重者，每点另加地塞米松2mg局部封闭。5天后不愈，再做1次，一般不超过3次。

【疗效】痊愈 58 例，占 93.6%；显效 4 例，占 6.4%。随防 36 例，时间长者 5 年，短者 1 年，未见复发。

【讨论】该病多见于青壮年，多数由于上肢猛力掷物、摔跤或上肢向后下方猛然用力引起急性损伤，失于治疗或治疗不当，日久所致。菱形肌与肋骨相邻，急性损伤出血，日久瘢痕粘连，若伤处恰在肋骨上，则与肋骨粘连影响菱形肌伸缩运动而发病。当上肢勉强用力时，牵拉患处，引起新的损伤，出现急性症状，严重者夜不能寐，翻身困难，患肢不敢自由活动。本病多诊断为背痛，采用按摩、推拿、拔火罐、针灸、理疗等方法，轻者可治愈，粘连严重者多可暂时缓解但难治愈。针刀疗法可疏通剥离粘连，重新恢复菱形肌的动态平衡，从而达到治疗目的。

【来源】仇留喜，胡云衢，王能才.针刀治疗菱形肌慢性损伤 62 例 [J]. 新疆中医药，2001（2）：34.

第三章

上肢部疾病

肱二头肌长头腱鞘炎

一、刘春荣经验

【病例】66例患者，男性48例，女性18例；年龄最小42岁，最大68岁，平均55岁；右侧病变40例，左侧26例；病程最短半年，最长3年；工人45例，干部21例；有外伤史28例，无原因20例，记录不详18例。

临床症状和体征：主动收缩和被动牵拉二头肌时可产生疼痛，向肩部或前臂放射。结节间沟处有明显压痛。手掌向上疼痛综合征：将肘关节屈至90°，前臂旋前，患者抗阻力前臂旋后，使肱二头肌强力收缩，肩关节前方发生疼痛，为阳性。在肱二头肌上做揉法时可有疼痛发生。反弓试验：用手摸自己背部，肱二头肌受到牵拉和扭转，若发生肩关节前方痛，为阳性。后伸试验：肘关节屈至90°，手掌向上，肩关节猛力后伸，肱二头肌受到牵拉，肩关节前方发生疼痛，为阳性。

【操作】

1. **体位**　患者取仰卧位。

2. **定点**　结节间沟。肥胖患者触摸困难，可借前臂伸屈动作摸到该骨－韧带管内有肌腱上下滑动的感觉；或前臂伸直，内外旋转，触摸大小结节有内外移动的感觉而确定结节间沟的位置。

3. **操作**　常规消毒后局麻，进针要缓慢，因增厚的腱鞘坚硬，局麻要达肌腱。医者左手拇指压住长腱头，在其侧方平行进针刀，沿肌腱纵向切割狭窄的腱鞘，切1~2刀。术毕用无菌纱布覆盖。压痛点立即消失，患臂上举大有改善。每周1次，1~3次即愈。

【疗效】1次痊愈者40例，占61%；2次16例，占24%；3次8例，占12%；无效2例，占3%。总有效率97%。

【讨论】肱二头肌长头腱鞘炎多与长期劳损、受凉、外伤等因素有关。因与肩周炎的起病、症状有相似之处，易于误诊。近年来通过临床实践，对该病的病因、临床表现、鉴别要点进行探讨，积累了一些经验。本病一旦确诊，采用针刀疗法只要手法得当，治疗效果是比较满意的。

表 3-1 肩周炎与肱二头肌长头腱鞘炎的区别

肩周炎	肱二头肌长头腱鞘炎
反射性交感神经营养不良，退变	急慢性损伤
静止仍痛	肩关节静止不痛
进行性加重	时轻时重
必然冻结	不冻结
终能自愈	多不能自愈
疼痛夜间加重	疼痛夜间不加重
不能上举或不能完全上举	可被动上举
压痛可有或无	结节间沟压痛
腱鞘内利多卡因封闭，疼痛不缓解	腱鞘内利多卡因封闭，暂缓解
活动度小	活动度大

【来源】刘春荣，满秀云.小针刀治疗肱二头肌长头腱鞘炎 66 例报告 [A].针刀医学论文精选 [C]，1999：2.

二、寇丙祯经验

【病例】108 例患者，男性 85 例，女性 23 例；年龄 42～68 岁；病程 3 个月至 4 年。

【操作】

1. 体位 患者取仰卧位。

2. 定点 结节间沟。

3. 操作 选准部位，常规消毒后局麻，于结节间沟下方和长头肌腱的侧方并与其平行进针刀，先纵向切割结节间沟韧带 2～3 下，不可完全切断，否则易造成长头肌腱滑脱，然后针刀由下向上进入结节间，在沟内撬动几次即可。术毕用创可贴覆盖压迫止血几分钟。如果患肢活动时疼痛消失且功能明显改善，则为成功。每周 1 次，1～3 次即愈。

【疗效】治疗 1 次痊愈 65 例，2 次 35 例，3 次 8 例。

【讨论】肱二头肌长头腱鞘炎与长期劳损、受凉和结节间沟内骨质增生等因素直接相关。针刀治疗能改善局部血运，松解结节间沟韧带对肌腱的卡压，从而使长头肌腱能够顺利通过而达到治疗目的。

【来源】寇丙祯，刘桂然．小针刀治疗肱二头肌长头腱鞘炎 108 例 [J]．现代中西医结合杂志，1999（2）：289．

三、李科科经验

【病例】56 例患者，男 33 例，女 23 例；年龄 20 ~ 43 岁，平均 37 岁；病程最短 2 周，最长超过 5 年；左肩患病 13 例，右肩 39 例，双肩 4 例。

【操作】

1. 体位　患者取端坐位，暴露患肩，肩关节外展，肘关节屈曲，前臂旋前叉腰。

2. 定点　按压找寻结节间沟痛点 1 ~ 2 个，用甲紫标记。

3. 操作　局部常规消毒。用注射器抽取 5mL 混合液（灭菌注射用水 2mL ＋曲安奈德 10mg ＋ 2% 利多卡因 2mL），经标记点刺入病变腱鞘内，每点注入 2mL 药物。医者右手持 I 型 4 号针刀在穿刺点进针，刀口线与肌腱走向平行，有韧性阻力感时即到达腱鞘管内，纵向疏通 2 次，横向剥离 1 次，手下有松动感后出针刀，以无菌纱布压迫针孔，外敷创可贴。嘱治疗后 3 天内忌提重物。每周治疗 1 次，共 2 次。

【疗效】治愈 44 例，好转 10 例，无效 2 例，总有效率为 96.4%。无一例出现肌腱损伤疼痛、局部感染。治疗后半年进行随访，其中 6 例患者在接受治疗后，因受凉、抬重物而出现肩部疼痛症状，远期复发率为 10.7%。

【讨论】肱二头肌长头腱鞘炎是由于肩关节频繁活动造成损伤后，肱二头肌长头腱与腱鞘发生无菌炎症反应，局部出现渗出、水肿，刺激神经末梢，引起肱二头肌长头腱鞘疼痛，久之腱鞘机化，鞘壁肥厚，管腔狭窄，肌腱组织增生，肌腱与鞘产生粘连和挛缩，肌腱在腱鞘内活动受限而引起功能障碍，局部血液循环不佳，反复刺激后又进一步促使无菌性炎症反应。

针灸、手法等疗法能够改善肌腱与腱鞘周围血液循环，有利于致痛物质的清除、炎性渗出物的吸收，从而减轻肩部疼痛，但这些方法无法彻底解除肌腱与腱鞘形成的病理粘连，故病情易反复，疗效不佳。采用针刀配合痛点注射治疗、糖皮质类激素消炎和利多卡因麻醉，有止痛作用，针刀可松解肱二头肌长头腱与腱鞘的粘连，配合注射药物的液体压力，分离粘连的肌腱与腱鞘，从而解决因粘连、无菌性炎症导致的疼痛及活动受限，防止病情反复发作。结果显示，针刀配合痛点注射治疗肱二头肌长头腱鞘炎的近远期疗效明确；选择叉腰体位，使肌腱处于紧张状态，易于固定，暴露患处，便于治疗操作，提高针达靶点的准确性；且针刀刀口线与肌腱走行方向平行，不会损伤肌腱。因此，本疗法具有治疗体位独特、定位准确、近远期疗效佳、简便、安全等特点，便于临床应用。

【来源】李科科，陈立．针刀配合痛点注射治疗肱二头肌长头腱鞘炎 56 例 [J]．西南国防医药，2013（9）：996-997.

四、孙洪望经验

【病例】60 例患者，男性 38 例，女性 22 例；年龄 30 ~ 63 岁，平均（45±4）岁；病程 2 个月至 1.5 年，随访 1 周至 1 年。患者均为经腱鞘注射消炎镇痛液 2 次效果不佳者。

【操作】

1. 体位　患者取仰卧位。

2. 定点　结节间沟。

3. 操作　经腱鞘注射消炎镇痛液，7 天后重复一次，两次不能治愈则改为针刀疗法。

患者取坐位，肩关节外展，肘关节屈曲旋后，按压结节间沟痛点，定点注射 1% 利多卡因局麻。医者持 4 号针刀在阻滞点进入，刀口线与肌腱走向平行，提插纵向切割腱鞘，当穿过腱鞘时有落空感，肩关节旋内、旋外活动，感觉肌腱阻挡感消失或明显减弱，再横向挑拨推动肌腱，手下有松动感后出针，压迫止血。前臂胸前悬吊制动 24 小时。

【疗效】术后 1 周，疗效优 56 例（93.3%），良 3 例（5%），无效 1 例（1.7%）。1 年后随访优良率与 1 周时随访优良率无显著的差异。

【讨论】肱二头肌长头起自肩胛骨盂上结节，其腱贯穿肩关节囊内，结节间沟由韧带封闭成为骨纤维鞘，鞘管内衬滑膜，脏层紧贴腱索表面。由于肱二头肌长头腱及其腱鞘穿过狭窄的骨纤维鞘，经常在运动时发生摩擦，当肱骨头外旋时长头腱横过肱骨头顶点，从事剧烈活动和重复性工作时容易受伤发炎，重者发生弹响、交锁。病理改变主要是腱周围组织出现炎性细胞，日久引起肌腱胶原纤维退变，并发腱鞘脏层炎性增厚狭窄。腱鞘内注射消炎镇痛液可阻断疼痛恶性循环，促使炎症吸收，恢复局部的物理与化学平衡。经两次注射效果不佳者，多因腱鞘增生狭窄严重，肌腱纤维断裂出血，在不断损伤修复过程中肌腱纤维之间发生粘连，腱鞘内注射消炎镇痛液使炎症消退仍不能解决腱鞘狭窄的问题。针刀将部分腱鞘切开减张，使腱鞘和肌腱均不受卡压，改善血液循环，降低致痛物质的含量，症状消失。未治愈者可能是由于狭窄的部分长，切开不彻底，肌腱骨化。

【来源】孙洪望，孙伟 . 针刀治疗肱二头肌长头腱鞘炎 60 例临床观察 [J]. 颈腰痛杂志，2009（1）：88.

肱二头肌短头肌腱炎

一、乐北治经验

【病例】72 例患者，男性 32 例，女性 40 例；年龄最大 73 岁，最小 22 岁，平均 43 岁；有明显外伤史 29 例，受风寒湿邪引起 12 例，劳损 31 例；病程最长 9 年，最短 40 天；上举功能不同程度受限 32 例，无明显功能障碍 40 例。

【操作】

1. 体位 患者取仰卧位，患肩外旋并稍外展。

2. 定点 在患肩喙突外下方约 1.5cm 处，摸到肱二头肌短头腱并有明显压痛，做好标记。

3. 操作 用碘酒、酒精皮肤常规消毒，铺巾，戴无菌手套。用 1% 普鲁卡因（过敏者改用 1% 利多卡因）3 ~ 5mL 局部浸润麻醉，深度须达肱骨骨膜。

在标记处先用三棱刀刺开皮肤，然后用平口刀经皮孔插入，刀口线与肱骨长轴平行，在按压于局部的左手拇指帮助下，做与肱骨长轴平行的摆动深入，松解肱二头肌短头腱与附近组织的粘连，直达肱骨，然后做横向撬拨手法，松解该肌腱与肱骨间的粘连。拔去平口刀，医者左手拇指按压局部，并做肱二头肌短头腱的内外弹拨手法，同时右手握患者腕部做肩内外旋转活动，进一步松解粘连。术后确炎舒松 A 10 ~ 20mg 局部注射，外用创可贴胶布十字交叉粘贴，局部按压 1 ~ 2 分钟，直至无渗血。1 周内患肩避免用力活动。

【疗效】近期疗效：痊愈 48 例，占 66.7%；显效 13 例，占 18.0%；有效 9 例，占 12.5%；无效 2 例，占 2.8%；总有效率为 97.2%。远期疗效：随访 58 例，痊愈 34 例，占 5.86%；显效 9 例，占 15.5%；有效 8 例，占 13.8%；复发 7 例，占 12.1%；总有效率为 87.9%。

【讨论】肱二头肌短头腱斜跨肱骨小结节嵴，附着于肩胛骨的喙突上。由于肩关节活动幅度大而频繁，尤其是在抗阻力肩后伸（如长时间提重物）时，肱二头肌短头腱在肱骨小结节嵴骨面上反复摩擦，容易导致损伤。如不能及时合理治疗，反复发作，可致局部增生、肥厚、粘连，形成慢性无菌性炎症病灶而长期不愈。针刀疗法能松解粘连，分离瘢痕，破坏无菌性炎症病灶周围的"保护膜"，去除炎症"恶性反应点"，促进血液循环，使慢性无菌性炎症转变为新鲜病损，恢复患处软组织的动态平衡，使其在适宜的条件下逐渐痊愈。

由于该病病灶位于三角肌与胸大肌交界处之深层，有头静脉行经其间，因此三棱刀刺入时要透皮即止，不可过深，以免损伤头静脉。平口刀分离粘连时要顺着肌腱走向。进入病灶深部时操作重点是松解肱二头肌短头肌腱与肱骨小结节嵴之间的粘连，同时应铲除小结节嵴骨面上增生肥厚的瘢痕组织。顽固性病例常有锐状骨质增生，亦应做适当铲刮。如症状较重，在喙突稍下方至肱骨小结节嵴间肌腱广泛粘连者，除重点做上述手法外，还需在喙突至肱骨小结节嵴间行松解手法。此手法需顺肌腱行走方向用平口刀纵向切割、摆动，而不在喙突处横向剥离。针刀治疗后，注入确炎舒松 A 可预防局部再粘连，亦可减少术后局部的炎症反应。术后 1 周内患肩避免用力活动，有利于病灶愈合。

【来源】乐北治，章建华 . 小针刀治疗肱二头肌短头肌腱炎 72 例疗效观察 [J]. 中医正骨，2000（2）：22.

二、吴振义经验

【病例】36 例患者，男性 28 例，女性 8 例；年龄最大 67 岁，最小 21 岁；有明显外伤 19 例，受风寒湿邪引起 12 例，劳损 5 例；病程最长 7 年，最短 20 天；全部病例均为单侧发病。

【操作】

1. **体位**　患者取仰卧位，患肩外旋并稍外展。

2. **定点**　在患肩喙突外下方约 1.5cm 处，摸到肱二头肌短头肌腱并有明显压痛，做好标记。

3. **操作**　碘酒常规消毒术野，铺巾，戴无菌手套。用 1% 利多卡因 3 ~ 5mL 做局部浸润麻醉，深度达肱骨骨膜。在标记处进针刀，刀口线与肱骨长轴平行，在按压于局部的左手拇指帮助下，做与肱骨长轴平行的摆动深入，松解肱二头肌短头腱与附近组织的粘连，直达肱骨，然后做横向撬拨手法，松解该肌腱与肱骨间粘连。拔去针刀，医者左手拇指按压局部，并做肱二头肌短头腱的内外弹拨，同时右手握患者腕部做肩内外旋转活动，进一步松解粘连。术后外用创可贴粘贴于针孔处，用手按压 2 ~ 3 分钟，直至无渗血。1 周内患者避免患肩用力活动。

【疗效】近期疗效：痊愈 28 例，显效 5 例，好转 3 例。远期疗效：随访 20 例，痊愈 14 例，显效 4 例，好转 2 例。

【讨论】操作注意事项：由于该病灶位于三角肌与胸大肌交界处之深层，有头静脉行经其间，应注意保护。针刀分离粘连时要顺着肌腱走向，纵向切割摆动，而不在喙突处行横向剥离。术后 1 周内患肩避免用力活动，有利于病灶愈合。

【来源】吴振义 . 小针刀治疗肱二头肌短头肌腱炎 [J]. 针灸临床杂志，2005（6）：34.

肱骨外上髁炎

一、任黎栋经验

【病例】80 例患者，男 47 例，女性 33 例；年龄最大 65 岁，最小 32 岁，平均年龄 46 岁；病程最短 2 个月，最长 3 年；右侧患病 45 例，左侧 24 例，双侧 11 例。

【操作】

1. 体位　患者取坐位或仰卧位，患肘半屈曲位放于台上。

2. 定点　于患肘肱骨外上髁部找到压痛点并做标记。

3. 操作　局部常规消毒，铺无菌巾。用曲安奈德 20mg 注射液 2mL ＋ 2% 利多卡因注射液 4mL ＋ 0.90% 氯化钠注射液 4mL 配成溶液 10mL，置于 10mL 注射器，由标记点垂直进针直达骨膜，针刺至有骨质感后回抽，注药约 2mL 后将针头稍后退 3 ~ 4cm，针尖到达伸肌腱浅深部，缓慢注药 4mL 再稍退针，向四周肌肉做扇形浸润注射；出针后用针刀由出针点刺入，针刀体与皮肤呈 90°，刀口线与伸肌纤维平行，当针刀接触骨面或病灶区域时，患者有明显酸胀感，此时，先纵向切割数刀，再横向剥离 3 ~ 5 刀，针刀体与骨面呈 45°，用横向铲拨法，刀口紧贴骨面剥离骨突周围粘连软组织，最后疏通伸腕肌、伸指肌总腱及旋后肌腱，有松动感后即可出针，局部压迫 3 ~ 5 分钟，无菌敷料包扎 1 ~ 3 天。每周 1 次，3 周为 1 个疗程，共治疗 3 个疗程。

【疗效】治愈 49 例，好转 25 例，无效 6 例，总有效率 92.6%。

【讨论】肱骨外上髁为桡侧腕屈肌和伸肌总腱的起点，由于肘腕关节长期反复的不正确活动，或外伤及风寒等因素，导致附着点处肌腱轻度撕裂和局部轻微出血、充血、渗出、水肿、机化，在自我修复过程中，产生瘢痕，粘连挤压该处的血管神经束，使分布于肱骨外上髁的神经感受器产生刺激性反应，以局部血液循环与供氧障碍为主要病理变化，从而引起疼痛，久而产生无菌性炎症，导致肘关节外侧疼痛、肱骨外上髁及肱桡关节间隙处压痛、Mill 征阳性及肘关节功能障碍。

传统治疗多采用单纯局部疼痛点封闭，阻断了交感神经兴奋所致局部血供障碍的恶性循环，组织营养状况得以改善，加速致害物质的排除，增强组织抗炎能力，暂时缓解患处的无菌性炎症，但无法从根本上解除血管、神经束的卡压及粘连。单纯用针刀剥离，只能解决肌腱粘连问题，解决不了局部软组织无菌性炎症的刺激。另外，有些患者难以耐受针刀操作时产生的痛苦，而未能达到彻底松解的目的，从而影响疗效。本研究采用封闭配合针刀疗法，优势互补，既可消除患处的无菌性炎症，又能解除软组织的瘢痕粘连及血管、神经束的卡压，使机体恢复原有状态，重新达到动态和静态平衡。同时，由于粘连松解，使局部血液循环改善，局部致病物质浓度降低，新陈代谢能力提高，促进病变组织彻底松解，从而取得很好的近、远期效果。

【来源】任黎栋，杨冬青，李琴．局部药物注射结合小针刀治疗肱骨外上髁炎 80 例 [J]．中国中医急症，2011（4）：646.

二、侯宪锋经验

【病例】63 例患者，年龄 26 ~ 73 岁，平均 52.5 岁。

【操作】

1. 体位 患者取端坐位，将患侧肘关节屈曲 90° 平放于治疗台上。

2. 定点 肱骨外上髁部。

3. 操作 在肱骨外上髁部常规消毒后局麻，应用Ⅰ型针刀垂直进针，先纵向疏通剥离，再横向铲剥，针刀紧贴骨面，剥开骨突周围粘连的软组织，再疏通伸腕肌、伸指总肌、旋后肌肌腱，然后针刀紧贴骨表面，用锤击针柄，穿透骨皮质，深及松质骨。用同样方法在肱骨外上髁部打 3 ~ 4 个小孔，然后出针，压迫针孔，以不出血为止，用无菌敷料或创可贴覆盖。

【疗效】 优：55 例，占 87.3%；良：6 例，占 9.52%；一般：2 例，占 3.18%；差：无。优良率 96.82%。

【讨论】 本研究应用针刀纵向疏通法及横向铲剥法，可松解粘连，缓解血管神经束的卡压，恢复骨松质的血供，打出的 3 ~ 4 个小孔可建立微循环，促进血管增殖，改善局部血液循环。其治疗优良率达 96.82%，与手术治疗优良率无显著差异。本方法操作简单，创伤小，痛苦轻，无瘢痕，愈合时间短，无需住院，费用低廉，是治疗顽固性肱骨外上髁炎的良好方法。

【来源】 侯宪锋. 小针刀打孔法治疗顽固性肱骨外上髁炎的临床观察 [J]. 基层医学论坛，2006（16）：697-698.

三、宁战宏经验

【病例】 45 例患者，男性 18 例，女性 27 例；年龄 19 ~ 48 岁，平均 34 岁；左侧患病 12 例，右侧 33 例；经过其他治疗者 24 例，未经治疗者 21 例；患病 1 周以内者 26 例，1 周以上者 19 例；最长患病 3 个月，反复发作者 13 例。

【操作】

1. 体位 患者取坐位，将肘关节屈曲 90° 平放于治疗台上。

2. 定点 于肱骨外上髁寻找疼痛最敏感部位（即阿是穴），用甲紫标记。

3. 操作 常规消毒，2% 利多卡因麻醉，针刀刀口线与伸腕肌纤维走向平行刺入肱骨外上髁皮下；针刀体与桌面垂直，先纵向疏通剥离，再切开剥离，直到感觉锐边已刮平；再使针身与桌面呈 45°，用横向铲剥法，使刀口紧贴骨面剥开骨突周围粘连组织，再疏通一下伸腕肌、伸指总肌旋后肌肌腱；出针，压迫针孔片刻，待不出血为止，创可贴贴敷。有明显肿胀者，可用 25mg 强的松龙和 2% 利多卡因 2mL 在肱骨外上髁周围封闭一次，疗效更佳。治疗后嘱患者减少肘关节活动，降低肘关节活动力度。1 周后未治愈，再做一次治疗，一般 1 次可治愈，最多不超过 3 次。

【疗效】 经 1 次治疗治愈 28 例；2 次治愈 12 例；3 次治愈 5 例。随访 42 例，1 年无复发。

【讨论】本研究中患者此前经多法治疗效果欠佳，主要原因是理疗、针灸、封闭等疗法，只注重损伤后局部无菌性炎症的反应，而忽略了由积累性劳损引起自我修复过程中，产生了瘢痕、粘连，挤压该处的神经血管束，引起疼痛。组织内粘连、瘢痕形成使肌纤维在运动过程中受到牵拉，肌组织运动失去动态平衡。因此，患者会在用力抓握、提举物体和前臂旋转时感到肘外侧部疼痛。针刀治疗是用切、剥离的方法将粘连、瘢痕松解、切开，使其组织不再受到牵拉，恢复动态平衡，达到治疗效果。

实践证明，针刀治疗肱骨外上髁炎是一种行之有效、简单实用、治愈率高的封闭式微创疗法，疗效快，创伤小，经济实用，值得推行。

【来源】宁战宏，王晓，汪磊.小针刀治疗肱骨外上髁炎临床疗效观察 [J]. 中国民族民间医药，2010（14）：183.

四、李俐经验

【病例】34 例患者，男性 16 例，女性 18 例；年龄 38 ~ 56 岁；病程 2 个月至 4 年；手术次数 1 次者 4 例，2 次者 16 例，3 次者 14 例。

【操作】

1. 体位 患者取坐位，患侧上肢屈曲 80°，旋前位，自然平放于手术台上。

2. 定点 在肱骨外上髁周围根据穿出伸肌总腱微神经血管束的表面解剖定位方法和激痛点位置，用甲紫以外上髁为中心，顺伸肌总腱中心线画 1.5cm 长的线段，而后分别在此线段远侧 0.8cm 和 1.5cm 处各画一短弧线，以标定进刀点位置和进刀后的操作路径。

3. 操作 于进针刀部位皮下注射 0.5 ~ 1mL 2% 利多卡因，进行局部皮下麻醉。用 4 号针刀于外上髁中点稍下方垂直刺入，直达骨膜，在患者获得明显的针刺得气感后，首先使刀口线顺伸肌总腱中心线，以及在此线内外间隔 3mm 距离的平行线上纵向拉切各 2 ~ 3 刀；而后将刀柄旋转 90°，刀口线与伸肌总腱垂直，沿伸肌总腱走向和激痛点标定处纵向铲削 2 ~ 3 刀；继而在上述标定的短弧线处，即在外上髁下以半径 0.8cm、1.5cm，外上髁上以半径 0.5cm 分别做短弧线形环切数次，可有效松切消除激痛点及其周围被绞窄的炎性微神经血管束。术毕拔出针刀，用消毒棉球或纱布以针孔为中心，推挤净患部瘀血，以无菌纱布敷贴 24 小时。手术间隔时间 1~2 周。

【疗效】术后经 2 个月至 0.5 年随访。临床痊愈 25 例，占 73.5%；显效 8 例，占 23.5%；好转 1 例，占 2.9%。

【讨论】针刀手术入路有以下几个特点：一是依据解剖观测，针对穿经伸肌总腱的微神经血管束出现率高的部位进行入针点及运刀操作路径的体表标定，术中发现患者的激痛点常与微神经血管束的解剖位置重合或相近。微神经血管束绞窄致病理论是目前较为公认的肱骨外上髁炎的致病学说，故本术式具有较强的针对性。二是进针刀刺达骨膜，患者获明显针刺得气感后，按体表标定的线路运用针刀在肱骨外上髁周围的伸肌总腱内依次以纵切、纵削和弧形环切三道刀法来操作。患者能在基础针感上，既能有效地松切、清除绞窄的炎性微神经血管束，又可避免针刀伤及邻近的桡神经主干及其分支。三是强调患者须按医嘱接受 2 ~ 3 次足程针刀松解术，其意义在于手术对象属于曾经针灸或他种治疗后疗效不理想或反复发作的难治性病例，而针刀松解术又属非直视下闭合性手术，虽然能依解剖观测所见操作，但微神经血管束亦存在个体差异，因此部分患者可能一次手术不能彻底解决问题，而足程的手术治疗能有效弥补这一不足。

【来源】李俐，吴炳煌，陈跃，等.小针刀治疗顽固性肱骨外上髁炎34例[J].福建中医学院学报，2001（3）：35-36.

五、张强经验

【病例】20例患者，男性8例，女性12例；年龄最大51岁，最小29岁，平均41岁；病程20天至3年；接受过针灸及理疗治疗的8例，接受过封闭治疗的3例，接受过手术治疗的1例，初次就诊8例。

【操作】

1.体位 患者取坐位，将肘关节屈曲90°平放于治疗台上。

2.定点 第1点：肱骨外上髁顶点；第2点：肱骨外上髁远端2cm，做伸腕、伸指动作，找到桡侧腕长、腕短伸肌间隙；第3点：于第2点尺侧1 ~ 2cm处做伸指、伸腕动作，找到桡侧腕短伸肌与指总伸肌间隙。

3.操作 第1支针刀松解伸指、伸腕肌总起点的粘连和瘢痕，于第1点处进针刀，刀口线与前臂纵轴方向一致，针刀体与皮肤垂直，严格按针刀四步操作规程，经皮肤、皮下组织，至肱骨外上髁顶点骨面，先纵疏横拨2 ~ 3刀，然后紧贴肱骨外上髁前面的骨面铲拨2 ~ 3刀，范围0.5cm。

第2支针刀松解桡侧腕长、腕短伸肌之间的粘连和瘢痕，于第2点处进针刀，刀口线与前臂纵轴方向一致，针刀体与皮肤垂直，严格按针刀四步操作规程，经皮肤、皮下组织，达桡侧腕长、腕短伸肌间隙，纵疏横拨2 ~ 3刀，范围0.5cm。

第3支针刀松解桡侧腕短伸肌与指总伸肌之间的粘连和瘢痕，于第3点处进针刀，刀口线与前臂纵轴方向一致，针刀体与皮肤垂直，严格按针刀四步操作规程，经皮肤、皮下组织，达桡侧腕短伸肌与指总伸肌间隙，纵疏横拨2 ~ 3刀，范围0.5cm。术毕，拔针刀，局部压迫止血，创可贴覆盖针孔。

【疗效】痊愈 16 例，显效 3 例，好转 1 例，无效 0 例；总有效率 100%。

【讨论】肱骨外上髁炎是指肱骨外上髁部伸肌总腱因长期劳损或撕裂所产生的无菌性炎症，俗称网球肘。伸肌总腱在肱骨外上髁由桡侧到尺侧的排列顺序为：桡侧腕长伸肌、桡侧腕短伸肌、指伸肌、小指伸肌、尺侧腕伸肌，其下部还有桡侧副韧带的起始部，并与桡侧腕短伸肌腱起始部的纤维交织在一起。关于本病的病理学说有桡神经深支卡压、前臂外侧神经皮支绞窄、筋膜卡压所致等。

解剖系统及网眼理论认为：慢性软组织损伤不是一个点的病变，而是以点成线、以线成面的立体网络状病理构架，可以形象地将其比喻成一张渔网。这个病理构架的解剖学基础就是人体弓弦力学系统，渔网的各个结点就是弓弦结合部，即软组织在骨骼的附着点，是粘连、瘢痕最集中、病变最重的部位。针刀通过有组织、有计划地松解弓弦结合部，破坏疾病的病理构架，将针刀治疗从压痛点（以痛为输）治疗提高到对疾病病理构架治疗的高度上来。

根据上述针刀医学的基础理论，用针刀将损伤的软组织之间、软组织与骨骼之间的粘连松解、瘢痕刮除，可以从根本上破坏肱骨外上髁炎的病理构架，从而比以前单纯的针刀压痛点（肱骨外上髁）治疗效果要好。

【来源】张强，王俊伟，李明辉，等.针刀"三点法"治疗顽固性肱骨外上髁炎的机理探讨 [J]. 湖北中医杂志，2013（7）：63-64.

六、罗书跃经验

【病例】79 例患者，男性 18 例，女性 61 例；年龄 28 ~ 59 岁，平均 46 岁；右侧患病 68 例，左侧 9 例，双侧 2 例；病程最长 5 年，最短 3 个月。

【操作】

1. 针刀治疗

（1）体位　患者取坐位，屈肘 90° 放在治疗台上。

（2）定点　肘部痛点。

（3）操作　在肘部痛点处消毒皮肤，铺无菌单，戴无菌手套，先用利多卡因局麻，针刀刀口线与伸腕肌纤维走向平行刺入肱骨外上髁皮下，先做纵向疏通剥离，再做切开剥离（米粒状高突切开剥离可马上消除），然后做横向铲剥，当手下有松动感时出针。1 次未愈，1 周后做第 2 次针刀治疗。

2. 注射疗法　用曲安奈德 10mg 局部注射，用创可贴敷盖，术后 3 天保持针眼及敷贴干燥，预防感染。体弱者口服消炎药。

3. 手法治疗　患臂外展前屈位，医者立于患侧，左手握患者上臂桡侧，拇指在上，余指在下，右手握腕部，操作时两手有机配合，先左右翻转扭拨臂筋，左手边拨边向下移，至肘部，左手拇指按拨伸肌腱数下，余四指托住患侧肘部，握住患侧腕部令患者伸肘对抗、屈肘对抗、主动运动各 2 ~ 3 次，右手握患侧腕部做肘关节屈伸、旋前、旋后、被动运动 2 ~ 3 次，最后揉拨前臂桡背侧肌群。

【疗效】优 76 例，占 96.2%；良 2 例，占 2.5%；一般 1 例，占 1.3%；总有效率 100%。未出现任何并发症。

【讨论】肱骨外上髁炎多发于从事前臂劳动强度较大的工种，主要表现为肘关节外上髁局限性疼痛，并影响伸腕和前臂旋转功能。西医学认为，肱骨外上髁炎主要是由于前臂伸肌群处于长期反复、强烈的收缩、牵拉状态，导致前臂伸肌群在肱骨外上髁周围附着处发生不同程度的急、慢性损伤，肌纤维撕裂出血，机化粘连，挤压该处神经血管束，或形成无菌性炎症而发病。治疗上一般采用按摩、理疗、注射疗法及内服、外用中西药，因能消除无菌性炎症，对病程较短、没有粘连和神经血管束卡压的患者，能取得效果。但对病程日久，已经产生粘连和神经血管束卡压的患者，因不能松解粘连和神经血管束卡压，故对于慢性肱骨外上髁炎疗效甚微，手术虽然能根治，但大多数患者不易接受。针刀能剥离松解粘连、松解卡压，是一种机械刺激，这种刺激在病灶区转为热能，使血管扩大，可增强局部组织营养供应，又因强烈刺激使局部组织活动能力增强而提高新陈代谢，改善内部环境，缓解疼痛。

【来源】罗书跃.针刀松解为主三步疗法治疗慢性肱骨外上髁炎 79 例 [J].中医药导报，2009（9）：36-37.

七、李继华经验

【病例】92 例患者。

【操作】

1. 体位　患者取坐位，肘关节屈曲 90°，平放于治疗台上。

2. 定点　肱骨外上髁压痛明显处，用甲紫标记。

3. 操作　皮肤常规消毒，铺巾，用 4 号针刀快速刺入皮下，刀口线与伸腕肌纤维走向平行，先纵疏横剥 2 ~ 3 刀，然后向前沿肱骨外上髁前面紧贴骨面铲剥 2 ~ 3 刀，再向前臂方向提插疏通一下伸腕肌、伸指总肌、旋后肌肌腱之间的粘连。

用拇指尖在肱骨外上髁与桡骨头的骨缝间寻找压痛点，常规消毒，用 4 号针刀纵向切割 3 ~ 5 下，再横向铲切两下，出针，贴创可贴。再将患肘伸直仰掌平放，从肱二头肌外侧向肱骨外上髁按压寻找压痛点并剥离之，出针，贴创可贴。

【疗效】有效率 94.6%。

【讨论】针刀治疗肱骨外上髁炎疗效是肯定的，但是临床中复发率相当高，曾一度打击针刀医师治疗的信心。根据多年来对肱骨外上髁周围压痛的分析，并结合临床资料全方位考虑，对肱骨外上髁正上方、侧方和前方做彻底的松解，使被压迫血管神经末梢减压，促进正常肌肉组织的修复与再生，恢复局部肌肉组织的正常状态，降低复发率，远期疗效十分理想，值得临床推广应用。

【来源】李继华.“三位一体”针刀术治疗肱骨外上髁炎的临床观察 [A]. 中国针灸学会微创针刀专业委员会 . 中国针灸学会微创针刀专业委员会第 2 届学术研讨会学术论文集 [C]. 中国针灸学会微创针刀专业委员会，2010：2.

八、柳围堤经验

【病例】60 例患者，男性 22 例，女性 38 例；年龄 21 ~ 55 岁，平均 42.4 岁；病程 3 个月至 4 年，平均 7.6 个月；单右侧患病 36 例，单左侧患病 18 例，双侧患病 6 例。

【操作】

1. **体位** 患者取俯卧位。

2. **定点** 取肩胛腋缘痛点。

3. **操作** 局部常规消毒，铺无菌洞巾，戴无菌手套。2% 利多卡因 1mL 局麻（麻醉剂注入不要过深，以免影响触发点的寻找），然后严格按照针刀四步操作规程（定点、定向、加压分离、刺入）刺入病灶，实施纵向、横向切割摆动等不同的手法，剥离粘连、条索，铲拨结节硬块。术毕患者应有轻松感，出针刀后针孔如有出血用无菌棉球按压 2 ~ 3 分钟止血。术毕术野用 75% 乙醇常规消毒，然后用创可贴覆盖。嘱患者 24 小时后去除，3 天内针孔勿沾湿或污染，2 周内切勿用患侧上肢提重物、洗衣等。1 周后根据检查需要做第 2 次治疗。2 周后做疗效评价。

【疗效】治疗后 2 个月，优 34 例，良 17 例，差 10 例，优良率 83.3%。

【讨论】曾有专家认为，颈肩背软组织损害是引起慢性肘外侧疼痛的主要原因。采用针刀松解肩背冈下肌、大圆肌、小圆肌治疗顽固性网球肘，疗效甚佳，且压痛程度重的疗效优于压痛程度轻的。2 个月后随访，疗效巩固。肩胛三肌经常由于慢性劳损在局部出现无菌性炎症，肌肉部位的炎性信号传导至背根节加剧了其异常电活动，由此加重了肌肉的痉挛、挛缩，持续的肌肉痉挛及挛缩又可进一步导致软组织缺血、缺氧，释放致痛炎性物质，使疼痛加剧；肌肉部位的疼痛信号传导至背根节促进了 SP(神经递质 P 物质）在该神经节支配区释放，加剧了上臂疼痛及椎管内外软组织神经源性炎症，如此形成疼痛与肌肉痉挛之间的恶性循环。通过针刀松解肩胛三肌可以改善局部血液循环，减轻无菌性炎症，有利于打破这一恶性循环，使肘外侧的传导痛减轻或消失。

【来源】柳围堤，张方 . 针刀松解肩胛三肌治疗慢性肘外侧疼痛 60 例 [J]. 世界中医药，2012（3）：236-237.

九、杨道银经验

【病例】35 例患者，男性 9 例，女性 26 例；年龄 30 ～ 65 岁，平均 48 岁；病程 2 ～ 12 个月；右肘患病 28 例，左肘患病 7 例；经过封闭治疗者 22 例，其中封闭 1 次者 5 例，2 次者 11 例，3 次以上者 6 例；经针灸等治疗 30 天以上者 13 例。

【操作】

1. **体位** 患者取正坐位，将肘关节屈曲 90° 平放于治疗台上。

2. **定点** 肱骨外上髁处（痛点）。

3. **操作** 将 11 号手术用尖刀片的刀锋进行打磨，仅留刀尖处 2 ～ 3mm 刀锋。在肱骨外上髁处（痛点）常规消毒后，局麻下进行手术，刀口线与伸肌总腱纤维走向平行，垂直刺入肱骨外上髁痛点，在痛点前、中、后部位纵向切割 3 次即可。由于切口仅 3mm，不需要缝合，压迫片刻，加压包扎防止出血。

【疗效】治愈 33 例，好转 2 例。

【讨论】显微松解、切断微神经支治疗顽固性肱骨外上髁炎临床效果满意，但基层医院和普通医生受设备和技术条件限制，难以推广。改良针刀系 11 号尖刀片经加工，刀口位于侧方，非常适合治疗肱骨外上髁炎，能一次性切断微血管神经束和松解粘连，一次成功率高，不需二次施术，创伤小，手术操作简单，适合基层医院推广使用。但对于早期肱骨外上髁炎能经过一次性封闭和活动姿势纠正而治愈的患者，不必急于采用改良针刀治疗。

【来源】杨道银，唐中尧，杨陈一 . 改良小针刀治疗顽固性肱骨外上髁炎 [J]. 中国骨伤，2007（7）：469.

腕管综合征

一、张银河经验

【病例】26 例患者，男性 10 例，女性 16 例；年龄 32 ～ 65 岁，平均 42 岁；工人 10 例，机关干部 2 例，家庭妇女 14 例；病程最长 8 年，最短 1 个月。

【操作】

1. **体位** 患者取正坐位，腕关节平放于治疗台上，掌心向上。

2. **定点** 在腕关节远侧腕横纹尺侧腕屈肌腱的内侧缘定点，沿尺侧腕屈肌腱的内侧缘向远端移 2.5cm 左右再定点；在远侧腕横纹桡侧腕屈肌腱内侧缘定点，沿桡侧腕屈肌腱向远端移 2.5cm 左右再定一点。

3. **操作**　从上述 4 点分别进针刀，刀口线与肌腱平行，针刀体与腕关节呈 90°，深度约 0.5cm，沿两侧屈腱内侧缘将腕横韧带分别切开 2 ~ 3mm，与此同时，用针刀侧面沿屈肌腱内侧缘向中间平推数下，然后将 2% 盐酸利多卡因 5mL、维生素 B_1 注射液 100mg、维生素 B_{12} 注射液 500μg、醋酸泼尼松龙注射液 25mg 配成溶液注射于腕管内，用无菌纱布敷盖。10 天后再依此法治疗 1 次，2 次为 1 个疗程。

【疗效】全部病例均随访，治疗后症状及体征消失 23 例，症状和体征明显改善 3 例，治愈率 88.4%，总有效率 100%。

【讨论】腕横韧带厚而坚韧，宽约 2.5cm，厚约 0.1cm，弹性较差，一旦慢性劳损或局部损伤，瘢痕挛缩，使腕管容积变小，管腔变窄，同时系膜瘢痕挛缩，甚则腕横韧带和肌肉粘连，造成肌腱与神经段挤压牵拉，局部血运障碍，正中神经充血水肿，产生损伤及炎症。

本病因腕部损伤及慢性劳作，造成局部组织水肿，瘢痕挛缩，腕管内压力增高，正中神经在腕管内受卡压而出现相应症状。本病治疗的关键在于解除腕管内压力，促进腕管内血液循环，解除神经异常症状。局部注射醋酸泼尼松龙可减轻组织及神经水肿、渗出，维生素 B_1 及维生素 B_{12} 对神经亲和力较强，可抗神经炎，改善神经营养，修复神经髓鞘，促进神经再生，配以利多卡因止痛，解除挛缩，促进组织修复，加速血液循环。因此，针刀配合局部封闭治疗腕管综合征，疗效确切。但在针刀施行过程中，一定要在尺侧和桡侧两条肌腱内侧缘操作，因为两条肌腱外侧缘为尺桡动脉和神经走行部位。在切断腕横韧带时，询问患者感觉，若有麻木或电击样感应立即停止移动刀锋，改变位置。有高血压、糖尿病、消化性疾病及结核等患者忌用此法。

【来源】张银河. 小针刀配合局部封闭治疗腕管综合征 26 例 [J]. 山东中医杂志，2005（10）：617.

二、王爱峰经验

【病例】21 例患者，男性 7 例，女性 14 例；年龄最大 68 岁，最小 26 岁，平均 37 岁。

【操作】

1. **体位**　患者取仰卧位。

2. **定点**　于患腕掌横纹中部压痛最明显处，用甲紫做标记。

3. **操作**　于标记处进针刀，刀口线垂直于腕横纹，当刀下有坚韧感时即为腕横韧带，先切开剥离，再横向剥离，继续向深部推进，当触电样麻木感向手指放射时，提针刀少许，横向剥离两下即可，再用同样方法于标记上下各 0.5 ~ 1cm 处分别治疗 1 次。手术完毕，创可贴包扎固定，然后被动过伸患腕，使切开之腕横韧带及掌腱鞘得以充分松解。一般 1 ~ 2 次即愈，未愈者 10 天后再治疗 1 次。

【疗效】痊愈 14 例，占 67%；好转 6 例，占 29%；无效 1 例（治疗 1 次后拒绝接受第 2 次治疗），占 4%。总有效率 96%，提示针刀疗法治疗腕管综合征优于其他方法。

【讨论】腕管综合征是卡压综合征的一种，又称正中神经挤压症。腕管的四壁、背侧、桡侧、尺侧均为腕骨，掌侧为厚韧的腕横韧带。在此骨－纤维性管道内，通行着拇长屈肌腱和指浅、指深屈肌腱等 9 条肌腱及正中神经，肌腱处附有滑膜鞘，正中神经由桡侧腕屈肌和掌长肌间下通过腕管，经掌腱膜深面至手部。腕管管径狭窄，缺乏弹性，排列紧密，内压较高，当某种原因使腕管内压力增高时，则无缓冲余地，正中神经将直接受到压迫，产生神经功能障碍。中医学认为，劳伤痹痛，血气凝滞，则皮肉肿痛，筋骨挛折、肿硬麻木，结郁闭瘕。针刀正是解决这个主要矛盾的理想疗法，一方面切开部分腕横韧带及掌腱膜，使腕管容积相对扩大，腕管内压力减小，从而解除了正中神经压迫症状；另一方面针刀作用于病变部位，正符合中医学"通则不痛"的病理机转，阻滞疏通，气血流畅，则疼痛麻木自除，功能得以复常。

【来源】王爱峰. 针刀治疗腕管综合征 [A]. 中国中医药学会针刀医学会. 第四届全国针刀医学学术交流大会论文集 [C]. 中国中医药学会针刀医学会，1996：2.

腱鞘囊肿

一、贾丁山经验

【病例】63 例患者，男性 23 例，女性 40 例；年龄 14 ~ 53 岁，平均 36 岁；病程 3 ~ 24 个月。

【操作】

1. **体位** 患者取坐位，患肢外展伸腕。

2. **定点** 用画线笔在腕关节背侧囊肿突出部位标记。

3. **操作** 常规消毒铺巾，用 0.5% ~ 1.0% 利多卡因局部浸润麻醉，于囊肿中央点进针刀，刀口线与背伸肌腱走行方向一致，针刀体与皮肤垂直刺入，刺穿皮肤、皮下组织到达囊肿壁，当刺破囊肿壁时有明显落空感，继续缓慢推进，当遇到阻力时，即到达囊肿基底部，也就是囊肿的生发组织层。此时用刀刃在基底层囊肿壁上左右切割 2 ~ 3 次，也可纵疏横剥 2 ~ 3 刀，以达到划破基底囊肿壁的目的，切割范围一般不超过 0.5cm，以免损伤腱鞘及邻近组织。接着稍回提针刀，呈"十"字形方向分别刺破囊肿壁四周后退出针刀，针孔用消毒棉球消毒压迫。

此时医者继续用拇指指腹稍用力推挤囊肿，以将囊腔内的胶状黏液挤到囊肿周围的疏松组织间隙中。待囊腔内黏液排挤干净后，再用揉法将囊肿内壁的类似于关节滑膜的内膜层损伤到水肿破坏状态，以局部皮肤微微发红为准。针孔再次消毒，用无菌敷料在局部加压包扎 3 天后移除。

【疗效】术后随访 6 ~ 12 个月。经 1 次治愈 48 例，2 次治愈 8 例，好转 5 例，无效 2 例，治愈率为 88.9%（56/63）。治疗无效的 2 例患者均经第 2 次针刀治疗后无效而改开放式手术而痊愈。

【讨论】腕背侧腱鞘囊肿是指发生于腕关节背侧关节囊或局部腱鞘附近的一种内含胶冻状黏液的良性肿块，多见于手腕背侧肌腱或关节附近，一般为单房性，也可为多房性。对于无症状的腱鞘囊肿应注意观察随访。部分患者伴有腕部无力、不适或酸痛及放射性痛等症状，严重者会造成一定的关节功能障碍。

腱鞘囊肿局部穿刺抽吸后注射醋酸泼尼松龙是一种简单易行的治疗手段，易被患者接受，不需要特殊器械，便于基层医院和门诊部开展，但治疗后复发率高。开放式外科手术治疗可完整切除囊肿及与其粘连的部分腱鞘，减少术后复发机会。但该手术术后腕关节需制动 1 周左右，影响患者的工作学习，且术后局部会留有明显的手术瘢痕，影响美观，使部分爱美患者不易接受。

针刀闭合性手术治疗腕背侧腱鞘囊肿与开放手术相比，操作技术更为简单，易于外科医生掌握。该疗法既消除了囊肿内的液体，使肿块消失，疼痛减轻，也松解了囊肿周围组织的瘢痕粘连，再配合局部手法按摩、按压等措施，疗效明显提高；且该疗法创伤小，术后无腕背部手术切口瘢痕，满足了患者的美观要求。针刀闭合性手术治疗后腕关节不需要制动，关节功能恢复快，医疗费用低廉，患者容易接受。

【来源】贾丁山. 腕背侧腱鞘囊肿的小针刀治疗体会 [J]. 中国临床研究，2013（9）：972-973.

二、王玉仁经验

【病例】50 例患者，男性 23 例，女性 27 例；年龄 20 ~ 50 岁；病程 50 天至 2 年；有治疗史 18 例。

【操作】

1. 体位　患者取坐位，患肢外展伸腕。肢体的位置以囊肿隆起最明显位为佳。

2. 定点　用甲紫在囊肿上画 3 点作为进针标志，即囊肿部中间为第 1 点，然后左右各定一点，3 个进针点把囊肿的长度基本分成了四等份。

3. 操作　医者左手拇食指固定囊肿位置，右手持针刀，先刺囊肿的中央一点，用横向剥离法，然后再刺左右各一点，用纵向剥离法，将囊壁结构彻底破坏，并从 3 个针孔中分别或同时挤出透明胶状黏液，此时囊肿即消失。然后用消毒干棉球在原来的囊肿处加压，用胶布包扎 2 ~ 3 天。

【疗效】50例均为一次性治愈。

【讨论】腱鞘囊肿的发病机制一般认为与各种急慢性外伤史有密切关系，外伤后局部形成淤状物而成。囊肿为结缔组织包膜形成多囊型，部分与关节腔相通，与皮肤不粘连，内容物为无色透明胶状黏液，多发生在腕和四肢关节活动的部位。

囊壁为结缔组织且厚，而内容物为胶状，所以治疗时用手法加压、封闭穿刺都不能彻底破坏囊壁，黏液不易外出或被机体吸收而复发。针刀三点围刺法治疗此病的最大优点是从纵横方向最大限度粉碎性、彻底破坏囊壁，用干棉球加压包扎是为了使残存的囊壁碎片和正常的组织粘连在一起，没有修复和形成囊腔的可能，彻底根治囊肿。

【来源】王玉仁.小针刀三点围刺治疗腱鞘囊肿50例[J].中国临床康复，2002（12）：1813.

三、唐宗灿经验

【病例】32例患者，男性13例，女性19例；年龄最大54岁，最小2岁3个月，平均28岁；手腕部囊肿28例，足背部4例。

【操作】

1. 体位　患者取坐位，患肢外展伸腕。

2. 定点　囊肿顶部，囊肿边缘12点、3点、6点、9点位置。

3. 操作　对囊肿部位进行常规消毒处理，0.1%利多卡因注射液0.5mL进行局部浸润麻醉，若囊肿直径超过2cm，麻药剂量可适当加大。待麻药起效后铺洞巾，用针刀做治疗，先穿刺囊肿顶部，再对囊肿边缘12点、3点、6点、9点位置分别进行穿刺，然后用双手食指及拇指向囊肿中心挤压，排出囊液，边挤边擦去囊液，挤后用0.9%生理盐水约3mL向囊腔注射，再用食指、拇指轻揉囊腔几次后，继续进行囊腔挤压排液，如此多次注入生理盐水冲洗挤压，直到挤压出的生理盐水不再有囊液为止。一般3次后囊液可清除干净。此后用0.1%利多卡因0.5mL与曲安奈德注射液0.5mL混合均匀后注入囊腔，然后用无菌敷料覆盖手术部，绷带加压包扎3天，在此期间患部不沾水，保持干燥洁净，防止感染，1周后复查。

【疗效】32例患者中，患部都无瘢痕、无感染，临近关节活动无障碍。其中有28例囊肿消失，患部无压痛；有4例仍可扪及包块，但囊肿明显减小，质地较术前硬，进行第2次囊腔针刀穿刺术，方法同前。1周后再次对这4例患者进行复查，囊肿包块未扪及，压痛不显。半年后回访，2例患者复发。治愈率93.75%，复发率6.25%。

【讨论】腱鞘囊肿是发生于关节或腱鞘周围的囊性肿块，呈半球状隆起，囊内充满胶冻样物质，坚硬而有弹性，好发于腕背、足背等部位。囊肿直径一般不超过2cm，进展十分缓慢，但也可突然长大。若发生在与肌腱或神经密切相关的部位，手指或关节运动时有轻微疼痛或乏力感，有神经压迫时则可引起轻微感觉障碍或肌肉麻痹。临床上将手、足小关节的滑液囊疝和发生在肌腱的腱鞘囊肿统称为腱鞘囊肿。

目前本病的治疗方法有挤压破裂加压包扎法、针刺抽液局封法、手术摘除法等。针刀穿刺囊肿、曲安奈德注射液封闭方法具有明显优势，通过用针刀在囊肿上打孔方式能较充分地把囊液挤干净。针对个别囊液黏度高的囊肿，单用注射针抽液很难抽净，而囊液未排尽，囊肿复发率就会大大提高，治愈率也会大打折扣，而针刀所穿刺孔较针孔大，囊液可充分排出，治愈率会明显提高。与手术摘除囊肿方法比较，针刀疗法具有创伤小、出血量少、伤口愈合快、不留瘢痕、感染风险小、治疗费用相对较低等优点。若单纯采用挤压囊肿使其破裂的加压包扎方式，对发病久而囊壁厚，或囊肿体积较大者的治疗就相对困难得多，而针刀可迎刃而解。术后采用曲安奈德注射液对患部进行局部封闭治疗，可明显减少术后及其囊肿本身炎症反应程度。但反复用针刀穿刺为有创治疗，应注意预防感染，特别提醒患者在 24 小时内保护好手术部位，不应沾水及其他污物。本研究采用针刀配合封闭治疗取得了明显疗效，且具有简、便、廉、美等优点，值得大力推广应用。

【来源】唐宗灿. 小针刀治疗腱鞘囊肿 32 例 [J]. 中医药临床杂志，2013（7）：629.

四、罗吉祥经验

【病例】238 例患者，男性 170 例，女性 68 例；年龄 12 ~ 50 岁；病程 3 个月至 10 年，平均 4.5 年；均表现为局部肿块，其中腕部 116 例，足背部 90 例，指间关节处 20 例，腘窝 12 例；伴有疼痛患者 156 例，VAS 评分介于 1 ~ 2 分之间；伴有活动障碍者 58 例。

【操作】

1. 体位　根据囊肿部位选择体位。

2. 定点　囊肿中心和四周。

3. 操作　1% 利多卡因局部浸润麻醉。以针刀向囊肿中心穿刺，有突破感后退针刀至皮下，再用相同方法向囊肿四周各个方向穿刺，拔出针刀，见果冻样液体从刀口处流出，以双手拇指、食指从四周向中心挤压囊肿，使囊液从刀口处流出，直至囊肿消失。挤压困难而仍有包块者，可再次用针刀于该包块中心处穿刺，用上述方法充分挤出囊液，直至囊肿完全消失。在针刀口处注射消炎镇痛液 2 ~ 5mL（配方：2% 利多卡因 2mL ＋曲安奈德 0.5mL ＋ 0.9% 氯化钠 2.5mL ＋ 1mL 维生素 B_{12}），按压 5 分钟，使注入的消炎镇痛液充分扩散，无菌纱布覆盖创口，并绷带加压包扎，2 天内伤口避免与水接触。

【疗效】痊愈 196 例，占 82.4%；好转 30 例，占 12.6%；无效 12 例，占 5%。总有效率达 95%。随访期间未见相关并发症。

【讨论】腱鞘囊肿的本质是一种慢性、无菌性、渗出性炎症，常由于慢性损伤使滑膜腔内滑液增多而形成囊性疝出，或囊壁结缔组织、黏液退行性变所致，以往常采用外科手术治疗，创伤较大，且部分患者容易复发，易导致术后疼痛与功能障碍，减少创伤是防止瘢痕形成的有效方法。针刀疗法克服了外科手术的缺点，切口只有 0.8mm，大大减少了瘢痕形成的条件。患者在治疗前均采用 B 型超声对囊肿进行内容物分析，保证了诊断的准确性及治疗的针对性。术后注射含曲安奈德的消炎镇痛液及绷带加压包扎可以减少术后疼痛及粘连的发生，并能减少渗出，促进慢性炎症的吸收。本研究虽有一定的失败率，但具有创伤小、费用低、治疗周期短且可重复操作的特点，不失为一种经济、安全有效的微创疗法，可在各级医院加以推广应用，特别适用于基层医院。

【来源】罗吉祥，王远军.小针刀治疗四肢浅表腱鞘囊肿 238 例疗效分析 [J]. 中国伤残医学，2013（4）：127.

五、邵伟立经验

【病例】50 例患者，男性 18 例，女性 32 例；年龄最小 16 岁，最大 56 岁；病程最短 4 个多月，最长 1 年余；病变发生于左手 17 例，发生于右手 33 例。

【操作】

1. **体位**　患者取坐位，前臂平放于诊桌，或取仰卧位，前臂平放于治疗床上，掌心向下，腕关节处可垫物呈轻微背伸位。

2. **定点**　根据囊肿大小，在囊肿最高点及其周围取 1 ~ 3 个点。

3. **操作**　治疗点处常规消毒，针刀迅速刺入，刀口线平行于腕伸肌腱，不留针，慢慢摇大针孔后拔出针刀。如囊肿较大可重复操作，然后两手持消毒干棉球在治疗点周围挤压囊肿，尽量挤出透明胶状积液，以碘酒棉球擦净，贴创可贴，做局部按摩，施以压法揉法，操作约 10 分钟。

针刀治疗 1 次未愈，每日再做 10 分钟的局部按摩，手法同上；5 ~ 6 天后仍未愈，重复针刀按摩治疗。

【疗效】痊愈 32 例，占 64%；显效 10 例，占 20%；有效 8 例，占 16%。总有效率 100%。

【讨论】腱鞘囊肿属中医学筋瘤范畴，多因劳累日久，经筋受损，经络不畅，气血不通，津液周流敷布失常，瘀滞化痰，阻于经筋所致。治疗中运用针刀直刺病所，祛痰散瘀，复通过手法挤压，直接泻痰瘀之邪于体外，又可疏通经络、行气活血，使津液的周流敷布恢复正常，达到治疗目的。操作中针刺深度要适宜，刺破囊肿即可，无需穿透囊肿，以防损伤其下肌腱、骨膜，亦不可过浅而未刺破囊肿，无法逐邪外出，拔出针刀时摇大针刀孔亦可助逐邪外出。

【来源】邵伟立．小针刀治疗腕背腱鞘囊肿 50 例 [J]. 中医外治杂志，2002（6）：22-23.

六、陈建国经验

【病例】88 例患者，男性 35 例，女性 53 例；年龄 14 ~ 82 岁，平均 41.2 岁；病程 2 个月至 6 年；囊肿部位：手部 50 例，足部 35 例，腘窝部 2 例，肘尖部 1 例；囊肿直径 1 ~ 3.5cm。

【操作】

1. **体位**　根据囊肿部位选择体位。

2. **定点**　用甲紫标记囊肿边缘轮廓，在已标记的轮廓边缘上避开皮下肌腱及较大血管、神经所在处，根据囊肿大小做 4 ~ 10 个圆形标志点，在囊肿中央部标十字。

3. **操作**　局部常规消毒、铺巾，用 5mL 注射器抽取 1% 利多卡因注射液 3mL，于十字中心点皮肤局麻后垂直刺入囊肿腔内，回抽，如囊液较稀则全部抽出，如黏稠则换 20mL 注射器及 16 号针头，抽取 10mL 生理盐水从原处进针，向各方向边抽吸边冲洗。如遇间隔刺破后同上述操作，尽可能将囊腔内容物抽净，最后根据囊腔大小注入 1% 利多卡因 1 ~ 5mL。

从十字中心点进针刀入囊腔中，刀口线与皮肤约呈 15°，向圆形标志点进针刀，在每一标志点上先在中间部位切 1 刀（以穿破囊肿边缘轮廓为度），再紧贴其左右各加切 1 刀，然后左右摆动针刀，进一步扩大切口，制成一窗口，可开 4 ~ 10 个窗口。

根据囊肿大小，用 20mL 注射器抽取醋酸曲安奈德注射液 10 ~ 30mL，加入 1% 利多卡因 3 ~ 10mL，仍从十字点进入囊腔，快速加压向囊内注入封闭药液。最后用 3 ~ 5 个乙醇棉球叠加于十字点，覆以纱布及弹力绷带包扎。术后服用适量消炎镇痛药物，3 ~ 5 天后去除弹力绷带。如 1 次未愈，10 天后可再治疗 1 次。

【疗效】治愈 80 例（90.9%），好转 6 例（6.8%），无效 2 例（2.3%）。

【讨论】腱鞘囊肿治疗方法众多，复发率各家统计不一，一般在 17% ~ 27%。由于囊肿的发生与关节或腱鞘内压力、囊性疝出造成的梗阻及结缔组织黏液分泌过多有关，针对病因设计较为精确的定位方法，在完全去除了囊肿内容物后进行囊周开窗，可有效疏通梗阻，使关节或腱鞘内过多的滑液及囊肿壁分泌的黏液能够及时排出，恢复囊内外压力平衡。相关文献认为，针刀具有疏通体液潴留和促进体液回流的作用，并能促进局部微循环，使病变组织得到营养和能量而得以愈合。针刀治疗后采用加压封闭，不仅可进一步疏通梗阻、扩大窗口，而且可使封闭药液均匀作用于囊壁内外。术后采用弹力绷带包扎，可促进囊壁尽快粘连闭合。本疗法定位准确、操作简单、费用低廉、治愈率高、复发率低，值得临床推广。

【来源】陈建国.针刀囊周开窗加封闭治疗腱鞘囊肿88例[J].人民军医,2008(7):455.

七、王东来经验

【病例】45例患者,男性12例,女性33例;年龄25～55岁,平均40岁;病程2天至18个月;右腕病变13例,左腕病变14例;经过治疗后复发17例。

【操作】

1. 体位 患者取坐位,屈肘屈腕。

2. 定点 用记号笔在手腕背侧囊块突出处定位。

3. 操作 常规消毒铺巾,1%利多卡因局部麻醉,医者持针刀从定位点进针,刀口线与伸指、伸腕肌腱走行方向一致,针刀体与皮肤呈90°,通过皮肤达皮下组织,刺破囊壁,即有落空感,缓慢进针刀,感觉刀下有轻微阻塞感时,纵疏横剥2～3刀,范围不超过0.5cm,然后稍提针刀,按"＋"字形分别穿破囊壁四周后出针刀。针孔消毒后用纱布块覆盖。

针刀术后于屈腕位,医者拇指与其余四指分别放于手腕背侧和掌侧对称用力,强力按压囊肿2次,然后以一元硬币一枚压在囊肿表面纱块上,再用纱布团压在上面,绷带加压包扎5天后松开,一般不必使用抗生素。

【疗效】经过1次治疗,治愈39例,无效6例;经过2次治疗,6例全部治愈。总治愈率100%。

【讨论】腕背侧腱鞘囊肿是关节囊韧带、腱鞘中的结缔组织因局部营养不良发生退行性变,治疗方法主要有非手术和手术疗法。非手术疗法复发率高;手术疗法创伤大,切除范围广,并发症多,多数患者不易接受。本研究采用针刀治疗,能从根本上破坏囊肿生发细胞层,一次成功率高,创伤小,手术操作简单易行,安全性高,适合基层医疗机构推广应用。

【来源】王东来,艾均.针刀治疗腕背侧腱鞘囊肿45例[J].陕西中医,2012(2):218-219.

八、张强经验

【病例】20例患者,男性6例,女性14例;年龄最小18岁,最大45岁;病程最短1个多月,最长1年余;发生于左手5例,发生于右手15例;14例有治疗史。

【操作】

1. 体位 患者取坐位,患肢平放于治疗床上,掌心向下,腕关节处置软垫,使腕关节呈屈腕位。

2. 定点 用记号笔在肿块突出最高点定位。

3. 操作 定点处皮肤常规消毒后铺无菌洞巾，用 10mL 注射器抽取 1% 利多卡因做腱鞘囊肿周围皮肤及基底部浸润麻醉。用针刀垂直刺入囊肿，刀口线与伸指、伸腕肌腱走行方向一致，通过皮肤达皮下组织，刺破囊壁，即有落空感，此时缓慢进针刀，刀下有轻微阻塞感时，即到达腱鞘囊肿的基底部，也是囊肿的生发组织层，纵疏横剥 2 刀，范围不超过 0.5cm，以破坏囊肿的生发细胞层；然后稍提针刀分别向 3 点、6 点、9 点和 12 点方向提插 2 刀，分别刺破囊壁四周后拔出针刀，然后用消毒纱块在治疗点周围挤压囊肿，尽量挤出其内的透明胶状积液，以碘酒棉球擦净。再令患者患肢置于屈腕位，用纱块包裹一枚 1 元硬币，在囊肿处进行加压固定，并配合一根长 5cm 的压舌板加压固定，防止腕关节背伸活动，最后用绷带包扎固定 5 天。术后服用阿莫西林胶囊 3 天。

【疗效】 痊愈 12 例，占 60.0%；显效 6 例，占 30.0%；有效 2 例，占 10.0%。总有效率达 100%。

【讨论】 腕背侧腱鞘囊肿是由于腕关节长期过度使用、外伤或者结缔组织黏液性变，引起关节附近或腱鞘内压力、囊性疝出造成的梗阻及结缔组织黏液分泌过多。本病多有胀痛感，有时腕力减弱，任何年龄都可发生，但多见于中青年人，女性多于男性，影响生活及手部外观。囊肿与关节囊或腱鞘密切相关，有单房性和多房性之分，用常规治疗方法易复发，主要是由于囊壁的血供丰富，容易愈合，囊液再一次聚集而复发。

针刀疗法是一种闭合性手术，可直接切开闭锁的囊壁，使关节或腱鞘内过多的滑液及囊肿壁分泌的黏液能够及时排出，大部分被皮下组织吸收。在治疗过程中，针刀的深度要适宜，不宜过深，刺破囊肿即可，无需穿透囊肿，避免损伤周围神经、肌腱、骨膜和血管，亦不可过浅而未刺破囊肿。术后再用硬币加压包扎是为了使残存的囊壁碎片和正常的组织粘连在一起，令其没有修复和形成囊腔的可能，故能彻底根治囊肿。

针刀治疗腱鞘囊肿具有良好的疗效，且操作简单、经济、创伤小、疗效高、易被广大患者所接受，值得临床推广。

【来源】 张强, 吴绪平, 张天民. 针刀治疗腕背腱鞘囊肿 20 例 [J]. 中国针灸, 2010 (S1) : 93-94.

第四章

腰臀部疾病

腰椎间盘突出症

一、刘清文经验

【病例】102 例患者，男性 59 例，女性 43 例；病程最长 4 年，最短 7 天；突出部位：L3 ~ L4 3 例，L4 ~ L5 61 例，L5 ~ S1 38 例，多节段均突出 5 例；发病年龄最小 18 岁，最大 75 岁。

【操作】

1. 针刀治疗

（1）体位　患者俯卧于治疗床上，腹下垫 10 ~ 15cm 厚的枕头。

（2）定点　华佗夹脊穴位于脊柱脊突下两旁，各旁开 0.5 寸处。结合 CT 报告，双侧取穴，每侧以病变处为中心各取 3 个夹脊穴。

（3）操作　针刀体垂直于皮肤表面，刀口线平行于脊柱纵轴，瞬间刺入，深度直达椎板，切割椎间小关节韧带，出针刀后用创可贴外敷针孔。嘱患者术区 5 天不可沾水，以防感染。7 天治疗 1 次，3 次后统计疗效。

2. 中药治疗

身痛逐瘀汤化裁　红花 15g，桃仁 15g，川芎 20g，当归 15g，乳香 9g，地鳖虫 10g，地龙 12g，丹参 20g，独活 15g，威灵仙 15g，川牛膝 12g。

风寒偏重者加制附子 15g，肉桂 9g；体虚者加生黄芪 30g；腿麻木者加穿山甲 9g；腰间冷痛麻木者加仙灵脾 15g。水煎服，1 天 1 剂。

【疗效】治愈 61 例，占 59.80%；有效 38 例，占 37.25%；无效 3 例，占 2.94%。总有效率为 97.06%。

【讨论】腰椎间盘突出症是在积累性劳损的基础上弯腰搬物，或外力扭伤、感受风寒湿邪等因素，导致脊椎内外组织动态平衡失调，人体正常力学平衡被破坏，纤维环破裂，髓核突出，压迫硬膜囊、神经根所出现的综合征。腰椎间盘突出症首选非手术治疗，需手术治疗者所占比例并不大。运用华佗夹脊穴针刀闭合性松解术，配合基础治疗和中药内服，对腰椎间盘突出症的治疗取得了满意疗效，体会如下。

临床实践证明，大多数具有腰腿疼痛症状，特别是病理类型为突出型的腰椎间盘突出症患者，卧床休息可使疼痛症状明显缓解或逐渐消失。腰椎间盘压力在坐位时最高，站位居中，平卧位最低。在卧位状态下可去除体重对腰椎间盘的压力。制动可以解除肌肉收缩力与椎间各韧带紧张力对椎间盘所造成的挤压。处在休息状态有利于椎间盘的营养，使损伤纤维环得以修复，突出髓核得以回纳，椎间盘得到一定程度的恢复；利于椎间盘周围静脉回流，消除水肿，加速炎症消退；避免走路或运动时腰骶神经在椎管内反复移动所造成的神经根磨损。因此，卧床休息可以说是非手术疗法的基础。

脊柱与经络有着广泛的联系，督脉贯脊、夹脊，诸阳经皆于此交会。脊柱通过经络系统与五脏六腑相关联，针刺可以调节全身脏腑气血，通利经络，气血调，经络通，肌肉得养，肢体麻木、疼痛等症可除。针刀是将针刺疗法的针和手术疗法的刀融为一体，把两种器械的治疗作用有机地结合到一起。首先是针刺作用，针刀在痛点进针时，首先起到刺激夹脊穴的作用，使机体产生内源性吗啡肽而起镇痛作用，当针刀尖到达椎间小关节周围组织进行针刀分离手法时，可引起小创伤性强刺激，能破散癥瘕和缓解局部组织痉挛，使经络疏通，气血顺畅，缓解疼痛；另外是刀的作用，利用针刀的刀对肌肉、筋膜、韧带及血管神经的粘连、瘢痕、挛缩进行松解剥离，阻断疼痛的传导，改善局部新陈代谢，促进无菌炎症消退，调整了机体动力平衡，从而解除临床症状，恢复功能。此外，针刀这种多孔道的小创伤，不仅为新生的小血管开创了新的通道，同时也使局部病灶产生新的创伤性、化学性和免疫性反应，从而调整病变处的不良反应，促使神经根处炎性水肿的吸收和病变椎间盘的修复，达到脊椎内外组织的动态平衡和生物力学平衡。

腰椎间盘突出症属中医痹证范畴。中医学认为，本病是因伤筋和血瘀，使气血通行不畅，经脉瘀阻，筋脉、筋骨失养所致，故治疗应以活血舒筋、通络止痛之身痛逐瘀汤为主化裁。方中红花、桃仁、川芎、当归、乳香活血化瘀止痛；地鳖虫、地龙、独活祛瘀通络，祛风除湿；威灵仙、丹参活血利脉；川牛膝强筋骨引血下行。全方共奏舒筋活血、祛风除湿、通络止痛之功，药证合拍，故获良效。

【来源】刘清文. 华佗夹脊穴针刀术治疗腰椎间盘突出症 102 例 [J]. 中医外治杂志, 2006（1）：34-35.

二、李天发经验

【病例】90 例患者，男性 60 例，女性 30 例；年龄 20 ~ 74 岁，平均 42.3 岁；病程最短 3 天，最长 10 年，平均 1.3 年；L4 ~ L5 突出 45 例，L5 ~ S1 突出 30 例，L3 ~ L4 突出 4 例，L4 ~ L5 合并 L5 ~ S1 突出 11 例。

【操作】

1. 针刀治疗

（1）体位　患者取俯卧位。

（2）定点　在腰、臀部找寻压痛点和软组织有异常处（常见的压痛部位有L3、L4、L5后关节及横突、髂后上棘及臀中肌等部位，常见的软组织异常现象如筋结、筋索、钝厚等），用甲紫标记。

（3）操作　常规消毒，于压痛点明显处做针刀松解术，遵循针刀四步操作规程和手术八法，刀口线与脊柱纵轴平行。针刀快速刺入皮肤后，缓缓推进，直达病变层次，以患者对产生的酸麻胀感耐受为限，注意棘突间的深度不得超过黄韧带，横突间的深度不得超过横突深度。完毕后，行纵向和横向摆动针刀2～3次出针，如遇筋索或筋结，则纵向或横向切割2～3刀。出针后，创可贴外贴，嘱患者3天内针孔勿沾水，防止感染。每周治疗2次。

2. 手法治疗　在针刀治疗2天后进行。

（1）疼痛期　由于受突出物压迫，腰部气滞血凝，神经根部水肿，这时要施以轻手法，在患处揉、搓、按5分钟，点按患肢的环跳、委中、承山、阳陵泉和昆仑等穴位各10～30秒，增强局部气血循行，缓解血脉凝涩，解除肌肉痉挛，促使神经根部水肿消失。

（2）活动障碍期　虽然脊神经根受压状态未改变，但神经根水肿基本消失，能适应活动类手法所产生的张力，宜采取斜扳手法，即患侧向上，侧身卧位，上侧腿屈曲，下侧腿伸直，医者面对患者，用一手扶肩前部，另一手肘关节内侧抵住患者臀部，两手相对摇摆、晃动，嘱咐患者尽量放松肌肉，待腰部被动旋转至最大限度时，手肘协调，突然顿挫，可听腰部有咔声响，使其产生张力，达到血畅脉通、正骨理筋之目的。

【疗效】 治愈65例，有效20例，无效5例，总有效率94.4%。

【讨论】 腰椎间盘突出症，究其机理，除退行性病变外，多为腰部用力不当，或受外力损伤，或抬物过重，或外感风寒等。这些都可以导致腰椎内外生物力学不平衡，影响脊柱的稳定性，加重腰椎的失稳状，特别是在单侧腰肌痉挛时，气血凝滞，脉络不畅，使腰两侧肌肉韧带张力不等，腰部软组织动态平衡失调，后关节受压不均，累积到一定程度，由量变到质变而发病。腰椎间盘突出症治疗的关键是恢复脊柱正常的生物力学及腰、臀部软组织动态平衡，解决腰椎后关节紊乱问题，修复腰、骶、臀部软组织损伤并减轻周围神经受到的卡压。针刀辅以手法治疗腰椎间盘突出症是一种安全有效、经济方便、疗效可靠的治疗方法。

【来源】 李天发.小针刀辅以手法治疗腰椎间盘突出症90例 [J].中医药临床杂志，

2008（3）：294-295.

三、贾宏林经验

【病例】 110 例患者，年龄 20 ～ 78 岁，平均 43 岁；病程 1 个月至 30 年，平均 6 年 8 个月。

【操作】

1. 体位 患者取侧卧位，双下肢屈膝屈髋，腰部略后弓。

2. 定点 选取与椎间盘突出相对应的棘突间隙之中心点两侧旁开各 1cm，为进针点。

3. 操作 常规消毒铺巾，以 2% 利多卡因 5 ～ 10mL 局部麻醉，地塞米松 5 ～ 10mg、当归注射液 4mL、维生素 B_{12} 0.5mg 注射于进针点皮下及骶棘肌内；在 X 线透视定位下以 4 号针刀垂直于腰部皮肤，横向切入皮下，缓慢进针，深度（根据体型）3 ～ 5cm；当针尖触到腰椎椎板上缘即做小幅度（5 ～ 6mm）提插、切割黄韧带，伴有轻微"咔咔"声，患者可感觉腰骶或下肢沉胀，轻微疼痛；若出现下肢不自主弹动或麻木感时为触及硬膜囊，将针刀退出 0.5 ～ 1cm 再行进针。偶有少量出血时压迫针孔 5 分钟。

针刀疗法仅做 1 次，术后口服 1 次三七粉 2g，不垫枕平卧 6 小时，伴有疼痛口服镇痛剂 1 ～ 2 次；术后 0.5 小时做腰椎间断牵引，牵引力 40 ～ 50kg，每次 0.5 小时，每日 1 次；术后次日，在施术部位做离子导入，正极用药为生川乌、川芎、川牛膝、当归，以陈醋或 3% 冰醋酸浸泡 1 周，过滤后，取其浸入液，负极为碘化钾、氯化钠，浓度各为 5%，每日 1 次，每次 30 分钟。

【疗效】 结果优 75 例，良 25 例，中 9 例，差 1 例，优良率 90.9%。

【讨论】 腰椎间盘突出症的发病机理目前主要有 4 种学说：神经根直接受压；局部微循环障碍；炎症刺激；突出髓核的自身免疫反应。因此，应针对性地给予治疗。黄韧带是连接脊椎的重要结构，若其增厚，正常弹力纤维将遭到不同程度的损失，已经纤维化的韧带会不同程度地凸入椎管内对毗邻组织形成挤压。用针刀切断增厚的黄韧带，减小了其张力和对硬膜囊的压迫，改善局部微循环，消除无菌性炎症；同时针刀疗法融合了针灸针和手术刀，是中西结合的产物，临床应用有针灸和闭合性手术的双重疗效。地塞米松能抗炎和抑制自身免疫反应；中药能温经散寒、理气活血止痛；碘化钾、氯化钠能松解粘连，促进慢性炎症吸收，直流电离子导入能改善组织营养，兴奋神经，促使受损神经纤维再生，防止肌肉萎缩。针刀禁忌证为较严重的骨性椎管及侧隐窝狭窄、出血性疾病、黄韧带大部分骨化，重度椎间盘突出症慎用本疗法。

【来源】 贾宏林.小针刀疗法为主治疗腰椎间盘突出症 [J].中国康复，2004（1）：

40-41.

四、李成经验

【病例】800 例患者，男性 620 例，女性 180 例；年龄最小 30 岁，最大 70 岁；腰痛伴单侧腿痛 750 例，伴双侧腿痛 50 例，伴有小腿外侧麻木 157 例；L4 ～ L5 突出 540 例，L5 ～ S1 突出 620 例；病程最短 1 周，最长 10 年。

【操作】

1. 体位　患者取俯卧位。

2. 定点　①第 3 腰椎横突尖部：患者取俯卧位，两髂嵴连线为 L4 ～ L5 间隙，向上可触及 L3 棘突，棘突水平向外 3cm 即为 L3 横突，如果患者瘦弱常可触及 L3 横突。②侧隐窝：首先根据 CT 片确定间盘突出的层面，在腰椎间隙的上份、中份或下份，在正位 X 片上确定相应椎间隙，由下一椎体棘突向患侧画一水平线，与小关节内缘相交处即为进针点的深部投影，测量该线长度，若 X 线是非等比例，将该线换算成等比例的长度。在体表标记进针点。③髂窝点：髂嵴顶点垂直向下约 2cm。

3. 操作　①第 3 腰椎横突尖部：用 4 号针刀与脊柱呈 45° 进针，触及骨质部即为 L3 横突，纵向切割、铲剖 4 刀，患者常可有酸胀、触电感向下肢远端放射。②侧隐窝：在标定侧隐窝进针点的稍内侧 1 ～ 2mm 垂直皮面，平行身体纵轴快速刺入 3 号针刀，穿透皮肤之后，向内压低针柄5° ～ 10° ，缓慢进针刀，遇到骨质为关节突，再稍抬针柄，使针刀紧贴上关节突前内缘滑进约 2mm，紧贴骨面，提插切割 1 ～ 2 刀，手下有松动感时，退出针刀。③髂窝点：用 3 号针刀垂直刺入直达骨面，患者有剧烈的酸胀、放射感向下肢远端放射。以上治疗每周 1 次。每次术后 2 天创面不能沾水。治疗期间应卧硬板床，限制腰部过屈过伸活动，忌负重，注意腰部保暖，勿受寒。

【疗效】优 601 例，良 138 例，可 42 例，差 19 例，优良率 92.38%。

【讨论】腰椎间盘突出症是因腰椎间盘纤维破裂，髓核突入椎管引起，临床上以 L4 ～ L5 和 L5 ～ S1 之间的椎间盘突出最易发生。发病的内因是椎间盘本身退行性变、椎间盘有发育上的缺陷；外因则有很多，如劳损及受寒等，尤其是积累性劳损，是引起纤维环破裂的重要原因。腰椎间盘突出后，通过突出髓核压迫和牵拉神经根的机械性刺激、突出髓核髓液里的糖蛋白和 B 蛋白等对神经根的化学性刺激、椎间盘突出后自身的细胞免疫反应等因素，使受损的神经根缺血，发生纤维化和脱髓鞘变，从而产生神经根性痛和功能障碍。损伤周围软组织的高应力导致关节骨质增生与微小移位、脊柱生理曲度改变、脊柱侧弯及椎间盘高度的降低等病理变化，从而使脊柱椎间力学动态平衡失调，使椎间盘纤维环的不同部位承受着不同的应力，加速椎间盘的变性和纤维环的破坏。在此病理基础下，当局部压力突然增大，超过自身负荷，如腰扭伤等，就会导致腰椎间盘突出的发生。

针刀治疗椎间盘突出症的机理：①对每一个应力的脊椎运动节段起到横向松解和纵向减压作用。②松解椎间管外口就等于增加了神经根的蠕变率。③松解关节突关节囊可扩大椎间管，使侧隐窝得到松解。④侧隐窝的松解是解决神经根粘连简便而有效的方法。通过针刀切割松解了紧张的腰臀部肌肉、小关节突的关节囊，腰臀部肌肉松弛以后，血液循环得以改善，加快了致痛物质的吸收，疼痛症状减轻。再者，神经根受压后出现瘀血、水肿、渗出等反应，多发生在侧隐窝，早期是其支配区疼痛，后期因神经根的粘连，残留坐骨神经根分布区的酸麻不适。针刀切割侧隐窝粘连的软组织后，起到了消除水肿、加快致痛物质吸收、松解粘连的作用。

【来源】李成，刘艳玲.小针刀疗法治疗腰椎间盘突出症 800 例 [J].现代中医药，2010（6）：45-46.

五、吴灿军经验

【病例】32 例患者，男性 17 例，女性 15 例；年龄 26 ~ 66 岁；病程最长 10 年，最短 7 天。

【操作】

1. 体位 患者取俯卧位。

2. 定点 在 L3 ~ L4 或 L4 ~ L5 或 L5 ~ S1 腰椎棘突间、棘突旁小关节突或横突端处找到 3 ~ 4 个压痛点，用甲紫做标记。

3. 操作 常规消毒后予 2% 利多卡因 2mL 局部麻醉，戴无菌手套，铺无菌孔巾，按针刀四步操作规程，刀尖抵达治疗部位时手下有厚韧感和阻力感，先纵向切开，再横向剥离，手下感觉松动或剥离至骨面光滑无阻力即出针。每周治疗 1 次，连续 2 次为 1 个疗程。两个疗程后评定疗效。

【疗效】治愈 18 例，好转 10 例，未愈 4 例，总有效率 87.50%。

【讨论】中医学认为，本病多因肝肾亏虚，风、寒、湿邪侵袭，或劳损扭伤侵袭肾府，致筋脉失养，经脉瘀滞，不通则痛。西医学认为，腰椎间盘突出症是椎间盘变性，纤维环破裂，髓核突出，刺激或压迫神经根所表现的一种综合征。目前，腰椎间盘突出症的致病机制大致认为是由于突出的椎间盘组织机械压迫神经根后，造成其周围血液循环受阻，毛细血管渗透性增加，炎性致痛物质渗出，使神经根及周围组织产生无菌性炎症，导致粘连发生及组织变性，微循环进一步发生改变，从而出现腰腿痛等一系列症状。针刀是手术刀和针灸针巧妙结合的治疗器具，既具有中医方面的调节阴阳、疏通经络、镇定止痛的针刺功效，同时又兼备西医方面的切开瘢痕、剥离粘连、松解挛缩的手术刀作用。治疗腰椎间盘突出症，针对腰椎的外源性稳定系统进行干预，通过针刀的直接作用，剥离、疏通肌肉、韧带间的各种粘连，使肌肉、韧带得以松解、修复。由于针刀疗法解除了血管和神经的卡压，局部血供得以改善、恢复，局部致痛物质，如缓激肽、5-羟色胺等的含量降低，局部氧分压提高，促进消除炎症，有利于病变组织的修复。同时，应严格按"四步八法"精细操作，才能达到预期效果。针刀治疗技术的应用，为临床上治疗该病增添了一种崭新的治疗手段，具有疗程短、见效快、痛苦小、费用低、副作用少等优点，值得进一步推广运用。

【来源】吴灿军 . 小针刀治疗腰椎间盘突出症 64 例 [J]. 医学信息（中旬刊），2011（7）：2959-2960.

六、于秀鹏经验

【病例】56 例患者，男性 66 例，女性 90 例；年龄最小 20 岁，最大 72 岁；病程最长 15 年，最短 10 天。

【操作】

1. 体位　患者取俯卧位。

2. 定点　检查腰椎压痛点及腰椎间盘突出病变处棘突与棘突之间疼痛点，指压或甲紫做标记。

3. 操作　常规消毒，医者持针刀在椎间隙一侧和上下棘间选三点进针，松解 3 刀，然后松解横突间韧带，针刀必须以横突为依据，达到横突骨面，进行剥离和切割，直到韧带完全松解为止。棘突与棘突之间达到黄韧带处为准，然后再选择其他疼痛点及邻近粘连点，直到完全松解为止。出针用创可贴贴针孔处，再用手法复位，点秩边、承扶、委中、阳陵泉、昆仑，以疏通气血。每周 1 次，一般 5 次即愈。

【疗效】痊愈 108 例，占 69.2%；显效 28 例，占 17.9%；有效 14 例，占 9.0%；无效 6 例，占 3.8%。

【讨论】腰椎间盘突出症为纤维环破裂，髓核突出，直接压迫腰神经根，引起继发性无菌性炎症，产生致痛物质，对软组织的化学性刺激导致腰痛和典型坐骨神经痛及反射反应减弱、感觉减退等。利用针刀疏通松解、剥离粘连，消除无菌性炎症，改善局部血液循环，解除肌肉痉挛，松解韧带，为推拿复位创造了有利条件。牵拉可增宽椎间隙，降低椎间盘的压迫力（使椎间盘内负压增加），增加盘外压力，促使突出物回纳，恢复原来的力平衡，同时改变突出物的位置，调整与神经根之间的位置关系，解除对神经根的压迫，从而达到治愈目的。

【来源】于秀鹏 . 小针刀治疗腰椎间盘突出症 156 例 [J]. 中国民间疗法，2011（11）：23-24.

七、王金梅经验

【病例】40 例患者，男性 21 例，女性 19 例；年龄最小 24 岁，最大 65 岁，平均 42 岁；病程最短 2 天，最长 10 年，平均 1.3 年。

【操作】

1. 体位 患者取俯卧位，腹部垫枕。

2. 定点 取 A、B、C 点，分别于突出椎间盘同位棘突间旁开 0.5cm（黄韧带及侧隐窝治疗点）、1.5cm（关节突关节囊治疗点）、3 ~ 4cm（横突及椎间孔外口治疗点）。用甲紫做一点状进针标记。

3. 操作 术区按西医外科手术要求常规消毒、铺巾，医者戴一次性帽子、口罩和无菌手套。选用 3 号针刀，分别对准 A、B、C 点，刀口线与脊柱纵轴平行，垂直于皮肤快速进针，缓慢探索深入。A 点：先到达下关节突骨面，将针刀逐渐移到下关节突内缘，贴骨面向深处铲切 2 ~ 3 下，有突破感即可，一般深度不超过 0.5cm。患者有向下肢放射的酸胀感，若无，可将针刀贴下关节突内缘骨面继续缓慢深入 1.5cm 左右，若有触电感则出针停止治疗，若无触电感或放射感，可将针刀向内下方稍摆动 1 ~ 2 下，幅度不超过 0.5cm，出针按压。B 点：针刀到达关节突骨面前的最后一个突破感即为切割关节囊的刀感，提插针刀并行十字切割关节囊，最后将针刀斜向外侧，于关节突的外侧缘铲切 2 ~ 3 下，即可出针。C 点：针刀缓慢到达横突骨面后，在横突上缘贴骨面由外向内铲切至横突根部（4 ~ 5 下），然后退针刀，再从横突浅层由外向内推铲，最后出针。以上 3 点出针后均需按压 3 分钟，防止出血，用无菌纱布或创可贴敷治疗点，嘱患者平卧 4 ~ 6 小时。每 5 天治疗 1 次，3 次为 1 个疗程，疗程间休息 5 天。

【疗效】治愈 22 例，好转 16 例，无效 2 例，总有效率 95%。

【讨论】脊柱是一个有机的整体，不可分割，在治疗脊柱疾病时，要以中医的整体观与辨证论治为指导，树立脊柱整体观，重视辨证论治，以现代生物力学原理为基础，通过仔细触诊，查找诱发下肢放射痛症状的压痛点及指下感觉厚实、饱满、有条索状结节的部位，作为治疗靶点。

针刀疗法是将针刺疗法的针和手术疗法的刀融为一体，把两种器械的治疗作用有机地结合到一起，符合中医经络学理论和西医脊柱手术微创化理念。其主要作用一方面是局部效应，针对腰椎的外源性稳定系统进行干预，通过针刀的直接作用，剥离、疏通肌肉、韧带间的各种粘连，使肌肉、韧带得以松解、修复，从而恢复腰椎的动力平衡，动力平衡的重建有利于阻止、减缓腰椎间盘的退变，恢复破坏的静力平衡，从而调整、恢复整个腰椎的生物力学平衡；另一方面是全身效应，针刀具有针刺的效应，且得气感比针刺更强，能疏通经络，调节脏腑气血功能，激发体内调节作用，达到去痛致松的目的。

研究结果表明，针刀疗法治疗腰椎间盘突出症疗效显著，可有效缓解疼痛，且效果优于牵引法，值得推广应用。

【来源】王金梅，刘宝国.小针刀治疗腰椎间盘突出症临床观察 [J].中国针灸，2010（S1）：28-29.

八、王全贵经验

【病例】109 例患者，男性 63 例，女性 46 例；年龄最小 18 岁，最大 60 岁，平均 38.4 岁；病程最短 2 天，最长 15 年，平均 1.3 年。

【操作】

1. **体位**　患者取俯卧位，腹部垫薄枕。

2. **定点**　棘间隙、棘旁、关节囊、横突、臀部、坐骨神经出口、小腿外侧或后侧。

3. **操作**　选用 3% 的碘酒消毒并标记进针点，术区按西医外科手术要求常规消毒、铺巾，医者戴一次性帽子、口罩和无菌手套。选用自制针刀，根据患者情况，分别取以下进针点，刀口线与脊柱纵轴平行，垂直于皮肤快速进针，缓慢探寻深入至施术部位。各点具体操作如下：

（1）棘间隙进针点　于棘间正中刺入，突破棘间韧带达黄韧带外缘，患者感酸胀后出针。

（2）棘旁进针点　于棘旁 0.5cm 处进针刀达椎间孔，至黄韧带旁达下关节突骨面，将针刀逐渐移到下关节突内缘，贴骨面向深处铲切 2 ~ 3 下，有突破感即可，一般深度不超过 0.5cm，患者有向下肢放射的酸胀感。若无，可将针刀贴下关节突内缘骨面继续缓慢深入 1.5cm，有触电感则出针停止治疗，无触电感或放射感可将针刀向内下方稍做摆动 1 ~ 2 下，幅度不超过 0.5cm，出针按压。

（3）关节囊进针点　针刀到达关节突骨面前的最后一个突破感即为切割关节囊的刀感，提插针刀并行推剥切割关节囊，最后将针刀斜向外侧，于关节突的外侧缘铲切 2 ~ 3 下，即可出针。

（4）横突进针点　针刀缓慢到达横突骨面后，在横突上缘贴骨面由外向内铲切至横突根部（4 ~ 5 下），然后退针刀，再从横突浅层由外向内推铲，于横突下缘达横突下方触及神经根，有下肢及足部麻胀感即出针。

（5）臀部进针点　于臀上皮神经走行区进针刀，将臀肌纵向剥离，然后针刀达骨面，铲剥数下，患者有酸胀感即出针。

（6）坐骨神经出口进针点　确定坐骨神经出口以后，将针刀缓慢插入出口探寻坐骨神经，并轻轻剥离，松解梨状肌，患者有触电感后轻轻拔出针刀。注意勿损伤臀上、下动静脉。

（7）小腿外侧或后侧进针点　根据椎间盘突出的不同部位，可选择针刀进入小腿外侧或后侧肌肉组织松解，并探寻胫后神经及腓总神经分支，轻摆针刀，患者有触电感即可出针。

以上进针点出针后均需按压2～3分钟，防止出血，无菌纱布或创可贴外敷治疗点，嘱患者适当休养。每3～5天治疗1次，5次为1个疗程，1个疗程后进行疗效评价。

【疗效】临床治愈90例，好转15例，无效4例，有效率96.3%。

【讨论】西医学认为，腰椎间盘突出症是在腰椎间盘退变的基础上，因劳累、扭伤或其他原因诱发，椎间盘受损，纤维环后突，压迫神经脊髓出现腰腿痛症状，严重者可影响二便。本病属中医学"痹证"范畴，多因肝肾不足、感寒劳损，致局部气滞血瘀，不通则痛。

大量临床资料显示，非手术疗法（包括针刀）治愈的大部分患者复查CT、MRI，椎间盘突出部分依然存在，复于原位的现象较少见，说明该病的治疗并非一定要去除或还纳突出的髓核。针刀疗法是将针刺疗法和手术松解法有机地结合为一体，一方面可利用针的作用，疏通气血，活血化瘀，通则不痛；另一方面可利用刀的切割松解作用，松解粘连，解除卡压，改善循环，消除无菌性炎性症状，以松致通，通则不痛。针刀松解黄韧带和侧隐窝，既松解了挛缩、增生的黄韧带，也降低了椎管内的压力，椎管内血循环得以改善，无菌性炎性反应消退，从而减轻对神经根的刺激和卡压，使疼痛缓解或消失。松解关节囊及脊神经后内侧支穿过的乳－副突管韧带，使关节囊内压降低，关节囊内无菌性炎性反应消退，消除对脊神经根和脊神经后内侧支炎性刺激和卡压，使腰腿痛症状迅速缓解。治疗椎间孔外口的神经根及脊神经后外侧支，在椎间孔外口有一个由横突间韧带向内延续的膜性结构纤维隔，此纤维隔与关节突及椎弓根等组织共同围成骨－纤维管，神经根等组织由内穿出。针刀松解了横突间韧带及椎间孔外口的骨－纤维管，同时触及神经根，目的是使神经根穿出椎间孔外口的骨－纤维管时所受到的炎性刺激及卡压得以消除，从而使疼痛和麻木得以减轻乃至消失。有学者已在人体标本上证实了该治疗机制。通过松解周围神经走行区的肌肉及韧带，减轻或者消除周围神经的卡压，使周围紧张挛缩的肌肉或韧带组织松弛，使疼痛、麻木缓解。相关研究也证明，通过松解局部软组织的高应力点，可降低软组织异常增高的张力，明显缓解局部疼痛。

针刀治疗后加强自我保健，注意正确的姿势，则复发的可能性极小，远期疗效理想。本研究证实了针刀治疗腰椎间盘突出症的临床治愈率、总疗效与手术治疗相当，且远期疗效理想，值得临床推广。

【来源】王全贵，林惜玉，燕新秀，等．针刀与手术治疗腰椎间盘突出症疗效对照观察［J］．中国针灸，2011（8）：743-746.

第3腰椎横突综合征

一、谢清芳经验

【病例】50例患者，男性32例，女性18例；最小17岁，最大55岁，平均年龄35岁；病程最短15天，最长20年。

【操作】

1. **体位**　患者取俯卧位，腹下垫枕。

2. **定位**　第3腰椎横突尖与同侧第2、3腰椎至第3、4腰椎脊柱小关节各定一点，形成一个等腰三角形。

3. **操作**　常规消毒、铺巾，在局麻下，于第3腰椎横突尖（即压痛点处），以刀口线与人体纵轴线平行刺入，使针刀直达第3腰椎横突尖，用横向剥离法，向外剥离至尖部，然后调转刀口线90°，沿第3腰椎横突下缘，用提插刀法切割2～3刀，至横突间韧带有松动感，出针。然后再进行第2、3至第3、4关节突纵向疏通松解，横向切割2～3刀。针刀术后做腰部侧扳法，屈髋屈膝压腰法。

术毕嘱患者平卧10～15分钟，口服独圣活血胶囊，每日3次，每次3粒，服1～2周，并避免搬抬重物。

【疗效】均属优、良，无1例差。一般治疗1次，最多为2次。

【讨论】由于第3腰椎横突在所有横突中最长，有众多大小不等的肌肉附着，相邻横突间肌，横突尖端与棘突之间有横突棘肌，横突前方有腰大肌及腰方肌，横突背侧有竖脊肌，胸腰筋膜中层附着于横突尖，因腰部活动幅度大，受到的牵拉力也最大，此处最易受损。损伤时毛细血管出血，肌纤维断裂，在自我修复的过程中，会出现肌肉的变性、粘连、瘢痕、痉挛、堵塞等。长期反复受损，继而局部出血、充血水肿、机化、粘连，对相应部位的神经、血管产生卡压，从而产生相应的临床症状。

"△"形针刀的作用原理："△"形定点是根据脊柱相关区带病学理论，通过临床实践证实，针刀方法就是较为彻底地松解局部有关病变的软组织。第3腰椎横突综合征"△"形松解术的设计，是通过点－线－面综合整体破坏网眼病理构架，即松解病变软组织的粘连、瘢痕、挛缩与堵塞集中部位，并部分切断彼此的连线，即对不同层次、不同组织间的粘连点、瘢痕点进行切割松解。再运用手法松解病理构架中各组织间的残余粘连，同时也纠正了脊柱小关节错位，调整了脊柱力的动态平衡。然后应用药物理疗，促进了局部的新陈代谢，加速代谢产物的吸收，进一步巩固了针刀疗效。

总之，"△"形针刀治疗第3腰椎横突综合征，能够较为彻底地破坏第3腰椎横突的病理框架结构，松解局部的粘连、瘢痕、挛缩与堵塞，临床疗效显著，不失为一种行之有效的好方法。

【来源】谢清芳，杨林，朱远相，等."△"形针刀术治疗腰3横突综合征 [A]. 中国针灸学会微创针刀专业委员会. 中国针灸学会微创针刀专业委员会成立大会暨首届微创针刀学术研讨会学术论文集 [C]. 中国针灸学会微创针刀专业委员会，2009：2.

二、李荣强经验

【病例】120 例患者，男性 73 例，女性 47 例；年龄 20 ～ 58 岁；腰部单侧发病者 52 例，双侧同时发病者 68 例；单纯腰部疼痛者 81 例，有下肢放射痛者 39 例，单侧放射痛 16 例，双侧放射痛 23 例。

【操作】

1. 体位 患者俯卧于治疗床上。

2. 定点 根据患者髂嵴最高点定出第 4 腰椎棘突，再向上移一个棘突即第 3 腰椎棘突，在第 3 腰椎棘突旁开 4cm 左右找到第 3 腰椎横突尖的位置，寻找明显疼痛点并做标记。

3. 操作 局部常规碘酒消毒，酒精脱碘，铺洞巾，医者持 4 号针刀于标记处进针，刀口线应与脊柱平行，针刀进至第 3 腰椎横突的尖端并抵住，紧贴横突尖端进行纵向铲剥 3 ～ 5 下，再横向纵切 1 ～ 2 下即可出针。出针后无菌纱布按压针孔片刻，用无菌创可贴覆盖。1 周治疗 1 次，2 次为 1 个疗程，一般治疗 1 个疗程，6 个月后随访评定疗效。

【疗效】痊愈 84 例，显效 35 例，无效 1 例。

【讨论】人在生长发育的过程中，正常生理前凸的存在致使第 1、2 腰椎椎体逐渐变成前窄后宽，第 4、5 腰椎椎体则变为前宽后窄，而第 3 腰椎处在中间，前后宽窄接近一致。背阔肌的髂腰部分纤维止于第 3 腰椎横突，腰大肌的部分肌纤维也止于此处，骶棘肌的一部分肌纤维也止于此，肌肉附着的同时也带来反复牵拉。第 1、2 腰椎横突外侧有下部的肋骨覆盖保护，第 4、5 腰椎横突深居于髂骨内侧受到保护，而第 3 腰椎横突没有被覆盖就没有了保护，容易受损；加上正常的生理解剖是第 2 腰神经根的后支紧贴第 3 腰椎横突尖端的后方通过，当人体弯腰及左右旋转活动时就会刺激或者磨损此神经。该神经受到刺激，其支配区就会产生相应的临床症状，如支配区麻木疼痛等。第 2 腰神经根的后支长期受到刺激也会影响第 2 腰神经根的前支，所以很多患者也会出现臀部及大腿前侧不适的症状。股外侧皮神经的一部分从第 3 腰椎横突前侧的深层通过，且分布到对应侧的膝部和大腿的外侧部，加上第 3 腰椎横突较其他腰椎的横突长，第 3 腰椎横突处的病变能使股外侧皮神经受到刺激，产生大腿外侧的不适或者疼痛。因第 3

腰椎横突最长，腰椎前屈后伸，左右旋转时两侧横突所受牵拉应力最大，故所受杠杆作用最大，在其上所附着的韧带、肌肉、筋膜、腱膜承受的拉力也是最大，这样第3腰椎横突就较其他横突更易产生劳损。再者，当附着于横突的肌纤维组织损伤时，组织就要进行修复，修复的同时就会产生粘连及瘢痕，粘连与瘢痕的形成又会加重临床症状。

针刀疗法是一种介于手术疗法和非手术疗法之间的闭合性松解术。治疗时切口小，不用缝合，对人体组织的损伤也小，且不易引起感染，无不良反应，患者也无明显痛苦和恐惧感，术后无需休息，疗效显著，时间短，费用低，患者易于接受。治疗的关键就在于第3腰椎横突的特殊位置，因此在治疗过程中第3腰椎横突尖端的定位非常重要。针刀进行局部松解可疏通阻滞，流畅气血，剖开韧性结节，镇痉止痛，松解粘连组织，解除神经卡压状态，使肌肉韧带得到恢复。

【来源】李荣强.单纯汉章针刀治疗腰三横突综合征的疗效观察 [J].临床合理用药杂志，2013（24）：98.

三、张立勇经验

【病例】46 例患者，男性 25 例，女性 21 例；年龄最小 18 岁，最大 62 岁，平均 41 岁；病程最短 3 个月，最长 14 年，平均病变 2.5 年；单侧病变 35 例，双侧病变 11 例。大多数为经过针灸、封闭等治疗无效者。

【操作】

1. **体位**　患者取俯卧位，腹部下面垫一软枕。

2. **定点**　L3 两侧横突、L3 棘上韧带，以及 L2 ～ L3、L3 ～ L4 棘间韧带。

3. **操作**　首先松解两侧 L3 横突尖部，在 L3 棘突中点旁开 3cm 处的横突尖部找到敏感压痛点，在压痛点内 0.5cm 处用甲紫标记。术区皮肤常规消毒，铺无菌洞布，医者戴无菌手套，刀口线与脊柱纵轴平行，双手持针刀迅速突破皮肤，再缓缓推进针刀，边推边询问患者有无刺痛、放射性麻木等异常感觉，如果有异常感觉，将针刀向上拔出 1cm 左右，调整方向再继续进针刀，直达横突骨面，刀体慢慢向外移动，当感觉刀尖部有落空感时，即到达横突尖部，在此用提插刀法切割横突尖部的粘连和瘢痕 2 ～ 3 刀，然后调转刀口线 90°，紧贴横突骨面，分别用针刀提插切割横突上下缘的横突间韧带 2 ～ 3 刀，深度不超过 0.5cm。其次，松解 L3 棘上韧带，L2 ～ L3、L3 ～ L4 棘间韧带。刀口线与脊柱纵轴平行，从棘突顶点中线进针刀，到达骨面后，纵疏横剥 2 ～ 3 刀，范围不超过 0.5cm，再调转刀口线 90°，用提插刀法分别切割 L2 ～ L3、L3 ～ L4 棘间韧带 2 ～ 3 刀，深度不超过 0.5cm。出针后用棉签压迫针孔片刻，无出血时，再用创可贴贴敷。嘱患者术区 3 天不要沾水，以防感染。术后让患者背部靠墙站立，全身放松，医者用左手手掌托住患侧腹部令其慢慢弯腰，同时用右手手掌压住患者背部，当弯腰至最大限度时，令患者深吸一口气，然后突然用力压患者背部1次，最后让患者双手分别掐住同侧的L3横突做腰部过伸运动5～8次。针刀治疗每7天1次，3次为1个疗程，1个疗程后统计疗效，随访半年。

【疗效】痊愈31例，其中1次治愈18例，2次治愈10例，3次治愈3例，治愈率67.4%；好转15例，占32.6%；无效0例；总有效率为100%。在治愈的31例患者中，随访半年有1例复发。

【讨论】L3横突综合征是临床上比较常见和难治的腰痛疾病之一，针灸、推拿、封闭等治疗方法均达不到松解横突粘连的目的，故临床疗效不理想。针刀疗法能有效地松解L3横突粘连，有立竿见影的效果，临床上这种只针对横突局部压痛点的常规针刀松解方法，虽然见效快，但往往复发率高。在针刀临床实践的基础上，按照中医整体观和针刀医学网眼理论的指导，总结并设计"十字"形针刀松解法，从整体上治疗该病，明显降低了复发率，提高了临床疗效。针刀医学网眼理论认为，L3横突综合征是因为L3棘上韧带，以及L2～L3、L3～L4棘间韧带及L3横突周围软组织急慢性损伤，损伤组织出现粘连、瘢痕、挛缩，导致腰部力学系统受力异常，L3两侧横突力平衡失调，加重了横突周围的软组织粘连，最终引起以腰痛为主要临床症状的L3横突综合征。根据网眼理论，取以上软组织损伤点为松解靶点，将两侧横突点和L3棘突顶点，以及L2～L3、L3～L4棘间韧带中点分别用一条直线连接起来，这两条直线刚好在L3棘突顶点交叉成一个"十字"，故取名为"十字"形松解法。"十字"形针刀松解法是通过点－线－面综合整体松解，彻底破坏L3横突网眼病理构架，即针刀松解病变软组织的粘连、瘢痕、挛缩最严重、最集中的部位，并部分切断或松解它们彼此间的连线，从而达到治愈的目的。

采用微针刀治疗L3横突综合征，具有疼痛轻微、创伤小、对正常组织损伤少等优点。微针刀的刀刃比传统针刀小1/3～2/3，正由于刀刃细微，在松解病变处靶点时，不易伤及靶点附近的血管、神经等正常组织，即使不慎伤及正常组织，损伤也轻微，不会造成严重后果，还能够较大程度消除患者对针刀的恐惧感，弥补了过去针刀治疗以一种短暂的剧痛来解除另一种长期的慢性病痛的缺陷，同时避免了常规针刀操作需局部麻醉所带来的风险。传统针刀疗法操作时使用局部麻醉虽然可以消除患者的疼痛，但患者感受不到针刀松解粘连、瘢痕时所产生的酸、麻、胀、重感，针刀对经络的刺激作用明显降低，尤其是当针刀触及重要血管和神经时，患者由于局麻而无任何知觉，这样很容易损伤神经和血管，导致不必要的医疗事故。

针刀术后配合手法治疗，术后未完全松解的残留在L3横突尖端的粘连和瘢痕，在脊柱突然前屈时所产生力的作用下完全彻底地从横突尖上剥离，以达充分松解的目的。

综上所述，微针刀"十字"形松解法配合手法治疗L3横突综合征，不仅操作简单、方便，而且见效快、疗效稳定、复发率低，不失为一种治疗 L3 腰椎横突综合征行之有效的方法，值得在临床上大力推广和应用。

【来源】张立勇，邵湘宁，彭文桂.微针刀"十字"形松解法配合手法治疗腰三横突综合征 46 例 [J]. 中医药信息，2014（2）：99-101.

四、董玉喜经验

【病例】50 例患者，男性 28 例，女性 22 例；年龄 18 ～ 65 岁，平均 32.5 岁；病程 7 天至 10 年，平均 7.2 个月；单侧患病 35 例，双侧患病 15 例。

【操作】

1. **体位** 患者取俯卧位。

2. **定点** 在第 3 腰椎横突尖部找准敏感压痛点或结节、条索等阳性反应物，用甲紫标记。

3. **操作** 取 1% 利多卡因 4mL、维生素 B_{12} 0.5mg 混合均匀后于标记处垂直进针，直达痛觉敏锐的骨面，回抽无血即注入；然后医者左手拇指压在标记处，右手持针刀（刀口线与人体纵轴平行），紧贴左手拇指缘快速进针，当刀口接触骨面时，再移刀锋至横突尖端，先纵切 2 ～ 3 刀，再横向铲剥，肌肉和骨尖之间有松动感时出针，用掌根按压针孔 3 ～ 5 分钟，贴创可贴保护。未愈患者 1 周后重复上述治疗，最多不超过 3 次。

【疗效】治愈 37 例，占 74.10%；好转 12 例，占 24.10%；无效 1 例，占 2.0%；总有效率达 98.0%。3 个月后随访，复发 2 例，复发率达 4.0%。

【讨论】现代解剖学表明，人体的腰椎通常呈生理性前凸，第 3 腰椎位于前凸的顶点，同时它又是 5 个腰椎的中心，在腰部活动中的作用显得尤为重要。第 3 腰椎横突最长，所受杠杆作用最大，附在其上的韧带、肌肉、筋膜承受的拉力也最大，这就决定了其容易受到损伤，从而出现以局部压痛为主症的综合征。第 3 腰椎横突综合征属中医学"腰痛""痹证"的范畴，肾虚血瘀是其根本病因，风寒湿邪为其诱因，最终可导致脉络瘀阻、筋脉拘挛、闭阻不通。

中医学认为，针刀疗法能通过病所（阿是穴）疏通经络、调节经气而产生治疗作用，把传统针刺疗法的针和现代手术疗法的刀有机地融为一体，变开放手术为闭合手术，对正常组织干扰少，几乎无损伤，无不良反应，使症状迅速缓解和消失，且方法简便，可重复施术。针刀在第 3 腰椎横突尖部进行剥离和松解，使得此处骨肉粘连剥开，肌肉松解，往往能立竿见影，消除症状；辅以局部注射药物可以促进瘢痕粘连、挛缩、水肿等消退，并有止痛和减少针刀术后反应的作用，同时注射针对组织损伤少。以上方法对防止针刀定位不准而产生异常损伤有积极意义。针刀对本病的治疗具有损伤小、疗程短、见效快、复发率低等优点，值得临床推广使用。患者在治疗期间，应避免受凉及长期弯腰动作，并保持腰椎正常的向前生理弧度，可提高疗效。缓解期可适当行腰背肌功能锻炼，以巩固疗效，减少复发。

【来源】董玉喜，吴绪平，陈艳明. 小针刀治疗第 3 腰椎横突综合征 50 例 [J]. 中国针灸，2010（S1）：75.

五、张彦经验

【病例】66 例患者，男性 48 例，女性 18 例；年龄最大 60 岁，最小 26 岁，平均 40 岁；病程最长 13 年，最短 1 周；单侧病变 24 例，双侧病变 42 例；伴下肢症状 18 例。

【操作】

1. 体位　患者取俯卧位。

2. 定点　医者用左手拇指与其他四指分开约 90°，四指合拢，将"虎口"部位即拇食指之间置于患者的肋弓下，拇指向下按压可触及一骨端，找到第 3 腰椎横突压痛敏感点。

3. 操作　医者左手拇指按痛点，右手持针刀，刀口线与人体纵轴平行快速刺入，当接触骨面或病灶区域，患者可有明显的酸胀痛感，此时朝向横突尖部做横向疏通剥离，待刀下有松动感时出针，用棉球按压片刻，消毒后贴创可贴。术后 3 天不易劳累且术部不能浸水，以防感染。无需口服药物。多数患者 1 次治愈，如未愈者 5~6 天后进行第 2 次治疗，但最多不超过 3 次，3 个月后随访。

【疗效】治愈 61 例，好转 5 例，未愈 0 例，总有效率 100%，且随访 3 个月无复发。

【讨论】第 3 腰椎位于腰椎生理前凸的顶点，在腰椎横突中最长，又处于腰椎的中段，起到加强腰部的稳定性和平衡作用，其上有许多肌肉、韧带、筋膜附着，横突前侧有腰大肌和腰方肌，尖部有胸腰筋膜，还有神经血管束从中穿过。第 3 腰椎还是活动中心，为腰椎前屈后伸、左右旋转时的活动枢纽，其两侧横突所受拉应力最大。当人体在持久的弯腰屈伸活动时，第 3 腰椎横突尖部就会摩擦损伤附着在横突尖端的肌肉、韧带、筋膜，引起毛细血管出血，肌肉纤维撕裂。人体在自身修复时，在一定条件下肌肉内部会产生瘢痕，与第 3 腰椎横突尖部粘连，限制胸腰筋膜和髂棘肌的活动，当人体做用力弯腰或劳动时，深筋膜和髂棘肌受到牵拉而进一步损伤，局部组织产生渗出、肿胀、充血等无菌性炎症，压迫和刺激脊神经后支的外侧束，引起所支配的肌肉痉挛。如反复受损，水肿渗出，则局部组织变性、机化、瘢痕粘连。

有学者通过实验认为，针刀治疗通过"刀"的良性刺激，可调节血管活性物质，改善局部血液循环，加速病理组织的消散和吸收，促进组织修复，从而恢复局部的力学平衡状态，达到缓解疼痛、治愈疾病的目的；另一方面也可通过"针"的作用，疏通经络、调畅气血。因此，针刀松解法对第 3 腰椎横突综合征大鼠血管活性物质的合成与分泌具有良性调节作用，使其恢复到正常水平，从而使炎症局部循环障碍得到改善。

针刀可直达病灶，疏通剥离肌肉、韧带、神经、血管间的各种粘连，解除被卡压的血管神经束，恢复肌肉的动态平衡，改善局部血液循环，促进炎症吸收，缓解疼痛，达到治愈疾病的目的。

【来源】张彦，安玉蓉.小针刀治疗第 3 腰椎横突综合征疗效观察 [J].中国伤残医学，2013（8）：135-136.

六、杜春红经验

【病例】268 例患者，男性 156 例，女性 112 例；年龄最大 65 岁，最小 18 岁；病程最长 16 年，最短 2 个月；单侧发病 169 例，双侧发病 99 例。

【操作】

1. **体位**　患者取俯卧位。

2. **定点**　第 3 腰椎横突。

3. **操作**　常规消毒，在压痛明显的第 3 腰椎横突尖端以内 0.5cm 处进针，针刀体与皮肤垂直，刀口线与脊柱纵轴平行，针刀到达骨面后，在横突尖端内侧 1cm 处先纵向切开 2～3 刀，然后横向铲剥，直至感觉横突尖端上的粘连全部松解为止。拔出针刀后，压迫针孔片刻，外敷创可贴。

【疗效】优 226 例，良 36 例，差 6 例，优良率为 97.8%。

【讨论】第 3 腰椎横突综合征的主要病理变化是横突尖端的粘连，导致顽固性局部腰痛和功能活动障碍。根据软组织疼痛学说中"以松治痛"的原则，通过针刀可直入病所，能切开和松解粘连、瘢痕的肌肉、筋膜、韧带等组织，改善局部新陈代谢，促进恢复。此外，由于针刀有针的穴位刺激作用，使气血宣通，疏通经络，通则不痛，从而起到针到病除的作用。实践表明，本法操作简便，疗效优良，值得临床使用。

【来源】杜春红，王成芳.小针刀治疗第 3 腰椎横突综合征 268 例 [J].浙江中医杂志，2011（4）：245.

七、白和平经验

【病例】118 例患者，男性 73 例，女性 45 例；年龄 20～81 岁；单侧病变 32 例，双侧病变 86 例；伴有腰椎间盘突出症 89 例；病程最短 4 天，最长 20 年。

【操作】

1. **体位**　患者取俯卧位，腹下垫薄枕。

3. **定点**　第 3 腰椎横突压痛点，用甲紫标记。

3. 操作　局部皮肤常规消毒，用 1% 利多卡因局部麻醉。摸准第 3 腰椎棘突顶点，在第 3 腰椎棘突中点旁开 3cm 处定位，刀口线与脊柱纵轴平行，针刀经皮肤、皮下组织，直达横突骨面，刀体向外移动，当有落空感时，即到第 3 腰椎横突尖，在此用提插刀法切割横突间的粘连、瘢痕 2 ~ 3 刀，深度不超过 0.5cm，以松解腰肋韧带在横突尖部的粘连和瘢痕；然后调整刀口线 90°，沿第 3 腰椎横突上下缘用提插刀法切割 2 ~ 3 刀，深度不超过 0.5cm，以切开横突间韧带。出针后以创可贴敷上并压迫针孔片刻即可。如果 1 次操作效果不理想，1 周后可以给予第 2 次针刀治疗。为防止再度粘连影响疗效，术后做前推后拉侧扳法，有时可闻响声，然后做弯腰曲背活动。

【疗效】 治疗 20 天后对患者疗效进行评价，痊愈 91 例，占 77.1%；显效 26 例，占 22.0%；无效 1 例，占 0.9%。总有效率 99.1%。

【讨论】 第 3 腰椎横突综合征是常见的腰背痛疾病之一，以急慢性肌筋膜损伤为主。本病系常见的软组织疼痛性疾病，多见于瘦高体型的患者，因其腰肌不发达，加之第 3 腰椎横突特殊的解剖位置关系是本病发生的内在因素，慢性劳损则是该病的主要外因。正常腰椎呈生理性前凸，第 3 腰椎又是腰椎生理前凸最突出的地方。在传导重力时，常以第 3 腰椎为活动中心，成为腰椎前屈、后伸、左右侧弯和左右旋转活动的枢纽；第 3 腰椎两侧的横突最长，所承受的杠杆力也最大，其两侧横突附着有腰大肌和腰方肌的起点及腹横肌、背阔肌的深部筋膜，活动度最大。腰部和腹部肌肉强力收缩时，此处受力最大，易致附着的肌肉撕裂损伤，因损伤后局部产生炎性肿胀、充血、液体渗出等病理变化，激发无菌性炎症，使邻近神经或组织发生纤维变性，引起第 3 腰椎横突综合征。炎性反应和瘢痕组织可刺激或压迫穿过周围软组织的神经和血管，特别是臀上皮神经、股外侧皮神经而引起一系列的临床症状。

针刀疗法是现在疼痛治疗的常用方法之一，它是在中医传统针灸理论和西医学理论的基础上，根据生物力学的观点，用于治疗慢性软组织损伤等原因引起疼痛性疾病的一种方法，即针与刀相结合形成的一种闭合性、微创伤性手术疗法，具有见效快、损伤小、方法简单、经济实用等特点。针刀是由金属材料做成的在形状上似针又似刀的一种用具，是在古代九针等基础上，结合西医学外科手术刀而发展形成的，是与软组织松解手术有机结合的产物，已有 20 多年的历史。针刀疗法的优点是治疗过程操作简单，不受环境和条件的限制，治疗时切口小，不用缝合，对人体组织的损伤也小，且不易引起感染，无不良反应，患者也无明显痛苦和恐惧感，术后无需休息，治疗时间短，疗程短，患者易于接受。针刀治疗第 3 腰椎横突综合征就是作用于第 3 腰椎横突局部，通过切割分离，使组织瘢痕或粘连得到松解，恢复第 3 腰椎的自然活动度，同时配合手法复位来恢复腰椎的正常功能。本治疗中总有效率达到 99.1%，说明针刀治疗第 3 腰椎横突综合征是一种切实可行的手段。

【来源】白和平，张彦珂. 针刀疗法治疗腰三横突综合征 118 例 [J]. 中国医药指南，2011（16）：326-327.

八、朱宏伟经验

【病例】230 例患者，男性 105 例，女性 125 例，女性明显多于男性；年龄最大 55 岁，最小 18 岁；病程 20 年以上者 8 例，10 ~ 20 年者 36 例，5 ~ 10 年者 88 例，5 年以内者 98 例；单侧病变 98 例，双侧病变 132 例；伴腰椎间盘突出 67 例，伴臀上皮神经卡压综合征 88 例，伴腰椎管狭窄症 15 例。

【操作】

1. 体位　患者取俯卧位，腹下垫枕。

2. 定点　取第 2 腰椎与第 3 腰椎棘间旁开 4 ~ 5cm，第 3 腰椎横突尖为治疗点，用甲紫标记。

3. 操作　局部皮肤消毒后铺无菌洞巾，医者戴无菌手套，右手持 3 号针刀，刀口线与人体纵轴平行，斜向内侧快速刺入皮下，到达横突尖部后纵横各松解 3 ~ 6 刀，手下会有一种轻微切开感，既把病变组织切开、剥离，又不伤害正常组织。医者手下有松动感时出针刀，然后行手法治疗：患者侧卧，患侧在上，下腿伸直，上腿弯曲后将脚背放在下腿腘窝部，上手臂放在同侧，下手放在上手的肩部，医者面向患者站立，接触手压紧患侧腰椎后关节，同时以后腿的大腿部向前顶压患者上腿的小腿外侧，直至接触手感到力量达到接触点为止，完成由下到上的锁定，随即固定上肩，医者以头部带动上身下压，以瞬间的力量传导至接触点，听到咔的响声则完成。未痊愈者 7 ~ 10 天后再做治疗，一般 1 ~ 3 次可痊愈。临床症状解除后，让患者注意休息，每天坚持压腿，以恢复腰背肌的韧性。

【疗效】经 1 ~ 3 次治疗后，痊愈 222 例，显效 8 例。

【讨论】针刀医学认为，治疗脊柱相关区域内的软组织损伤，并整复脊柱相关节段错位的椎间关节，重建脊柱的生物力学平衡和体液的生物化学平衡，恢复神经传导功能和体液代谢功能，能达到治疗脊柱相关疾病之目的。相关研究也证明，通过松解局部软组织的高应力点，可降低软组织异常增高的张力，明显缓解局部疼痛。用针刀在横突尖部骨面上做松解粘连，横向切割，改善局部微循环，可获得立竿见影的效果。术后行手法调整腰椎关节，使腰椎曲度趋向合理，而术后的康复性功能锻炼，可重建腰椎的力学平衡，维持正常的生理曲度，减轻腰肌紧张度，增加柔韧性，更好地保护腰椎，从而达到减少复发的目的。

【来源】朱宏伟. 针刀配合手法治疗腰三横突综合征 230 例疗效观察 [J]. 中国医药指南，2013（24）：279-280.

九、姜丰山经验

【病例】43例患者，男性26例，女性17例；年龄16～69岁，平均年龄33.08岁；单侧腰背疼痛者37例，双侧腰背疼痛者6例；病程最短者3周，最长者2年，其中1个月以内3例，1～6个月20例，6～12个月12例，12个月以上8例；有明确外伤13例，余均无明确外伤史；未经任何治疗初诊病例20例，经针灸、理疗、推拿、拔罐等治疗14例，经局部注射治疗9例。

【操作】

1. **体位**　患者取俯卧位，腹下垫方枕，使腰背部略后突，以便容易触及第3腰椎横突尖端及便于施术。

2. **定点**　同治疗体位，在X线透视下，做好标记。

3. **操作**　摆好体位，医者戴口罩和无菌手套，以定点为中心于直径10cm范围皮肤常规外科消毒，铺无菌孔巾。以0.25%利多卡因注射液，行退出式局部浸润麻醉，针尖深度不超过横突尖端腹侧骨面。依据病情，分别在横突尖端上、外、下缘背侧骨面软组织附着处行切开剥离术，刀口线与躯干纵轴平行，针刀体与皮肤垂直刺入，通过皮下组织、胸腰背筋膜及竖脊肌，到达横突尖端背侧骨面后，针刀柄略向腰背正中线倾斜，调整刀口线至横突尖端，在尖端外缘与软组织交界处行切开剥离术，同样方法在横突尖端上、下缘分别切开剥离。切记刀口线紧贴横突尖端背侧骨面，不宜超过横突尖端腹侧骨面。术毕，针孔处无菌敷贴。术后48小时避免针孔处皮肤触水。每次施术间隔7~10日。患者背靠墙体站立，做屈躯弯腰功能练习，范围可稍大于治疗前的角度，翌日起进行渐进性屈躯弯腰练习。

【疗效】治愈30例，显效9例，有效3例，无效1例，总有效率97.7%。经6～36个月随访，平均随访时间23.4个月。43例中施术1次者28例，施术2次者9例，施术3次者5例，仅有1例施术3次后征象略有改善，后期仍复发腰背疼痛。

【讨论】本病好发于青壮年、从事体力劳动和爱好较剧烈的体育运动者，从相关腰椎横突解剖得知，附着于第3腰椎横突上的肌肉不正常地收缩或牵拉，使肌肉协调性破坏，进而使肌肉、筋膜、腱膜损伤，造成出血和浆液性渗出等改变。急性损伤如处理不当或慢性劳损，可引起横突尖端周围软组织瘢痕粘连、筋膜增厚、肌腱挛缩，以及附着于骨骼周围的软组织出现无菌性炎症反应、化学性刺激导致腰背部疼痛。日常生活中腰部屈伸活动时，增加了第3腰椎横突尖端摩擦和损伤腰部软组织的机会。依据软组织外科学和针刀医学关于慢性软组织损害的理论，采用针刀术将其尖端周围粘连松解、瘢痕刮除，使第3腰椎横突尖端周围软组织无菌性炎症反应消失而获得了新的动态平衡，进而获得了满意的疗效。

【来源】姜丰山，徐如彬.针刀术治疗腰3横突尖端慢性软组织损害 [J].颈腰痛杂志，2010（2）：159.

十、孔祥生经验

【病例】60 例患者，男性 26 例，女性 34 例；年龄 21 ~ 67 岁，平均 40.6 岁；病程最短 1 周，最长 5 年，平均 3 个月。

【操作】

1. 体位　患者取俯卧位，腹下垫枕。

2. 定点　第 3 腰椎棘突旁 2 ~ 5cm 处，可触到横突尖端有明显的压痛点或大小不等的结节，标注记号作为施术进针点。

3. 操作　医者用右手拇指和食指拿住针柄，右手中指尖扶针刀体中部控制针刀速度与深度，避免突然刺入过深而出现危险。斜刺要领：针刀穿过皮肤及浅筋膜层后，用右手拇指和食指拿稳针刀柄，右手中指尖顶住进针点的周围皮肤以控制进针深度，针刀体应保持斜行方向，使针刀刺入到病变的最痛点、条索或硬结上。针刀刺入到病变条索后，局部有轻度酸胀感，轻轻摆动针刀体，沿着第 3 腰椎横突尖部纵切，大多数患者在数秒钟后就会出现条索软化，压痛点明显消失。原则为痛点消失及硬结、条索基本软化或全部软化。治疗 2 个疗程。

【疗效】第 1 次治疗治愈 51 例；9 例患者接受第 2 次治疗后，治愈 5 例，显效 3 例，好转 1 例。两个疗程共计治愈 56 例，显效 3 例，好转 1 例，无效 0 例。

【讨论】针刀疗法可以降低患者痛苦，但如果过度使用剥离、铲削等操作，会使患者的痛苦加大、损伤感染机会增多、心理负担增加。以针刀斜刺手法治疗第 3 腰椎横突综合征，每次选择重要的一两个点治疗，可以起到事半而功倍的效果，操作简便、安全，痛苦极小，较传统直刺针刀法疗效更好，对其他软组织损伤也有广泛前景。

【来源】孔祥生，宋寒冰，姜益常.针刀斜刺法治疗腰三横突综合征临床观察 [J].针灸临床杂志，2012（1）：36-37.

十一、胥国宏经验

【病例】84 例患者，年龄 26 ~ 65 岁；男性 62 例，女性 22 例；病程 15 天至 3 年；单侧疼痛者 23 例，双侧 61 例；仅以腰痛为主者 59 例，伴有下腹部、会阴部、髋部、下肢部放射痛者 25 例；从事重体力劳动者 21 例，轻体力工作者 63 例；体重指数（BMI）> 24 者 59 例，> 28 者 41 例；有明确外伤史者 63 例。患者均接受过药物内服外贴、按摩、理疗、封闭等治疗，效果不能持久。

【操作】

1. 体位 患者取俯卧位，腹下垫薄枕。

2. 定点 X线片测量：正位片定点，在腰椎正位片上做两侧髂嵴最高点连线，与腰椎正中线交点为 C；做两侧第 3 腰椎横突尖连线，与腰椎正中线交点为 B；第 3 腰椎横突尖定点为 A。用直尺测量 AB、BC 长度，关节角度尺测量∠ABC 度数。侧位片测定参考深度，测量皮肤到第 2、3 腰椎椎间孔后缘的距离。以上数值根据 X 线片缩放比换算成实际数值。

3. 操作 用甲紫仔细认真地画出腰椎正中线及两侧髂嵴最高点的连线，交点为 C，根据 BC 实际长度确定 B 点，根据∠ABC 度数及 AB 长度确定 A 点，即为进针点。常规皮肤消毒，医者戴无菌手套，铺洞巾，在针刀上用甲紫标记测定的参考深度，标记点常规消毒，利多卡因局部麻醉，稍后用针刀刺入，刀口线与腰椎正中线平行缓慢进针，在接近针刀标记点内即可探寻到横突尖部，如未触及，表明进针方向偏移，提针调整进针方向即可。在横突尖部纵向铲剥数刀，移针刀至横突上缘横向铲剥数刀，松解处有松动感后即可出刀，创可贴外敷，沙袋压迫片刻以防渗血。轻者 1 次，重者间隔 7 天 1 次，最多治疗 4 次。

【疗效】优 58 例，良 21 例，一般 4 例，差 1 例。优良率为 94%，总有效率为 98.8%。

【讨论】第 3 腰椎横突综合征又称第 3 腰椎横突周围炎、第 3 腰椎横突滑囊炎，是常见的软组织损伤疾病之一，病因病机不再赘述。针刀疗法已成为现阶段的常用疗法，但仍然面临着一些难题，如定点问题。随着人们生活水平的提高及日常活动量的减小，超重及肥胖人群增多，给针刀治疗第 3 腰椎横突综合征传统的触摸定点法增加了难度。探讨科学有效的定位方法，成为针刀医务工作者面临的一大课题。大量的临床实践证明，在定位过程中需要触摸确定患者的棘突上缘位置，对于超重和肥胖患者，无疑是困难的。本研究改良的方法只需仔细触摸最为明确的骨性标志——髂嵴最高点，即可根据 X 线片相关长度数值及角度数值确定第 3 腰椎横突位置，使复杂问题简单化。

注意事项：勿损伤第 3 腰椎横突前动脉。该动脉是腹主动脉第 2 段的一大分支，沿横突前下缘向外侧伸展，沿途分出许多分支，并与上、下节段横突前动脉形成吻合支，若损伤出血靠周围组织压迫难以止血，可产生巨大后腹膜血肿，形成顽固性肠麻痹，国外文献可见报道。为此，横突尖下缘针刀松解是盲目和危险的，应引起重视。另外，勿偏离方向进针过深而损伤内脏器官。根据第 3 腰椎横突和第 2、3 腰椎椎间孔的解剖位置关系，第 3 腰椎横突尖的位置应不超过皮肤到第 2、3 腰椎椎间孔后缘的距离，以此限定进针深度，探寻第 3 腰椎横突尖部，以防意外发生。

【来源】胥国宏，卜荣锦，李春艳.针刀治疗第 3 腰椎横突综合征定点及注意事项

探讨 [J]. 中国社区医师（医学专业），2011（36）：163.

梨状肌损伤

一、李文光经验

【病例】30 例患者。

【操作】

1. 体位　患者取俯卧位。

2. 定点　压痛点。

3. 操作　如果压痛点在梨状肌，刀口线与梨状肌平行；如果压痛点在该肌上下孔，刀口线与坐骨神经平行。医者持针刀缓慢进针，如果突然出现触电感，表明已经到达坐骨神经，将刀锋移动 1～2mm，然后对病变部位进行疏通剥离。术毕用无菌纱布覆盖伤口，令患者髋关节过屈过伸 3～5 次。

【疗效】治愈 22 例，显效 5 例，好转 2 例，无效 1 例。

【讨论】梨状肌起于坐骨大切迹及骶骨前面，止于股骨大转子上缘，作用为外旋髋关节，协助髋关节外展后伸。梨状肌穿过坐骨大孔，将其分为梨状肌上孔和梨状肌下孔。梨状肌上孔由外侧至内侧依次穿过臀上神经、臀上动脉及臀上静脉。梨状肌下孔由外侧至内侧依次穿过坐骨神经、股后皮神经、臀下神经、臀下动脉和静脉、阴部内动静脉及阴部神经。由于外伤劳损、感受风寒湿邪或因解剖变异等原因，引起梨状肌充血、肿胀、肥大变性、增生甚至持续挛缩，刺激或压迫了梨状肌上下孔的神经和血管而发生本病。由于涉及的神经和血管较多，症状复杂多变。

基于梨状肌损伤的病理机制，治疗该病的主要措施是解决损伤后的充血、肿胀、挛缩和瘢痕粘连。一般认为，针刀有针灸针刺激的作用、手术刀切割的作用、针和刀的综合作用 3 个方面，其治疗可以剥离粘连、疏通阻滞、刮除瘢痕、解除挛缩、消除不平衡力。通过针刀对炎性条索状的梨状肌肌筋膜进行松解剥离，使筋膜内过大的张力得以释放，恢复力的平衡，使梨状肌周围的血管通畅，改善血液循环，缓解痉挛疼痛。因此，针刀治疗梨状肌综合征疗效明显。

封闭疗法中醋酸泼尼松有抑制透明质酸酶的作用，从而减少各种刺激性损伤所致的炎性水肿，起到防治粘连的作用；与利多卡因同时应用有立即消除痉挛及止痛作用；维生素 B_{12} 能营养神经，促进其恢复。封闭疗法的应用有助于减轻梨状肌及其周围的无菌性炎症，减轻充血、肿胀，在针刀治疗前使用更有助于减轻针刀治疗时的不适和疼痛。封闭结合针刀对于解除梨状肌对周围神经、血管的压迫及炎症刺激效果满意，优于单纯针刀治疗。

【来源】李文光.封闭加针刀治疗梨状肌综合征疗效观察[J].中国社区医师，2014（31）：80-82.

二、周建新经验

【病例】60例患者，男性44例，女性16例；年龄最大68岁，最小20岁，20～30岁13例，31～40岁16例，41～50岁18例，51～60岁11例，61岁以上2例；病程1个月以内4例，1～3个月11例，4～6个月10例，7～12个月13例，1～2年18例，3年以上4例；原发性病变47例，继发性病变13例。

【操作】

1.体位　患者取侧卧位，健肢在下伸直，患肢在上屈曲，身体略向前倾斜，使患膝着床。

2.定点　于梨状肌体表投影区寻找深压痛点。髂后上棘与骶骨连线中点的上、下1.5cm左右部位各选一点，它们与股骨大转子尖的连线组成的三角形区域，即为梨状肌在体表的投影区。常见压痛点有以下4个：①髂后上棘与骶骨尖的连线中点；②该点与大转子尖部连线的中1/3段；③该连线的外1/3段；④梨状肌在大转子尖部的附着点。

3.操作

（1）髂后上棘与骶骨尖的连线中点压痛处：针尖刺至骶骨背面时，探及其边缘，沿骨边缘继续向下刺入约0.5cm，达梨状肌肌束，切断部分紧张的肌纤维。再将针刀体向外侧倾斜，刀刃紧贴骶骨内面刺入0.3cm左右，纵向疏通剥离。

（2）最常见的压痛点和治疗点位于梨状肌中段（环跳穴处），多可摸到臀肌深部有条索状肿大硬物，压痛可向下肢放射。针刀刺入皮肤后，摸索进针，若患者有刺痛感、电击感，出现避让反应，可能是触及了神经、血管，应迅速将针刀上提1～2mm，向旁边移动2mm，继续进针，待患者诉有明显酸胀感时，说明已达梨状肌病变部位。先纵向疏通剥离，后横向摆动，如针下有紧涩、绷紧感，可用切开剥离法。

（3）梨状肌与髋关节囊接触部位粘连时，即可在梨状肌体表投影区的外1/3处有压痛，针刀摸索进针，患者诉酸胀明显时，刀刃多在关节囊部位，纵向疏通剥离，横向铲剥，出针。

（4）梨状肌止腱在大转子尖部附着处有压痛时，针刀体垂直于大转子尖部骨面刺入，直达骨面，纵向疏通剥离，横向摆动针刀体。必要时，可调转刀口线方向，使刀口线与肌腱纤维方向垂直，切断部分肌腱。

【疗效】痊愈43例，占71.7%；显效11例，占18.3%；好转6例，占10.0%。总有效率100%。

【讨论】本病的病因有五：其一为外伤，髋部的扭闪或髋关节的急剧外旋，使梨状肌突然、猛烈地收缩；髋关节骤然内收、内旋，肌肉受到猛力牵拉，可使梨状肌及其筋膜撕裂损伤。其二为慢性劳损或感受风寒湿，工作、生活环境潮湿，如经常在水中作业，坐、卧湿地等；长期频繁活动髋关节或持续保持一种姿势，如跨栏运动员、杂技演员等使梨状肌劳损。其三为周围炎症影响，慢性盆腔炎、腹膜炎、骶髂关节炎等炎症逐渐蔓延到梨状肌，使梨状肌发炎。其四为腰骶椎病变，如腰椎间盘突出、腰椎滑脱、骶髂关节错位等，因腰骶神经受累，体姿变化，骨盆旋转，使梨状肌在变异的情况下活动而损伤，属继发性损伤，这种情况在临床中多见。其五为梨状肌反复受到损伤后，由于肿胀、肥大变性、增生，甚至持续挛缩，影响其周围的神经、血管功能而发病。基于梨状肌损伤的病理机制，治疗该病的主要措施是解决损伤后的充血、肿胀、痉挛和瘢痕粘连，针刀疗法是剥离粘连、疏通阻滞的理想疗法。一方面通过针刀的松解剥离，可以加强梨状肌周围血管通透性，改善血液循环，缓解痉挛疼痛，加速充血、水肿等继发炎性反应的消退；另一方面通过针刀切开疏导，可将梨状肌的条索状隆起、瘢痕粘连部分切割疏导，剥开粘连，直接消除肿胀，这样可减少或消除病灶对血管、神经的压迫和刺激，从而达到粘连剥离、阻滞疏通、气血流畅的目的。

临床上应注意勿盲目进针，防止损伤坐骨神经及梨状肌周围的神经、血管。如髂后上棘与股骨大转子连线的上、中 1/3 交界处，是臀上血管和神经出盆点的体表投影；髂后上棘与坐骨结节连线的中点，是臀下血管、神经出盆点在体表的投影。如有会阴部症状，除对梨状肌的松解外，可将针刀向前阴方向刺，寻找与周围组织粘连的阴部神经进行松解。继发性梨状肌损伤，应对腰骶椎病变同时治疗，所以，如有骨盆旋转、骶髂关节错位、腰椎后关节紊乱等宜用相应手法矫正。

【来源】周建新. 小针刀治疗梨状肌综合征 60 例疗效观察 [J]. 上海针灸杂志，2007（6）：17-18.

三、唐传其经验

【病例】206 例患者，男性 119 例，女性 87 例；年龄 15 ~ 86 岁；门诊患者 145 例，住院患者 61 例；45 例误诊为坐骨神经痛，67 例为腰椎间盘突出症治愈后（开放手术或自动经皮椎间盘切除术）；有外伤史 74 例，无外伤史 132 例；单侧病变 132 例，双侧病变 74 例。其中经过较长时间的封闭、按摩、理疗、针灸和中药等治疗未见好转，病情较重，严重影响日常工作与生活者 54 例（26.21%）。

【操作】

1. 体位 患者取侧卧位，患侧朝上，健侧朝下，健侧腿伸直，患侧的膝关节屈曲，若双侧病变则做完一侧再做另一侧。

2. 定点 梨状肌的压痛点。

3. 操作 在梨状肌的压痛点上进针刀，深度达梨状肌肌腹，刀口线与梨状肌走行方向平行，针刀体与臀部平面垂直，沿梨状肌纵轴，先纵向剥离，然后做切开剥离一两下，出针。以创可贴贴盖针孔处并压迫片刻。一般治疗 1 次即可痊愈。如 1 次未治愈，5 日后再治疗 1 次，最多不超过 3 次。术后嘱患者休息 1 ～ 2 日，避免肩负重物或久站久蹲，避免感受风寒，防止再度粘连。

【疗效】 治愈 151 例，占 73.30%；基本治愈 51 例，占 24.76%；无效 4 例，占 1.94%。总有效率为 98.06%。治疗 1 次 126 例，2 次 51 例，3 次 29 例。治疗后未发现并发症和副作用。

【讨论】 本研究 45 例（21.84%）被误诊为坐骨神经痛，经针刀松解治愈。这可能与坐骨神经穿行于梨状肌解剖变异和查体直腿抬高试验 50° 为阳性、超过 70° 以上时疼痛反而减轻、梨状肌紧张试验阴性有关，所以查体时应予鉴别，以免误诊。

针刀疗法针对本病病理性瘢痕粘连的特点，在梨状肌瘢痕粘连处直接剥开粘连，予以松解，恢复梨状肌毗邻的肌肉、血管、神经的动态平衡，获得消除症状而达到治疗目的。其具有以下优点：①针刺疗法疏通病区阻滞、流畅气血和现代手术疗法相结合，变开放手术为闭合手术。②对正常组织干扰少、损伤少。③避免糖皮质激素药物封闭的副作用。④施术时间短，可反复多次施术治疗。

本研究 67 例（32.52%）腰椎间盘突出症治愈后下肢症状未完全消失而诊查时发现梨状肌综合征。腰椎间盘突出症症状复杂，由于突出髓核组织压迫刺激神经根，影响其支配的下肢肌群，内平衡失调，尤其是梨状肌，使其痉挛收缩，营养障碍，造成继发性梨状肌损伤。当手术治愈腰椎间盘突出症后，方表现出梨状肌综合征。医者应熟悉梨状肌及其周围组织的解剖，定位须准确，严防损伤坐骨神经及其他神经。应注意禁忌证，如发热、局部感染、血友病等均不能进行针刀治疗。

【来源】 唐传其，蔡文.小针刀治疗梨状肌综合征 206 例 [J]. 河北中医，2001（1）：43-44.

四、万明智经验

【病例】 99 例患者，男性 45 例，女性 54 例；年龄 20 ～ 86 岁，以 40 ～ 60 岁多见；反复发作数年，本次发作持续时间 7 天至 4 个月。

【操作】

1. 体位 患者取侧卧患肢屈曲位。

2. 定点 选 2 个标记点，在髂后上棘和尾骨尖连线中点与股骨头大转子顶部连线的外 1/3 为一点，此点与股骨大转子顶部连线中点为另一点处进针。

3. **操作**　医者持针刀直刺至髋臼上缘和骶骨颈关节囊处，进行切割松解。施术间隔为两周。术后配合手法治疗。配合屈膝屈髋、髋内旋及直腿抬高的被动动作，以拉松梨状肌，解除肌紧张，恢复生理功能。

【疗效】治愈 89 例，显效 8 例，无效 2 例，总有效率达 98%。

【讨论】梨状肌呈三角形，内宽外窄，起始于骶骨盆面第 2～4 骶前孔旁边，通过坐骨大孔出骨盆至臀部，止于股骨大转子尖，受骶 1、骶 2 神经节段支配，其功能可使髋关节外旋运动。在解剖学上，坐骨神经紧贴梨状肌下缘穿出为正常型；但有相当一部分（1/3 左右）的人呈异常型，即胫神经从梨状肌下缘，而腓总神经出梨状肌中间以至其上方穿出；偶而也可见坐骨神经总干虽未分开但全部从梨状肌中间穿出。在临床上，梨状肌损伤者好发于上述坐骨神经异常，显然和此解剖结构上的异常情况有密切关系。引起梨状肌损伤的主要原因是由下肢突然过度外展、外旋或下蹲或猛然起立用力过度或在下蹲位长期劳动使梨状肌处于过度紧张、牵拉状态，从而导致梨状肌肌束出血、痉挛、肿胀、增厚压迫坐骨神经干产生症状。

本疗法遵循针刀医学理论有关肌膜张应力的相关学说，进行针刀技法的设计，通过临床实践也反证了这一肌膜张应力理论学说的正确性，即梨状肌综合征的针刀治疗不必触及坐骨神经，针对梨状肌本身的劳损、肿胀、肌膜内压力增大这一病理，只要通过针刀刺破肌膜（两处贯穿），使梨状肌肿胀逐渐消退，坐骨神经不再受压，即可达到治疗目的。

【来源】万明智，何剑颖，侯新聚，等 . 针刀减压术治疗梨状肌综合征 99 例 [J]. 江西中医药，2009（10）：62.

五、刘占平经验

【病例】120 例患者，男性 85 例，女性 35 例；年龄最小 24 岁，最大 62 岁，平均 38.5 岁；病程最短 2 个月，最长 11 年，平均 3.5 年。

【操作】

1. **体位**　患者取健侧卧位，健侧下肢在下伸直，患侧下肢在上屈曲 40°～60°，踝关节置于健侧小腿上，膝关节抵治疗床。

2. **定点**　取髂后上嵴为 A 点，尾骨尖为 B 点，股骨大转子尖为 C 点，A、B 两点连线的中点为 D 点，C 点与 D 点的连线即为梨状肌的体表投影。在此投影范围内寻找压痛点、硬结及与梨状肌肌纤维走行一致的条索状物为进针点，用甲紫标记。

3. **操作**　术区常规消毒、铺洞巾，医者戴一次性帽子、口罩和无菌手套。根据患者胖瘦选用针刀，刀口线与坐骨神经走行方向一致，垂直于皮肤快速进针，然后缓慢深入，当针刀下有抵触感，患者有明显酸胀、酸沉或向下肢放散感时，表明针刀已到达梨状肌病灶部位，此时即可纵向切割松解 3 ~ 5 刀，以刀下无抵触感为度，然后再将刀口线旋转 90°，做"十"字形切开松解 2 ~ 3 刀，最后再将刀口线旋转 90°，做纵横摆动 3 ~ 4 下以钝性剥离（可避免对神经、血管的损伤），彻底松解梨状肌，出针后局部按压 5 分钟以防出血，无菌纱布或创可贴外敷固定治疗点。1 次不愈者 5 ~ 7 天后再做 1 次，2 次为 1 个疗程，疗程间休息 3 天。

【疗效】痊愈 110 例，显效 7 例，好转 2 例，无效 1 例，有效率 99.7%。

【讨论】西医学认为，梨状肌损伤综合征是由于间接外力，如下蹲、跨越等跌闪扭挫使梨状肌受到牵拉而造成撕裂，引起局部充血、水肿、痉挛而刺激或压迫坐骨神经，引起相应的临床症状。中医学认为，本病属痹证或臀部筋伤范围，多因局部扭伤或感受外邪，气血瘀滞经脉，不通则痛。

针刀医学是将针刺疗法和手术疗法有机结合为一体，一方面利用针的作用，活血化瘀，疏经通络，通则不痛；另一方面利用刀深入到病变部位，对变性粘连、痉挛或挛缩的梨状肌组织直接进行迅速彻底的剥离松解，解除对神经、肌肉和血管的牵拉或卡压，同时亦可改善局部的血液循环，使炎症迅速消散吸收，消除致痛物质对神经纤维的化学刺激，从而迅速恢复人体失调的动态平衡，达到以松致通、通则不痛的目的，所以能取得立竿见影之神奇疗效，而且疗效持久巩固。临床实践证明，针刀医学治疗梨状肌损伤综合征损伤小，痛苦少，方法简单，费用低廉，疗效显著，安全可靠，又无明显毒副反应，值得临床大力推广。

【来源】刘占平.针刀治疗梨状肌损伤综合征 120 例疗效观察 [J].四川中医，2008（9）：105-106.

六、张伟民经验

【病例】55 例患者，男性 30 例，女性 25 例；年龄 24 ~ 62 岁，平均 40.5 岁；病程 3 个月至 8 年，平均 2.5 年；病情轻度 5 例，中度 20 例，重度 30 例。

【操作】

1. 体位　患者取俯卧位。

2. 定点　取髂后上棘与坐骨结节下缘连线中上 1/3 处，寻找压痛点、硬结及与梨状肌肌纤维走行一致的条索状物作为进针点，用甲紫做一点状进针标记。

3. 操作　术区常规消毒、铺巾。医者持 3 号针刀，垂直于局部皮肤，刀口线与坐骨神经走行一致，快速刺入皮肤达皮下组织层，然后缓慢深入，据患者的体型胖瘦进针 4 ~ 7.5cm，患者有明显酸胀感，表明针刀已到达梨状肌病灶部位，退针 0.5cm，向内偏 30° ~ 35° 再进针 1.0cm，分离松解坐骨神经 3 ~ 4 刀，患者出现非常明显的酸胀感或向下肢的放散感即可，同样方法松解外侧，出针按压 3 分钟以防出血，无菌纱布或创可贴外敷治疗点。每 5 天治疗 1 次，2 次为 1 个疗程。

【疗效】痊愈 37 例，显效 9 例，好转 7 例，无效 2 例，有效率 96%。

【讨论】局部封闭疗法治疗梨状肌综合征有一定疗效，但对于症状重、病程长的坐骨神经卡压及粘连严重的患者，往往近期疗效较好，远期疗效欠佳甚至无效。推拿疗法对皮下脂肪丰满、肌肉发达、病灶深的患者效果不佳。针刀疗法由于松解时对组织损伤较小，不易再次粘连、卡压而引起症状，因而远期疗效亦十分理想。针刀治疗梨状肌综合征损伤小，痛苦少，方法简单，无须麻醉，定位准确，松解充分，疗效显著，患者容易接受。只要诊断明确，严格掌握适应证，在无菌条件下按序依次松解，一般患者均可取得良好的疗效，值得临床推广。

【来源】张伟民 . 针刀治疗梨状肌综合征的临床观察 [J]. 山西医药杂志（下半月刊），2009（4）：374-375.

七、施晓阳经验

【病例】78 例患者，男性 55 例，女性 23 例；年龄最小 24 岁，最大 62 岁，平均 38.5 岁；病程最短 2 个月，最长 10 年，平均 3.5 年；病情轻度 7 例，中度 15 例，重度 56 例。

【操作】

1. 体位　患者取俯卧位。

2. 定点　取髂后上棘为 A 点，尾骨尖为 B 点，股骨大转子尖为 C 点，A、B 两点连线的中 1/3 与 C 点连线所围成的三角形即为梨状肌的体表投影。在此投影范围内寻找压痛点、硬结及与梨状肌肌纤维走行一致的条索状物作为进针点，用甲紫做一点状进针标记。

3. 操作　术区常规消毒、铺巾，医者戴一次性帽子、口罩和无菌手套。选用 3 号针刀，垂直于局部皮肤，刀口线与坐骨神经走行一致，快速刺入皮肤达皮下组织层，然后缓慢深入，当出现第 2 个突破感、患者有明显酸胀感时，表明针刀已到达梨状肌病灶部位，此时需将针刀体做"十"字形摆动 3 ~ 4 下（钝性摆动剥离，可避免对神经、血管的损伤），患者出现非常明显的酸胀感或向下肢的放散感即可，出针后按压 3 分钟以防出血，无菌纱布或创可贴外敷治疗点。每 5 天治疗 1 次，2 次为 1 个疗程，疗程间休息 2 天。

【疗效】痊愈 60 例，显效 10 例，好转 5 例，无效 3 例，总有效率 96.1%。

【讨论】针刀疗法是将针刺疗法和手术松解法有机结合，一方面利用针的作用，活血化瘀，疏经通络，通则不痛；另一方面利用刀深入到病变部位，对卡压坐骨神经的梨状肌组织直接进行剥离松解，可立即解除坐骨神经的卡压症状，同时亦可改善局部血液循环，使炎症迅速吸收，消除对神经纤维的化学刺激，达到缓解疼痛的目的，即以松致通、通则不痛。由于被松解的组织若要再次粘连、挛缩、卡压而引起症状，需要一个相当长的时间，因而远期疗效亦十分理想。

【来源】施晓阳，陈梅，李玉堂.针刀治疗梨状肌综合征的临床研究 [J]. 上海针灸杂志，2005（11）：24-25.

八、陈庆美经验

【病例】60 例患者，男性 41 例，女性 19 例；年龄最小 22 岁，最大 65 岁，平均 38.5 岁；病程最短 2 个月，最长 10 年，平均 3 年。

【操作】

1. 体位 患者取俯卧位。

2. 定点 坐骨神经在梨状肌下孔的体表投影，即髂后上棘与尾骨尖连线的中点与股骨大转子连线的中内 1/3 交点处，用甲紫做一点状进针标记。

3. 操作 常规消毒、铺巾，医者戴一次性帽子、口罩和无菌手套。选用 3 号针刀，垂直于局部皮肤，刀口线与坐骨神经走行一致，针刀体与皮面垂直刺入皮肤达皮下组织层，此后要摸索进针刀，当针刀通过臀大肌达到梨状肌时，可能因该肌粘连变性等而有硬韧酸胀感，同时，会有将要触及神经的麻电感，如麻电感强烈并沿坐骨神经下传，说明针刀刺在神经干上，须提起针刀，向外侧移动少许再进，只有酸胀感时则为病变处，先纵向疏通，再予横向剥离。此时出现神经的麻电感，是剥离周围粘连的感觉，并不是刺在神经上。术后无菌敷料覆盖。在行针刀治疗的过程中，医者要仔细体会针刀通过不同组织的感觉，并时时询问患者的感觉以判断针刀是否到达病位。每 5 天治疗 1 次，2 次为 1 个疗程。疗程间休息 2 天。

【疗效】痊愈 46 例，显效 8 例，好转 4 例，无效 2 例，总有效率 96.7%。

【讨论】西医学认为，梨状肌综合征是坐骨神经在通过梨状肌出口时受到卡压或慢性损伤引起的一组临床症候群，梨状肌损伤是导致梨状肌综合征的主要原因，大部分患者有外伤史，如闪、扭、跨越、站立、肩扛重物下蹲、负重行走及受凉等。某些动作如下肢外展、外旋或蹲位变直位时使梨状肌拉长、牵拉而损伤梨状肌。梨状肌损伤后，局部充血水肿或痉挛，反复损伤导致梨状肌肥厚，可直接压迫坐骨神经而出现梨状肌综合征。其次，梨状肌与坐骨神经的解剖关系发生变异，也可导致坐骨神经受压迫或刺激而产生梨状肌综合征。本病属中医学痹证、腰腿痛范畴，多因跌仆闪扭或感受外邪，使经脉阻滞，不通则痛所致。针刀疗法是将针刺疗法和手术松解法有机结合，一方面利用针的作用，活血化瘀，疏经通络，通则不痛；另一方面利用刀深入到病变部位，对卡压坐骨神经的梨状肌组织直接进行剥离松解，可立即解除坐骨神经的卡压症状，恢复动态平衡，同时改善局部微循环，使病变组织得到营养和能量，达到治愈疾病的目的，即以松致通、通则不痛。由于被松解的组织若要再次粘连、挛缩、卡压而引起症状，需要一个相当长的时间，因而远期疗效亦十分理想。针刀治疗梨状肌损伤综合征损伤小，痛苦少，方法简单，成本低廉，疗效显著，安全可靠，值得临床推广。

【来源】陈庆美，金达银.针刀治疗梨状肌综合征疗效观察 [J].中国针灸，2010（S1）：40-41.

臀中肌损伤

一、陈柯经验

【病例】58 例患者，男性 30 例，女性 28 例；年龄最大 59 岁，最小 21 岁，平均 45 岁；病程半个月至数年不等，均属慢性损伤范围。其中 40 例持有 CT 或 MRI 片，均显示不同程度的腰椎间盘膨出或突出，而以腰椎间盘突出症前来就诊。

【操作】

1. 针刀治疗

（1）体位　患者取俯卧位。

（2）定点　医者先在患侧臀中肌附丽区用拇指按压，寻找敏感压痛点或有条索、硬结改变处，以甲紫标记定位，一般取 1 ~ 2 点即可。

（3）操作　患处皮肤常规消毒，铺小孔巾，医者戴无菌手套。取 2 号针刀，在标记处令刀口线与臀中肌走行方向平行进针刀深达骨面（针尖透过病变组织时多有硬韧难以通过之感），持刀柄施以纵向切割、纵向摆动及横向摆动等复合手法，此时局部有酸胀或酥麻感，并可牵涉至患侧下肢。出针后，以无菌敷料覆盖针孔，胶布固定，每周 1 次。

2. 手法治疗　先沿臀中肌前外侧或后侧纤维处的痛性条索状物自上而下顺向理按 3 ~ 5 遍，然后在腰部行揉按法，同时点压肾俞、大肠俞，以达到放松腰肌、改善循环、益肾壮腰之目的；接着双手拇指重叠，按准劳损部位及反应物，垂直肌筋方向来回弹拨，同时按压环跳，以达到剥离粘连、解除痉挛的目的；再用双掌重叠抱揉病损部位，揉拿下肢，按承扶、委中、承山等穴行放松手法。患者仰卧，医者一手按患侧膝，一手握踝，令患者屈膝屈髋，再做髋内收内旋、小腿外展内旋动作，然后牵抖下肢，手法完毕。针刀松解当日除外，每日手法治疗 1 次，每次 30 分钟，7 次为 1 个疗程。

【疗效】每位患者治疗 1 ~ 3 个疗程，平均 2 个疗程，对 58 例患者均进行 2 ~ 10 个月的随访。痊愈 40 例，占 69.0%；显效 17 例，占 29.3%；无效 1 例，占 1.7%，总有效率为98.3%，疗效满意。

【讨论】本病的发生有急、慢性两种，急性损伤一般有明显的外伤史或慢性损伤受诱因刺激突发为病，在臀中肌筋沟处能摸到病理反应物（如肿块、条索状物等），患者臀部疼痛剧烈，呈刺痛、撕裂痛、烧灼痛，行走、翻身或下肢抬高困难；慢性损伤患者多因不明原因或足踝部损伤后（尤其是足内翻扭伤）相当长一段时间，小腿、足踝部、跖蹬关节疼痛和不时自觉腿部发凉、胀痛，腰胀痛，但无明显压痛点和下肢放射痛，下肢呈放散性疼痛，多不过膝，重者至小腿，腰部前屈受限，按常规治疗收效甚微，局部检查于臀中肌前外侧或后侧纤维处可触及痛性条索状物，压之疼痛并可往同侧膝关节及远肢体放散。臀中肌位于臀大肌的深面，起于髂嵴外侧，止于股骨大转子，其神经支配是源于L4、L5和S1的臀上神经，此肌收缩时能外展和内旋大腿，是髋部主要的外展肌之一。单足站立时，此肌能保证骨盆在水平方面的稳定，与维持人体正常的站立和行走功能关系很大。基于臀中肌所处的位置和功能，人们在日常的生活、运动和劳作中易造成此肌的损伤，尤其是以髋部为顶点的躯干侧方摆动（如足内翻扭伤时，因重力作用，同侧髋部往侧方扭摆）和以髋部为轴心的腰臀部扭转（如投掷动作），常导致此肌的劳损和牵拉伤，只是由于臀大肌和阔筋膜张肌的强有力代偿，臀中肌损伤引起的部分功能障碍未产生明显的局部症状而被人们忽略。然而，损伤是客观存在的，臀中肌病损所产生的病理冲动，经L4、L5和S1脊髓节段反射引起腰部、同侧膝关节及远肢体的疼痛或麻胀症状。

臀中肌损伤属中医学之伤筋、痹证范畴，损伤致局部经气痹阻不通，气血运行不畅，甚至气滞血瘀，故其同侧肢体失于濡养而见疼痛不适，活动困难。《千金要方》云："凡病皆由血气壅滞不得宣通……"通过手法按摩配合针刀松解治疗，起到通经活络、剥离粘连、改善组织供养、排除代谢物堆积的作用，使经络畅通，阴平阳秘，气血运行通畅，组织得以恢复而痊愈。

【来源】陈柯，程新胜，刘又文.手法配合小针刀松解术治疗臀中肌损伤58例[J].中国中医骨伤科杂志，2011（2）：38.

二、王爱峰经验

【病例】65例患者，男性40例，女性25例；年龄32～68岁，平均45.2岁；单侧患病57例，双侧患病8例；病程最短5个月，最长11年。

【操作】

1. 针刀治疗

（1）体位　患者取侧卧位，患侧在上，腿屈曲，健侧在下，腿伸直。

（2）定点　臀中肌部位痛性条索或硬结和压痛点。

（3）操作　用2%利多卡因1～2mL做臀中肌部位痛性条索或硬结和压痛点局麻，刀口线与臀中肌纤维方向一致，针刀体垂直于皮肤刺入达条索、硬结内，针下稍有阻力感，患者自觉有疼痛或酸胀感，有时可向大腿或小腿放散，先纵向疏通后横向疏通剥离，针下有松动感即可。

2. 手法治疗

（1）掌揉法　患者仰卧，医者单手或双手手掌相对应作用于臀部上做小幅度回旋环转运动，时间3～5分钟。

（2）"指针"镇痛法　患者仰卧，医者寻找臀中肌条索结节改变之"扳机点"，一手拇指或双手拇指叠加点按在条索状改变之臀中肌肌腹，力量由轻到重，力度以患者能耐受为度，停留5～10秒，反复3～5次。

（3）旋按法　患者仰卧，医者双手重叠贴患侧臀肌做小幅度回旋环转运动，时间2～3分钟。

（4）弹拨法　患者仰卧，医者双手拇指叠加点按在臀中肌上，力量由轻到重，出现酸胀、疼痛感后再做与臀中肌垂直方向的往返拨动，反复3次。

（5）肘压理筋法　患者仰卧，医者俯身用肘后三角按压臀中肌起点，持续用力顺肌纤维走行方向推压，待行致臀中肌中部停留片刻，患者有强烈的酸胀感向下肢外侧放射即缓慢松开，反复操作3～5次。

（6）屈髋拉筋法　患者仰卧，双下肢屈髋屈膝90°，患肢跨越于健侧膝上，医者一手扶患肢膝关节，一手握住踝关节下压患肢向患者身体靠拢，当感到阻力到最大时再回弹下压几次，以患者臀部有明显牵拉感为度。

【疗效】治愈48例，好转14例，无效3例。治愈率73.8%，总有效率95.4%。

【讨论】针刀术是针灸针和手术刀有效结合的微型闭合性手术，通过针与刀的协同作用直接疏通经络，松解软组织痉挛，剥离粘连，刮除瘢痕，并配合手法按摩，可起到疏通阻滞、流畅气血、活血祛瘀的作用。针刀根据三角形力学稳定性原理，松解不在同一直线上的三点，可最大限度地打破使诸组织处于不平衡状态的力学结构，令肌肉、神经、血管恢复到原来的动态位置，促进神经、血管功能恢复，有利于炎症和代谢产物的吸收和消散，使局部气血流畅，从而发挥出最佳的治疗作用，同时又避免了多个进针点造成的不必要痛苦。

【来源】王爱峰.手法配合小针刀松解治疗臀中肌损伤65例临床分析[J].中国实用医药，2012（1）：109-110.

三、刘振峰经验

【病例】62例患者，病程最长2年，最短2个月；男性32例，女性30例；平均年龄 51 岁。

【操作】

1. 针刀治疗

（1）体位　患者取侧卧位，患侧在上，腿屈曲；健侧在下，腿伸直。

（2）定点　取患侧臀部压痛点。

（3）操作　常规消毒铺巾，医者戴无菌手套，进针方向与痛点方向一致，垂直快速进针达皮下，缓慢深入达病变部位，沿肌纤维方向纵向疏通剥离 1～2 刀，再垂直肌纤维方向横向切割 1～2 刀，术后按压 1 分钟，术后 24 小时保持局部洁净。每 5 天 1 次，连续 2 次为 1 个疗程。

2. 中药治疗

自拟熏洗药方　威灵仙 30g，桂枝 30g，细辛 15g，羌活 15g，独活 15g，当归 15g，赤芍 15g，乳香 15g，没药 15g，苏木 15g，红花 15g。将中药放入电脑中药熏蒸多功能治疗机中对患处进行熏蒸治疗，每日 1 次，每次约 30 分钟。10 次为 1 个疗程。

【疗效】痊愈 46 例，有效 15 例，无效 1 例，总有效率 98.4%。

【讨论】臀中肌起于髂骨外面，臀前线和臀后线之间，止于股骨大转子，是强大的大腿外展肌和内旋肌。单腿站立时，可保持骨盆稳定。人们在日常生活中，身体的活动如行走、下蹲、弯腰等动作，臀中肌都起着重要的作用，日久容易损伤，出现局部肌肉的挛缩、瘢痕和粘连，使活动受限，但由于临床表现除局部不适外，很多仅表现为患侧小腿的酸胀不适感，甚至发凉、麻木，很容易被误诊为坐骨神经痛，或者腰椎间盘突出症引起的神经压迫症状，明确诊断是治疗本病的关键。

针刀的治疗作用包括两方面，即针的治疗作用和刀的治疗作用。本研究取其闭合性手术治疗作用，即刀的治疗作用，以纠正局部的病理改变。中药由两大类组成，其中羌活、独活、桂枝、细辛、威灵仙诸药温经散寒通络；当归、赤芍、苏木、红花、乳香、没药等药活血化瘀止痛。中药经过加热熏洗患处，同时具有热疗和药疗双重作用。通过药与热的协调作用，使药物直达病所，可以有效地消除肌筋膜炎症，松解粘连，直接改善疼痛。因此，针刀联合中药熏药治疗臀中肌综合征切实有效，值得临床推广应用。

【来源】刘振峰. 小针刀联合中药熏药治疗臀中肌综合征临床观察 [J]. 中国保健营养，2012（6）：600.

四、马林经验

【病例】25 例患者，男性 9 例，女性 16 例；年龄 22～64 岁；病程 20 天至 3 年；单纯型（臀中肌本身受损，并未波及其他软组织，只在臀中肌附丽区有痛点和压痛，梨状肌无压痛，多不引起牵涉性疼痛；痛点局限明确，下肢或有轻微疼痛、麻木感；患侧下肢抗阻力外展，引起痛点处疼痛加剧）20 例，臀梨综合型（臀中肌本身、梨状肌体表投影区均有疼痛和压痛，痛点范围大而不清；做梨状肌牵拉试验及下肢抗阻力外展均引起痛区加剧；严重者下肢行走、站立均有痛麻感或下肢发凉，出现间歇性跛行，压臀中肌和梨状肌都引起下肢沿坐骨神经干的牵涉性疼痛和麻木）5 例；曾有急性损伤史者 7 例，无明显损伤史者 18 例。

【操作】

1. **体位** 患者取俯卧位，暴露治疗部位。

2. **定点** 单纯型在臀中肌上选 3 个较明显的压痛点，综合型在臀中肌、梨状肌及二者的交界部各选一个较明显的压痛点，均使所选 3 点形成一个三角形的顶点，并用甲紫做记号，作为进针刀点。

3. **操作** 常规消毒，根据患者胖瘦选用适当长度的针刀，迅速将针刀刺入皮下，探索进针。在臀中肌及臀梨交界部刀口线与臀中肌肌纤维走行方向平行，可深达骨面，触及韧性物或患者诉酸胀明显处先纵向剥离，后横向剥离；在梨状肌处刀口线与梨状肌肌纤维走行方向平行，深达梨状肌肌腹，先纵向剥离，再横向剥离，如有硬结则切开剥离。整个进针刀过程，必须不断询问患者的感觉。患者有锐刺痛或电击痛时，立即稍提一下针刀体，改变一下刀口位置，继续进针刀，待患者诉有酸胀痛时再行剥离。术毕出针，用玻璃火罐拔在施术处，3 ~ 5 分钟后擦去吸出的瘀血，消毒后再用创可贴固定针孔，24 小时内避免污染。然后被动外展患者大腿及做梨状肌牵拉试验，以进一步手法松解。每周 1 次，3 次统计疗效。

【疗效】19 例痊愈（随访 1 年无复发），其中 1 次治愈 8 例，2 次治愈 7 例，3 次治愈 4 例；好转 6 例。

【讨论】针刀治疗本病疗效甚好，但是要发挥这一方法的作用，应熟悉解剖，对臀部肌肉、神经、血管的位置、层次和走向了如指掌；选准点，尽可能选择压痛明显的痛点或者指下有条索状或硬结状阳性反应点，并使它们不在一条直线上；快刺入，一般在皮肉浅薄处进针刀应先加压分离，将神经、血管挤压到刀口旁边，然后再进针（在臀部肌肉肥厚的地方加压分离没有多大意义），可直接快速将针刀刺入皮下，以减轻疼痛；细探索，在进针刀的过程中要仔细体会刀下的感觉及到达的层次，避开神经、血管，准确地找到粘连或瘢痕点；巧切剥，根据刀下粘连或瘢痕点的大小、韧度，进行横向、纵向剥离或切开剥离，体会剥离前后刀下感觉的变化，尽可能做到切剥次数少而松解彻底。

【来源】马林，胡爱娥，范乃法 . 小针刀三角形松解治慢性臀中肌损伤 25 例 [J]. 江西中医学院学报，2000（S1）：81.

五、仲荣洲经验

【病例】37 例患者，男性 12 例，女性 25 例；平均年龄（61.16±14.41）岁；双侧患病 24 例。

【操作】

1. 体位 患者取俯卧位。

2. 定点 于髂嵴下缘 5cm 对臀中肌仔细触诊，对筋膜挛缩处进行标记，对挛缩不明显患者压痛明显部位进行标记（通常情况下，挛缩处即压痛明显处）。

3. 操作 医者持针刀进入肌膜表面，运用震荡手法，行网状切割，另一手感觉挛缩消失时出针。一般情况下于髂嵴下缘 3～4cm 间距进针，延长 5～7 点，7 天后重复一次针刀肌筋膜延长。

【疗效】完成 1 或 2 次针刀治疗，2 例针孔周围红肿，无波动，经酒精湿敷 2～3 天后缓解；11 例有部分针孔周围瘀斑，1 周后自行消退。治疗后 VAS 疼痛视觉模拟评分法及改良 Oswestry 功能障碍指数评分均优于治疗前。

【讨论】臀部肌肉由臀大肌、臀中肌、臀小肌、阔筋膜张肌、梨状肌、上下孖肌、闭孔内肌等肌肉组成，其中臀中肌、臀小肌及后旋肌群依次附着于股骨粗隆的上缘、后缘。正常情况下，坐骨神经自梨状肌下缘穿出，支配下肢感觉、运动，这些附着在股骨粗隆上的肌肉可完成髋关节外展、后旋等功能。臀中肌呈扇形，起点菲薄，分布于髂翼后缘，分布面积很宽，极易因扭伤、劳累等导致缺血、炎症，反复发作可致局部瘢痕、粘连，造成臀中肌应力集中从而导致顽固疼痛。通过 MRI 检查，股骨粗隆后疼痛综合征患者常有臀中肌撕裂或肌腱炎。臀中肌的血管神经支配常与梨状肌有交织，且其止点覆盖于部分梨状肌上缘共同止于股骨粗隆，故臀中肌缺血、炎症常导致梨状肌炎症、水肿，进而引起坐骨神经痛。

对股骨粗隆后疼痛综合征常规治疗效果常不理想，易反复发作。将臀中肌挛缩处肌筋膜延长，明显松解挛缩带，可以减轻臀中肌挛缩处应力集中。有报道局部筋膜室减压可以缓解肌肉疼痛，局部切开臀中肌肌筋膜可以减轻其肌筋膜室压力，改善局部肌肉血供，改善局部缺血，减轻炎症水肿，从而缓解疼痛，减轻坐骨神经刺激。行臀中肌止点切断剥离术可缓解臀部疼痛及放射痛。

针刀是由金属材料做成的在形状上似针又似刀的一种针灸用具，结合中医学的针和西医学外科用手术刀而发展形成，可在针刺的同时行外科切割。臀中肌上缘由于解剖关系简单，经过术前设计，在挛缩肌膜上行网状切割，可在保存肌膜部分张力的基础上，起到肌膜延长及筋膜室减压的功效。由于没有开放切口，对患者创伤极小。当然，在肌腹处行肌筋膜延长对针刀控针及移针均有较高要求，主要是因为：①由于刀刃到达肌膜层时没有骨性标志为参照，极易穿过肌膜到达肌肉层，而在肌肉中进行操作则可能导致术后出血、疼痛加重。②肌膜张力全凭触诊评判，对操作者要求很高，一般要求使用 1.5 ~ 3kg 指压力，而对深层肌肉及皮下脂肪较厚患者仍有一定困难，配合使用 Chatilion 测痛仪可以降低触诊判断误差。有报道称，应用超声、荧光标记介入引导局部注射可取得较好效果，将超声引导等手段应用于针刀领域，或许也能解决这样的难题。

【来源】仲荣洲，贾学武，刘俊杰. 小针刀臀中肌肌筋膜延长治疗股骨粗隆后疼痛综合征 [J]. 中国骨与关节损伤杂志，2013（4）：349-350.

六、朱玉经验

【病例】21 例患者，多为男性；年龄 23 ~ 51 岁，平均年龄 37 岁；病程 6 个月至 1 年半以上；有明显受伤史 17 例，慢性损伤 4 例。

【操作】

1. **体位**　患者取侧卧位，患侧朝上，膝关节屈曲；健侧下肢伸直。

2. **定点**　压痛点即为进针刀点。

3. **操作**　刀口线应与肌纤维走行方向平行刺入，以免伤及过多的软组织，深度达骨面后，先做纵向剥离，后做横向剥离。待针刀体与组织间有松动感后出针，针刀体与髂骨面垂直。

【疗效】痊愈 12 例，显效 8 例，好转 1 例，总有效率为 100%。

【讨论】臀中肌损伤时间一久，肌肉组织瘢痕、粘连、挛缩，并与附近软组织粘连（大多数为肌肉腱膜损伤挛缩而粘连），这种情况下除臀中肌本身活动受到限制外，同时也挤压、摩擦周围的软组织，引起其他软组织损伤的临床症状。在手术治疗时，仅将臀中肌附丽区的疼痛点做切割术。以上述理论为依据，通过针刀在附丽区的疏通、剥离、松解瘢痕粘连，解除其他组织的卡压摩擦，可达到治疗目的。

关于术后再次发生粘连的现象，关键在于预防。在施术时结合封闭，消除无菌性炎症，促进瘢痕、组织碎片及出血的吸收，避免再次粘连。让患者回家后在床上练习直腿抬高和下肢外展活动，并口服三七片。当针刀刺过皮肤时，必须注意刀口线与肌纤维的方向平行并摸索进针，如有电击感、麻木感、刺痛感，立即稍提针刀体，改变一下刀刃方向，继续进针，待患者诉有酸、胀感时，再进行剥离，严防损伤坐骨神经及其他神经。

【来源】朱玉，何永清，王兴，等. 小针刀治疗慢性臀中肌损伤 21 例 [J]. 中国疗养医学，2001（1）：54-55.

七、胡桂林经验

【病例】16例患者，男性12例，女性4例；年龄36～66岁；单侧患病14例，双侧患病2例；其中有13例在乡村医生或他院诊断为梨状肌综合征、坐骨神经痛或腰椎骨质增生；有8例曾行封闭治疗无效或复发。

【操作】

1. 针刀治疗

（1）体位　患者取侧卧位，患侧在上，腿屈曲；健侧在下，腿伸直。

（2）定点　臀中肌部位的痛性条索或硬结和压痛点。

（3）操作　用2%利多卡因1～2mL局麻，刀口线与臀中肌纤维方向一致，针刀体垂直于皮肤刺入，达条索、硬结内，针下稍有阻力感，患者自觉有疼痛或酸胀感，有时可向大腿或小腿放散，先纵向疏通后横向剥离，针下有松动感即可。术毕用创可贴固定治疗点。

2. 手法治疗　患者仰卧，让其患侧下肢尽量外展，医者以双手扶其外侧和踝上与之对抗；然后，让患者外旋下肢，医者以双手握于踝上，与之对抗反复数次。手法治疗的目的是将粘连的组织进一步拨开、松解。

【疗效】经1次治愈10例，2次治愈3例，治愈率为81.2%；好转2例，总有效率为93.75%，无效1例，占6.25%。

【讨论】本病主要应与梨状肌综合征、坐骨神经痛相鉴别，此两者的特有症状为：①下肢后外侧疼痛，小腿后外侧及足底麻木。②梨状肌投影区有压痛，并向股后、小腿后外侧、足底放散。③双足并拢，患肢主动外旋疼痛加剧，此为梨状肌紧张所致。④直腿抬高试验阳性。

16例患者中，有13例曾被误诊、漏诊，说明本病在临床上常易误诊、漏诊。因此，本病重在诊断与鉴别诊断，一经确诊，针刀治疗均可取得很好的疗效。由于针刀直接切开和剥离了病变处的瘢痕和粘连，铲除了痛点，从根本上消除了因瘢痕和粘连造成的对局部神经、血管的压迫，解除了因疼痛所致的肌紧张，改善和恢复了病变组织的血液循环和新陈代谢，从而为疾患的复原提供了有利条件。

【来源】胡桂林.小针刀治疗臀中肌损伤16例临床体会[J].中国乡村医药，2007（10）：46.

八、谭爱国经验

【病例】86例患者，男性54例，女性32例；年龄26～72岁，平均49岁；86例均系单侧臀中肌损伤，其中左侧45例，右侧41例；病程最长2年，最短2个月，平均为 6 个月；经过其他治疗的 65 例，未经过其他治疗的 21 例。

【操作】

1. 针刀治疗

（1）**体位** 患者取俯卧位。

（2）**定点** 医者先在患侧臀中肌附丽区用拇指按压，寻找敏感压痛点或有条索、硬结改变处，以甲紫标记定位作为进针点，一般取 1 ~ 2 点即可。

（3）**操作** 患处皮肤常规消毒，铺小孔巾，医者戴无菌手套，取 I 型 2 号针刀，刀口线与臀中肌走行方向平行进针刀深达骨面（针尖透达病变组织时多有硬韧难以通过之感），持刀柄施以纵向切割、纵向摆动及横向摆动等复合手法，此时患者局部有酸胀或麻酥感，并可牵涉至患侧下肢。然后出针，排出部分渗血后，以无菌敷料覆盖针孔，胶布固定。

2. 手法治疗 先在病变局部，用双手拇指垂直于臀中肌及梨状肌走行方向深压弹拨分筋数下，然后再顺肌纤维走行方向疏导理筋数下，最后揉按患臀数下做梨状肌牵拉试验 1 ~ 2 次即可。以上操作为 1 次，根据需要可做第 2 次或第 3 次，每次间隔 3 ~ 5 天。

【疗效】 86 例患者均进行 2 ~ 6 个月的随访。痊愈 78 例，占 90.7%；显效 7 例，占 8.1%；无效 1 例，占 1.2%，总有效率为 98,8%。痊愈的 78 例中，除 11 例接受了 2 次治疗外，其余 67 例均是 1 次治愈。

【讨论】 慢性臀中肌损伤的主要病理改变是臀中肌瘢痕、粘连、挛缩，既破坏了局部的动态平衡，使肌纤维不能在其正常的轨迹上运动，阻滞了局部的血液循环而影响新陈代谢造成局部疼痛；同时又可挤压牵拉与之相邻的梨状肌而间接地挤压牵拉梨状肌上下孔的神经血管，出现下肢痛麻、发凉等类似于梨状肌综合征的症状，即所谓"不松则不通，不通则痛"。治疗本病的关键是松解粘连挛缩状态，解除神经血管的挤压牵拉，恢复组织的理化平衡，从而疏通阻滞，调畅气血，达到"以松致通，以松止痛"的目的。

单纯的手法治疗，不能直接作用于臀中肌或其周围组织，故疗效较慢，疗程较长，针刀则可以直接进入病灶，剥离粘连，刮除瘢痕，松解痉挛之肌肉，但若单纯依靠针刀，由于针刀松解范围有局限，故尚有松解不充分之虞。所以，在施行针刀内手法松解主要病变组织后，再辅以外手法，既可进一步加强病变组织的松解作用，使松解充分；又可松解残余或次要的粘连组织，扩大松解范围，这样内、外手法两者相辅相成，相得益彰，就能够充分而全面地松解病变的臀中肌及其周围相关组织，故可以使肌纤维迅速恢复到正常的运动轨迹上，恢复正常的动态平衡，也就解除了对梨状肌上、下孔内神经血管的挤压牵拉。同时可迅速改善局部血液循环，使小血管扩张，加速臀中肌局部营养和氧的供给，有利于损伤组织的修复。而且由于针刀加外手法对神经末梢的强刺激，使臀中肌及其周围组织活动能力增强，淋巴循环加快，可大大提高其新陈代谢能力，加速对松解剥离开的残存瘢痕组织的吸收，也加速了对代谢产物的排泄，防止再次形成粘连和瘢痕，巩固疗效。再者，针刀加外手法对神经末梢的强刺激，使臀中肌局部组织功能活跃，可产生血管神经活性物质，降低致痛物质缓激肽和 5– 羟色胺含量，从而恢复生物化学方面的平衡，调整神经功能，达到镇静止痛之效应。综上所述，由于针刀松解（内手法）加外手法能迅速、充分而全面地松解病变组织，恢复臀中肌及周围相关组织理、化两方面的平衡，故能达到舒筋活络、疏通阻滞、流畅气血、以松止痛之目的，使治疗效果既快捷，又稳定。实践证明，针刀松解术加外手法治慢性臀中肌损伤，具有见效快、疗效可靠等优点。在以上治愈的 78 例中，大多是 1 次施术即愈，有的甚至立竿见影，在刚施术完毕即感到症状消失大半，患肢有顿时舒松之感，而且不易复发。但在临床应用时应注意针刀操作定位要准确，重点要突出，并要避开重要的血管神经，严格无菌操作。外手法要稳而稍重，意在松解彻底，提高疗效。

【来源】谭爱国. 针刀松解术加外手法治疗慢性臀中肌损伤 [J]. 中国中医骨伤科，1999（4）：27-28.

棘上韧带炎

一、张猛经验

【病例】18 例患者，男性 13 例，女性 5 例；年龄 34 ~ 68 岁，平均 45 岁；病程 6 个月至 4 年。

【操作】

1. 体位　患者取俯卧位，胸下垫枕。

2. 定点　病变椎体棘突旁开 0.5cm。

3. 操作　刀口线平行棘上韧带，针刀体与皮肤呈 45° 刺入（棘突两侧共 2 点），至棘突时纵向切割，再撬剥棘上韧带，感觉韧带松动后再出针刀，创口压迫止血。令患者起身后双手左右张开，卡住门框，医者一手扶住患者腹部，一手推挤患者胸背，让患者尽量挺胸，从而帮助进一步松解。

【疗效】随访 1 年，14 例达到痊愈标准，另 4 例因伏案工作时间过长，胸椎负荷过重而疗效欠佳，后经配合推拿手法而缓解。

【讨论】胸椎棘上韧带炎属中医学背部伤筋范畴，病机为痹阻经络，气血瘀阻不通。若无法疏通瘀阻，则可导致背部筋络无法舒展，患者背部酸痛及胸椎活动受限无法缓解。

针刀松解若未松解到瘀阻部位则效果也会下降。胸椎棘上韧带炎是由于韧带反复长期紧张牵拉所致，应力点位于棘突附着处，故韧带炎变部位也位于棘突附着处，即筋络痹阻处。采用常规针刀进针点和手法，不能将炎变的韧带和棘突松解开，而第 2 次针刀松解术采用斜向进针，因胸椎棘上韧带比较细小，斜刺更容易进入棘突与棘上韧带间，撬剥可以很好地松解应力点，从而缓解棘突对韧带的牵拉，疏通了背部筋络痹阻，筋络得以舒展，故收到了良好的疗效。针刀刀口小，松解面小，并不完全分离棘突和棘上韧带，故应用也比较安全。

【来源】张猛.小针刀斜刺术治疗胸椎棘上韧带炎 18 例疗效观察 [J].新中医，2010（4）：42.

二、尚中会经验

【病例】62 例患者，男 58 例，女 4 例；年龄 18 ～ 66 岁；病程 3 个月至 18 年；患病部位：腰段 56 例，胸段 6 例；50 例有明显的损伤史（其中 45 例为军事训练时扭伤所致）。

【操作】

1.体位　患者取俯卧位，腹下放一枕垫。

2.定点　找出压痛点，用甲紫做记号。

3.操作　局部常规消毒，铺无菌洞巾，在离压痛点最近的棘突顶上进刀，针刀的刀口线与脊柱纵轴平行，针刀体与背面呈 90°。按针刀四步操作规程，"得气"后先纵向疏通剥离 2 ～ 3 下，再横向铲剥 2 ～ 3 下，当针下有松动感时，即可出针，贴创可贴。多数患者能收到较好的效果，1 次不愈者，1 周后再做 1 次，一般 2 ～ 3 次即可治愈。

【疗效】治愈 48 例，显效 8 例，有效 5 例，无效 1 例；总有效率 98.4%。其中 1 次治愈者 30 例，2 次治愈者为 25 例，3 次治愈者为 6 例。

【讨论】脊柱的频繁弯曲活动使腰部活动范围较广，在过度前屈时棘上韧带对人体起保护作用最大，负荷最重，即拉力最大，所以腰段最易牵拉损伤。本研究病例中腰段损伤占 90%，其他部位多是受外伤所致，并且棘上韧带损伤点大多在棘突顶部或上下缘。本病由于急慢性损伤而致纤维结缔组织瘢痕粘连，活动受限，出现疼痛，即所谓"不松则痛"。针刀疗法能直接分离粘连，铲除瘢痕，起到"松则不痛"的作用。另外，经机械性强刺激，局部组织活动增强，血液、淋巴循环加快，提高了局部新陈代谢能力，改变了伤害信息传输和反馈的性质而使疼痛解除，所以能收到较好的效果。

棘上韧带分为 3 层，即表浅层、较深层和最深层。因表浅层纤维位于最外层，故最易损伤。本研究病例中表浅层纤维损伤占 75%，所以针刀剥离的深度要以医者的手感和患者"得气"的反应为准。若针刀触及病变组织，刀下有一种坚韧感，患者述有酸胀感，即为"得气"。"得气"越重，效果越好。剥离范围应在压痛点周围 0.5 ～ 1.5cm，范围过大会造成新的损伤，更不能将针刀刺入棘间，以免损伤脊髓。

【来源】尚中会，魏月芳.小针刀治疗棘上韧带炎 62 例 [J].武警医学，1996（6）：25.

三、张照庆经验

【病例】42 例患者。

【操作】

1. 体位 颈部患病采取坐位，胸背和腰部患病取俯卧位。

2. 定点 找准隆起压痛的病变部位给予标记。

3. 操作 常规消毒，铺无菌巾，医者戴手套，在病变处局麻后进针刀，刀口线与脊柱纵轴平行，针刀体与背面呈 90°，达棘突顶部骨面，逐层切入皮肤、皮下组织、筋膜、棘上韧带，并在棘突上下缘横向剥离 2 ～ 3 刀，深达棘突骨膜。然后把 1% 利多卡因 2 ～ 3mL ＋曲安奈德 40mg 分别注入棘上韧带周围及切透的骨膜，包扎针孔。1 周后可行第 2 次治疗。

【疗效】有效率为 97.6%，痊愈率为 85.7%。

【讨论】棘上韧带是连接脊柱棘突，防止其过度屈曲的重要结构。依据针刀医学关于慢性软组织损伤的弓弦理论，当脊柱在运动中过度屈曲时，棘上韧带负荷增加，易造成棘上韧带纤维部分撕裂或撕脱，产生充血、水肿、渗出，而后周围组织粘连形成瘢痕挛缩，使棘上韧带肥厚变性；反复慢性损伤，棘上韧带过度牵拉棘突，造成骨内静脉瘀滞，骨内压增高，骨内微循环障碍，局部代谢产物增加，痛觉感受器机械张力压迫和代谢产物生化刺激末梢神经而产生疼痛。单纯的局部病灶用药物注射能够缓解韧带痉挛，具有抗炎止痛的作用，但不能改变棘突骨内压；而针刀松解既能剥离韧带瘢痕、挛缩和粘连，又可在棘突上开窗，降低棘突骨内压，促进局部微循环，改善局部代谢，促进炎性物质及代谢产物的吸收。曲安奈德具有较强的抗炎作用，病灶局部注射可以消除慢性炎症反应，防止再次粘连。针刀和药物注射两者联合应用，可以促进剥离松解后瘢痕组织的吸收和减少新瘢痕的形成，使局部动态平衡得到恢复，从而达到治疗目的，总之，针药治疗棘上韧带损伤是切实可行的方法，具有疗效高、创面小、简便易行、无不良反应等优点。

【来源】张照庆，李玉梅，董军立，等.针刀结合病灶注射治疗棘上韧带损伤疗效观察 [J].中国针灸，2010（S1）：38-39.

四、王俊豪经验

【病例】48 例患者，男性 33 例，女性 15 例；年龄最小 18 岁，最大 55 岁；病程最短 15 天，最长 12 年；患者均为从事体力劳动的工人、农民，其中工人 27 例，农民 21 例。

【操作】

1. 体位　患者俯卧在治疗床上。

2. 定点　在棘突顶部寻找压痛点及硬结，用甲紫标记。

3. 操作　常规消毒后，选用平刃针刀与皮肤垂直进针，刀口线与脊柱纵轴平行，在标记点处刺入直达棘突骨面，纵向疏通剥离，然后横向铲剥 3 ~ 5 刀。若痛点处有硬结，则需切割通透剥离，当感觉肌肉和棘突骨面之间有松动感时出针，然后用无菌干棉球或纱布压迫针孔片刻，用创可贴覆盖。

注意事项：进针刀时应以棘突顶端为标志，针刀要达骨面，紧贴骨面施术；后背肌肉肥厚的患者，治疗时可将其胸腹下垫高，以利于寻找棘突尖。

【疗效】痊愈 38 例，占 79.2%；显效 6 例，占 12.5%；好转 4 例，占 8.3%；无效 0 例。

【讨论】棘上韧带炎属中医学伤筋范畴，主要由于跌打、扭挫而致痹阻经脉，气血瘀阻不通所致。《杂病源流犀烛·筋骨皮肉毛病源流》中说："筋者也，所以束节络骨，绊肉绷皮，为一身之关纽，利全体之运动者也。"又说："按人身之筋，到处皆有，纵横无算。而又有谓诸筋之主者曰宗筋。"因此，凡跌打或过度扭曲损伤，筋每首当其冲，受伤机会最多。西医学认为，棘上韧带起于第 7 颈椎棘突，是连接胸椎、腰椎、骶椎各棘突尖的纵行狭长韧带，主要作用是稳定脊柱和限制脊柱过度前屈。长时间从事体力劳动，导致棘上韧带因长期劳损而发生退变，局部发生渗出、肿胀，久而久之，出现粘连、瘢痕，对局部的神经、血管发生卡压，引起疼痛。同时，病变的韧带对棘突的牵拉应力也有了不同程度的改变，从而导致脊柱小关节的微小移位，并且受到滑膜的阻碍不能自行复位，出现诸如后背如负重物、牵扯胸痛、发板酸重等症状。而针刀能够剥离粘连，松解紧张，解除"卡压"，对局部形成一种机械性刺激。通过针刀治疗能够改善病变组织血运，提高局部新陈代谢能力，使致痛物质得以清除。同时配合理筋整复类推拿手法，纠正局部紊乱的小关节及牵拉应力，使气血得以畅通，从而达到治疗目的。

【来源】王俊豪，罗栋.针刀配合手法治疗棘上韧带炎 18 例 [J].按摩与导引，2002（6）：42.

五、李东霞经验

【病例】58 例患者，男性 42 例，女性 16 例；年龄 21 ~ 71 岁；病程 4 个月至 13 年。

【操作】

1. 体位　患者取俯卧位，腹部垫枕，保持前屈位。

2. 定点　找出压痛点并做标记。

3. 操作　局部消毒，覆盖小洞巾。针刀刀口线垂直体表，顺脊椎方向进针，在坚硬处纵向切割、疏剥，然后旋转刀口线呈45°向内刺入4mm，纵向疏剥，出针。局部按压片刻，用创可贴敷盖针孔。术后以手法被动屈髋、屈膝运动。1次未治愈者，隔周再施术1次。

【疗效】痊愈54例，其中治疗1次治愈者40例，2次治愈者14例，治愈率达93.1%；好转3例；无效1例。

【讨论】长期从事弯腰作业的劳动者，因过度前屈而使棘上韧带易劳损拉伤；或脊柱屈曲位时突然受到纵轴上的打击，也可导致腰部棘上韧带损伤。损伤的棘上韧带如果未得到及时治疗或治疗不当，可使受损部位在修复过程中发生粘连、瘢痕、挛缩，从而出现顽固性疼痛，反复不愈。这时封闭、针灸治疗，只能暂时缓解局部疼痛，不能消除粘连、挛缩。针刀可松解粘连、挛缩的组织，使局部血运得到改善，从根本上治疗该病。

【来源】李东霞，方巧巧，曾利友. 针刀治疗陈旧性腰段棘上韧带损伤58例 [J]. 安徽中医学院学报，1999（4）：26.

六、李忠经验

【病例】96例患者，男性39例，女性57例；年龄22～68岁，平均（38±4.2）岁；病程最短3个月，最长6年，平均（26±3.2）个月。

【操作】

1. 体位　患者取俯卧位，胸腹部垫枕。

2. 定点　以甲紫标记棘突压痛点、硬结、条索状物。

3. 操作　皮肤常规消毒后，覆以无菌洞巾，医者戴无菌乳胶手套，右手持4号针刀，左手拇、食指固定痛点组织，刀口线与韧带纤维平行加压刺入。"得气"后，根据病变深浅部位进行操作，先纵向剥离，继以横向剥离，最后如有硬结或条索状物再纵切几刀，目的是将韧带粘连、瘢痕处进行充分剥离、松解，待指下无阻力后出针，然后用确炎舒松 A 2mL 加2%利多卡因1～2mL 于针刀孔处进针，在针刀松解区做浸润封闭，出针后用无菌棉球按压针孔2～5分钟，覆以无菌创可贴固定。术后不需要休息，每4～7天治疗1次，3次为1个疗程。

【疗效】经3个疗程治疗后，显效81例，有效13例，好转2例，无效0例。

【讨论】本病多发于中老年人，特别是有外伤史或长期从事屈背弯腰姿势的工作者。中医学称本病为脊背痛、腰背痛，属于痹证范畴，多因年老体虚，气血不足，筋脉失养，又感受风寒湿邪、慢性劳损或腰背部外伤致气血不畅，阻滞于督脉，不通则痛而发病。西医学认为，本病是软组织退行性、无菌性炎症病变，因外伤或长期劳损使韧带磨损、退变，局部水肿渗出，出血粘连，如此反复，使韧带退行性纤维束断裂、钙化、脂肪变性、粘连、瘢痕及组织增生，刺激腰部神经末梢，形成慢性腰背部疼痛。因此，如何针对本病病因及其病理改变，使粘连被彻底松解剥离、瘢痕完全被吸收，是从根本上治愈本病的关键。故采取中西医结合的诊断及治疗思路，以针刀闭合性手术、松解术与封闭相结合的方法，比针刺治疗效果佳：其一，针刀闭合性手术对病变局部病理性粘连、瘢痕组织剥离松解程度较针刺更完全、彻底，同时针刀对神经末梢的机械性强刺激，远比针刺强烈，从而更易使病变局部组织血液、淋巴液循环加快，提高病变组织新陈代谢能力，改变伤害传入信息的性质，达到"通则不痛""以松去痛"的目的，从根本上治疗疼痛。其二，针刀术后局部浸润性封闭确炎舒松 A 加利多卡因，不仅可以缓解急性、无菌性炎症初期的红、肿、热、痛症状，也能抑制纤维细胞的增生和肉芽组织的形成，减轻炎症后期组织修复阶段引起的瘢痕和粘连反应，并且加速针刀术后已被剥离松解的粘连、瘢痕组织的吸收，减少残余瘢痕的形成，使致痛炎症物质和有害代谢产物随重建血运而吸收，从根本上解除病变。这些均是针刺、火罐、放血疗法短期内不能实现的。

只有在正确诊断、熟练掌握针刀适应证的基础上，严格无菌操作，明确解剖部位，按针刀四步操作规程，充分剥离松解粘连组织，才能取效满意。针刀松解是在中医学针灸基础上与西医学解剖、生理、病理及手术刀的完美结合，是对针具的变革。它的出现不仅提高了临床治疗效果，而且缩短了疗程，为医患节约了治疗时间，更重要的是使闭合性、低创性手术成为现实。

【来源】李忠，姜国秀 . 针刀治疗棘上韧带劳损疗效观察 [J]. 辽宁中医杂志，2000（2）：81-82.

棘间韧带损伤

一、农明善经验

【病例】36 例患者，男性 22 例，女性 14 例；年龄 17 ～ 46 岁；病程 3 个月至 2 年；大部分为部队伤病员；发病部位：L4 ～ L5 12 例，L5 ～ S1 20 例，L5 ～ S1 4 例。

【操作】

1. **体位**　患者取俯卧位。

2. **定点**　以美蓝标记局部压痛点。

3. **操作**　常规消毒术野，铺孔巾，医者戴无菌手套，检查压痛点确切后行局部封闭，指压按揉该处软组织一两分钟再行针刀术。取原封闭进针口，刀口线与脊柱矢状线呈 45° 进针，深约 1.0cm，触及韧性组织或结节纵向剥离两三刀，再横向剥离两刀，拔除针刀，消毒针孔，覆盖无菌纱布，胶布固定。术后避免剧烈运动 1 周，1～3 次为 1 个疗程，每次间隔 1 周。

【疗效】治愈 23 例，其中 20 例经 1 次治疗痊愈；显效 7 例；无效 6 例。总有效率达 83%。

【讨论】曲安奈德不仅可缓解急性炎症初期红、肿、热、痛等症状，而且能抑制纤维细胞的增生和肉芽组织生成，减轻炎症后期组织修复阶段所引起的瘢痕和粘连反应。针刀对病变棘间韧带进行剥离，使粘连的瘢痕组织得以松解疏通，消除病损韧带挛缩状态，恢复其原来的生物力学结构，对重新恢复腰脊柱力学平衡起关键作用。针刀的机械刺激可使病变组织血液及淋巴循环加快，提高局部新陈代谢能力，加快瘢痕组织的吸收。针刀剥离术配合曲安奈德封闭可加速后者对无菌性炎症物质及被剥离瘢痕组织的吸收。其次，曲安奈德抗炎作用强而持久，可预防针刀剥离术后导致新的瘢痕组织形成。所以两者在治疗上起协同作用，可明显提高疗效。在治疗顺序上，先封闭后针刀剥离，具有科学性，符合临床实践要求。首先以封闭治疗，保证在无痛状态下行针刀剥离，可消除患者的恐惧、紧张心理，防止晕针等不良反应，同时又可充分剥离，确保疗效。治疗前对病损痛点的判断必须准确，熟悉腰棘间韧带的解剖特点，针刀进针要求到达病变所在，一般深度约 1.0cm，过浅可能在棘上韧带做剥离，影响疗效。同时必须严格掌握封闭及针刀治疗的适应证及禁忌证。

【来源】农明善，张伟敏 . 封闭联合小针刀剥离治疗腰棘间韧带损伤 [J]. 中国临床康复，2005（2）：127.

二、李正祥经验

【病例】53 例患者，男性 42 例，女性 11 例；年龄最小 27 岁，最大 59 岁，平均 39 岁；病程最短 6 个月，最长 30 年，平均 63 个月。

【操作】

1. 针刀治疗

（1）体位　患者取侧卧位，屈膝屈髋，使脊柱屈曲，以扩大棘突间隙。

（2）定点　找准最敏感的压痛点作为治疗点，用甲紫标记。

（3）操作　常规消毒皮肤，取 4 号针刀在标记点上进针，刀口线与脊柱纵轴平行，深度为 1cm 左右，当针刀下有坚韧感，并且患者诉有酸胀感时，即为病灶部位，先纵向剥离 2 下，再将针刀体倾斜，与脊柱纵轴呈 30°，在上下棘突的下、上缘（即韧带上下附着处）沿棘突矢状面纵向剥离，下上各 2 下，出针，外敷创可贴 2 天。

2. **手法治疗**　患者取患侧卧位，上位下肢屈髋屈膝，下位下肢呈伸直位，医者面对患者，用一手扶持其肩前部向后，另一手扶持其臀部向前，将腰部被动斜扳至最大限度后，两手同时用力，做相反方向扳动，常可听到"咔咔"声。然后改为健侧卧位，如上法进行斜扳手法。

7 天治疗 1 次。术后患者卧床休息，不宜久坐、弯腰及腰部负重等，以恢复韧带功能；腰痛症状消失以后，逐步开展"鱼跃式"和"五点式"等腰部功能锻炼，以加强腰肌及韧带保护功能，防止疾病复发。

【疗效】痊愈 43 例，占 81%；显效 10 例，占 19%；总有效率为 100%。最少者经 1 次治疗而愈，最多不超过 3 次，平均 1.5 次。其中 1 例 4 个月后复发，症状同前，继续用针刀治疗 2 次，亦获痊愈。

【讨论】腰部棘间韧带尤以 L4 ～ L5 和 L5 ～ S1 棘间韧带较易损伤，因棘上韧带下端 95% 止于 L3 ～ L4 棘突，5% 止于 L5 棘突，L5 ～ S1 无棘上韧带。当脊柱前屈到一定程度时，骶棘肌松弛，此时姿势由韧带维持，位于脊柱活动段与固定交界处的 L5 ～ S1 或 L4 ～ L5 之间的棘间韧带因无棘上韧带保护，更易遭受损伤和断裂。损伤后在相应椎体棘突的下、上缘棘间韧带的附着处，出现纤维断裂、出血，如处理不当或迁延未愈导致局部出现粘连、瘢痕等病理变化，而致腰痛反复难愈。消除患部的病理性粘连是治疗的关键。传统的治疗方法如针灸、理疗等，虽然具有通经活络、祛瘀止痛的作用，但不能解决粘连这一根本问题，故疗程长，疗效差。运用针刀进行剥离和松解，患处骨肉粘连得以松解，消除了主要致病因素，术后辅以腰椎斜扳法纠正腰椎可能存在的微小错位，调整、恢复脊柱的内平衡，内外结合，标本兼治，取得了理想的治疗效果。

【来源】李正祥. 小针刀治疗腰部棘间韧带慢性损伤 53 例 [J]. 天津中医药，2004（5）：386.

三、李志明经验

【病例】30 例患者，男性 12 例，女性 18 例；年龄 30 ～ 60 岁；病程最短 7 天，最长 2 年。

【操作】

1. **体位**　患者取俯卧位，腹下垫枕。或侧卧位弯腰屈膝屈髋。

2. **定点**　棘突间痛点。

3. **操作**　以棘突间痛点为中心消毒，局麻后用 4 号针刀（刀口长 0.8mm），刀口线与脊柱纵轴平行，针刀体垂直于皮肤刺入，深 1 ～ 1.5cm。正常的棘间韧带几乎无阻力，针下有阻力感，若刺入硬厚组织内，患者有明显酸胀感，即是刺中了病变组织，根据其大小纵切数刀，纵向疏通剥离。若病变组织较大，连及上下棘突骨面，则将针上下倾斜刺至棘突上下缘骨面，纵切横摆，针下有松动感后出针，用创可贴或无菌纱布覆盖。24 小时后去除，3 天内针孔勿沾湿或污染。适当休息、制动，一般可隔 7 天治疗 1 次，共 3 次。

【疗效】痊愈 24 例，显效 4 例，有效 2 例，有效率 100%。

【讨论】针刀疗法是在解剖学和经络学的基础上发展起来的一种疗法，经多年临床应用，已证实具有显著的临床疗效。其作用机理"剥离粘连、疏通阻滞、流通气血、刮除瘢痕、松解肌肉、镇惊止痛"为朱汉章教授所提出，但其理论的模糊性使其饱受争议，从而影响了推广及应用。针刀治疗软组织疾病的作用机理之一是使慢性炎症急性创伤化，打破了病灶紊乱的内环境，降低了炎性病灶的组织内压，稀释了致炎物质，缓解了血管痉挛，改善了局部缺血缺氧造成的代谢紊乱，从而缓解疼痛；利用针刀破坏或刺激触发点，改变或破坏了脊髓中枢的疼痛信号区，从而达到镇痛的目的。这是利用人体对急性创伤的修复能力使慢性炎症变为急性创伤而愈，但愈合与创伤之间的关系尚不明确。

有研究表明，组织损伤后其病理变化包括组织损伤及出血、反应性炎症及肿胀、肉芽组织增生和瘢痕形成。损伤后第 1 ~ 2 天，损伤部位都存在剧烈炎症反应，表现为出血、肿胀和肌纤维坏死，坏死的肌纤维及其周围有大量炎细胞聚集与浸润。损伤后第 3 天，损伤部位出现再生肌管。炎症反应之后，肌纤维再生：首先是由吞噬细胞清除坏死肌纤维和细胞碎屑，遗留基板，以此为支架，然后出现卫星细胞（成肌细胞）在基板上的排列。除再生肌管外，损伤后 3 天，损伤部位可见肌内膜纤维化；损伤后 7 天，肌内膜进一步纤维化，瘢痕组织逐渐形成。动物实验表明，针刀治疗可以促进肌卫星细胞的分裂、生长，减少瘢痕形成，改善病变组织血液循环，恢复局部组织细胞物质和能量的供应及代谢平衡关系。针刀疗法可以促进损伤部位的肉芽组织成熟，松解损伤组织间的粘连，减轻肌纤维间结缔组织增生，加快新陈代谢，促进损伤肌肉形态结构的恢复。这些研究都从不同角度论证了针刀治疗软组织疾病的作用机理之一是使慢性炎症急性创伤化。在疗效相同的情况下，小创伤可缩短疾病痊愈时间，减少感染机会。0.4mm 长刀口针刀与 0.8mm 长刀口针刀之间是否存在更佳的创伤小、疗效佳的针刀值得进一步研究。

【来源】李志明，孟庆才，方锐 . 小针刀治疗腰椎棘间韧带炎的临床疗效观察 [J]. 新疆中医药，2011（2）：28-30.

四、马向明经验

【病例】78 例患者，男性 47 例，女性 31 例；年龄 31 ~ 63 岁；病程 1 年以上。

【操作】

1. 针刀治疗

（1）体位　患者取侧卧位，脊柱微屈曲。

（2）定点　疼痛的棘突间隙。

（3）操作　在疼痛的棘突间隙进针刀，刀口线与脊柱纵轴平行，深度 1cm 左右，当刀下感到坚韧、患者有酸感即为病变部位，先纵向剥离 1 ~ 2 次，再将针刀体倾斜与脊柱纵轴呈 30°，在上下棘突的下上缘，沿棘突矢状面纵行剥离，下上各 2 ~ 3 次，出针，以干棉球压迫针孔片刻，敷创可贴。然后医者以双手在腰骶部捏拿棘间韧带，使局部软组织挛急松弛，并可防止再度粘连，约 15 分钟后，用右手背和小鱼际部在腰骶部施擦法 10 分钟，最后双手握拳，在局部轻轻拍打 3 ~ 5 分钟，施术完毕。一般手术 1 次，如未愈，则可在 10 天后按上述程序再做 1 次，最多不超过 3 次。

2. 中药治疗

中药熏蒸　在针刀治疗 3 天后，用红花、透骨草、刘寄奴、土鳖虫、秦艽、荜茇、川芎、艾叶、威灵仙各 20g。水煎 4 次，将煎液倒入中药熏蒸汽自控治疗器内，然后对准患处熏蒸，每次 30 ~ 60 分钟，每日 2 次，6 次为 1 个疗程。在熏蒸时可根据患者对热的耐受程度调节温度。

【疗效】治愈 66 例（1 次手术治愈 42 例，2 次手术治愈 19 例，3 次手术治愈 5 例），显效 8 例，好转 3 例，无效 1 例，总有效率 98.7%。

【讨论】腰棘间韧带损伤乃因脊柱突然过度扭转牵拉而致，伤后棘间隐痛不适，患者害怕转身，转身时用双足移动来代替脊柱扭转，弯腰稍受限，但直立和坐卧没有明显影响，因此韧带扭伤后，患者多忽略而不就诊，致使损伤日久，棘间韧带瘢痕挛缩，疼痛加重。用针刀松解剥离，可改善患处周围血管的血液循环，缓解痉挛疼痛，使充血、水肿消退，还可将患处的瘢痕粘连部分剥离，从而减少病灶对周围神经、血管的压痛及刺激，使气血流通，肌肉舒张，功能恢复正常。中药红花、透骨草、刘寄奴、土鳖虫、秦艽、荜茇、川芎、艾叶、威灵仙活血化瘀、软坚散结、温经通络、祛风化湿，通过蒸汽熏蒸于患处，有药、热双重作用。中药能对症治疗，疗病除疾；热气能疏松腠理，开发毛孔，活血通络，松弛痉挛肌筋。因此针刀与中药熏蒸合用，疗效显著。

【来源】马向明. 针刀结合中药治疗腰棘间韧带损伤 78 例 [J]. 实用中医药杂志，2004（7）：365.

五、梁平经验

【病例】92 例患者，男性 45 例，女性 47 例；年龄 18 ~ 82 岁，平均 41 岁；病程最长者 21 年，最短 1 小时；单纯 L3 ~ L4 棘间韧带损伤 7 例，单纯 L4 ~ L5 棘间韧带损伤 30 例，单纯 L5～S1 棘间韧带损伤 36 例，L4～L5 并 L5～S1 棘间韧带损伤 19 例。

【操作】

1. 针刀治疗

（1）体位　患者取俯卧位。

（2）定点　疼痛的棘突间隙。

（3）操作　皮肤消毒后从病变间隙正中垂直进针，刀口线与棘上韧带平行，一般进针刀 1.5～2cm，有得气感后，先纵向剥离，再横向剥离后出针。一般手术 1 次，最多 2 次。

2. 中药治疗　敷以自制解毒化瘀舒筋膏（处方以黄柏、大黄、芒硝、当归、川芎、五灵脂、没药、乳香、皂角刺、独活为主，粉碎后将药粉混入加热熔化的凡士林中冷却备用），外以腰围固定，每日 1 次。一般治疗 3 次，最多 5 次。有 1 例患者敷药 2 次后出现皮疹，停止敷药后症状消失。

【疗效】治愈 83 例；显效 7 例；治愈显效率 97.8%。好转 2 例；无效 0 例。有效率 100%。

【讨论】外伤和慢性劳损易致棘间韧带发生部分撕裂及磨损，病损处可有少量出血、渗出、水肿，血细胞及巨噬细胞、成纤维细胞增多，以后渗液虽被"吸收"，但纤维组织逐渐增多，形成瘢痕及纤维化组织，使棘间韧带各层之间发生粘连，故当弯腰牵拉 L5～S1 棘间韧带时，由于三层韧带在牵拉时不能发生正常磨动，造成韧带纤维受力不匀，使病损粘连处韧带受到过分牵拉，刺激神经感受器，患者感到酸痛无力不能持续弯腰，局部病损处炎性物质的积聚和刺激加重了粘连和腰痛，所以粘连和炎性物质是造成腰骶痛长期不愈的主要原因。针刀可有效松解粘连，采用清热解毒、活血化瘀、温通经络的中药外敷，能直接促进局部血液循环和炎性物质代谢而疗效显著。

【来源】梁平. 针刀配合中药外敷治疗下腰椎棘间韧带损伤 92 例 [J]. 中国中医骨伤科杂志，2005（1）：62-63.

六、陈日含经验

【病例】246 例患者。

【操作】

1. 体位　患者取俯卧位。

2. 定点　通常每个损伤棘间可有明显压痛点，分别在棘间损伤点各定 1 个治疗点。

3. 操作　采用 4 号针刀，局部常规消毒、铺巾后，按针刀四步操作规程从定点进针刀，穿棘上韧带有落空感后至棘间韧带，行纵向疏通松解手法后出针刀。术中患者自觉治疗部位有明显酸胀感，术后贴无菌创可贴，针孔保持清洁 72 小时。每 5 天治疗 1 次，连续治疗 3 次。

【疗效】优良率为 94.3%，有效率为 98.0%。

【讨论】慢性腰部棘间韧带损伤在临床上较为常见，多因腰部脊柱过度屈曲、扭转外伤，治疗无效或延治所致。临床症状明显，患者常有剧烈腰痛，腰部活动严重受限。慢性腰部韧带损伤多伴有明显的损伤部位血肿机化、纤维化、粘连等病理现象。临床上表现为韧带粘连失去弹性所产生的牵拉性疼痛、挤压疼痛（脊柱背伸痛，少数脊柱前屈痛）。针刀能够直接到达腰部韧带损伤的部位，对棘间的粘连进行松解剥离，对失去弹性的纤维化韧带及机化的血肿进行切开，促进局部血液循环，修复损伤的韧带，使其恢复正常弹性，从而缓解临床症状。而针灸针不具有切开功能，只能对局部进行刺激，对纤维化、粘连等病理现象不能有效地切开，对直接病理现象无有效干预作用。

针刀松解术治疗慢性腰部棘间韧带损伤还有着微创的优势。针刀经皮入路不切开皮肤，盲视下直达腰部棘间韧带，只对损伤的部位进行微创切开松解，不对其他健康组织进行干预。术后伤口如针孔大不需缝合，不住院，可有效减少治疗费用及住院时间。针刀在取穴治疗上遵循解剖的组织结构，在现代运动解剖学的指导下分析病理，在解剖学的指导下操作，使针刀在机制上更接近现代人的思维方式，在操作上更有安全保障，治疗效果及预后更具有预见性。本研究结果表明，针刀松解术治疗慢性腰部棘间韧带损伤有疗程短、疗效高、风险小、费用低、患者易于接受等优势，值得临床推广应用。

【来源】陈日含，陈日立.针刀松解术治疗慢性腰部棘间韧带损伤 246 例 [J]. 中国针灸，2010（S1）：97-98.

七、李建辉经验

【病例】50 例患者，男性 28 例，女性 22 例，随机分为治疗组、对照组（各 25 例）；年龄 20 ~ 52 岁，平均 34 岁；病程 1 周至 5 年；有 25 例合并棘上、棘间韧带损伤。

【操作】

1. 体位　患者取俯卧位。

2. 定点　疼痛的棘突间隙。

3. 操作　刀口线与脊柱纵轴平行，针刀体与皮肤平面垂直刺入 1cm 左右，当刀下有坚韧感、患者诉腰部有酸胀感时，即为病变部位，先纵疏横剥 2 ~ 3 刀，再将针刀体倾斜，与脊柱纵轴呈 90°，在上一椎骨棘突的下缘和下一椎骨棘突的上缘，沿棘突矢状面纵疏横剥 2 ~ 3 刀，出针刀。适当活动腰部，并采用手法按揉松解。针刀治疗 1 周 1 次，3 次为 1 个疗程。

【疗效】治愈 20 例，显效 2 例，有效 2 例，无效 1 例。

【讨论】中医治疗 LDH（腰椎间盘突出症）的方法有手法、针灸、中药、牵引等，其中手法治疗是最主要的方法，可以使病变局部的形体结构和组织生理病理状态发生改变，从而达到消肿散结、理筋整复的目的。棘间韧带可因 LDH 而加重损伤，棘上、棘间韧带损伤和 LDH 相互交织，相互影响。在临床上，有一些 LDH 患者经手法治疗后，症状缓解慢、易复发，究其原因是合并棘上、棘间韧带损伤，加用针刀治疗后疗效明显提高。因此，对 LDH 诊断要明确，要考虑有可能影响治疗效果的病变并加以治疗，才能提高疗效。

【来源】李建辉，李朝林，刘巨超，等.针刀治疗腰椎间盘突出症合并棘上、棘间韧带损伤25例 [J]. 中医杂志，2011（19）：1685-1686.

第五章

／

下肢部疾病

膝骨性关节炎

一、丁方平经验

【病例】100 例患者，男性 34 例，女性 66 例；Ⅱ度损伤 50 例，Ⅲ度损伤 50 例。

【操作】

1. 针刀治疗

（1）体位　患者取仰卧位，膝半屈曲位，膝下垫枕。

（2）定点　对髌底、髌尖、膝内外侧支持带、关节内外侧副韧带起止点、髌腱的附着点等处触摸按压，寻找有结节瘢痕、条索状物处即为针刀治疗点。根据关节疼痛部位、骨赘位置及关节功能受限的方向，每次选取 3 ~ 4 个治疗点。

（3）操作　消毒，局麻，医者戴手套，按针刀四步操作规程，用 4 号针刀，刀口线与肌纤维韧带方向平行，先纵向疏通 3 ~ 4 刀，再横向剥离 3 ~ 4 刀，直到刀下感觉松动后出针，按压针孔片刻，创可贴贴敷，保持针孔干燥 2 天。

2. 手法治疗　针刀手术后，医者双手拇、食指分别置于髌骨内外侧，将髌骨向前轻提，先于内外侧方向推动髌骨，然后用双手手掌轻托髌骨上下缘，在上下方向推动髌骨，松解髌股之间的粘连；再进行膝关节屈伸活动，在患者忍受范围内逐渐加大屈伸度，松解胫股之间的粘连；最后在屈膝 15° 位侧扳小腿，内翻畸形者向外侧扳，外翻畸形者向内侧扳，改善膝内外翻。以上手法由轻到重，循环施行，每次约 15 分钟。

【疗效】治疗 24 周后 VAS 及 Lequesne 评分均较治疗前显著改善。

【讨论】随着人口的老龄化，膝骨性关节炎的发生率越来越高，疼痛和关节活动受限是其主要症状。目前的研究认为，造成膝骨性关节炎疼痛的原因是多因素的，一部分来源于滑膜炎症、半月板破损、关节软骨剥脱，是为内源性疼痛；另一部分来源于膝关节受力不平衡，关节周围主要肌肉和韧带附丽点的炎症，是为外源性疼痛，后者可以单独、广泛存在于早中期病例。本研究病例查体常可及膝内外侧支持带条索状物，这是髌内外侧支持带的挛缩。关节间隙狭窄者在狭窄侧近远端可触及硬结点，并有压痛，这是侧副韧带的挛缩。有学者认为，膝关节功能障碍病程 1 年以上者，多有伸膝装置的挛缩，进而加重膝关节屈伸障碍。综上所述，膝骨性关节炎患者存在膝周软组织的挛缩、粘连和瘢痕，以及由此产生的力学平衡失调。这些挛缩、瘢痕点即肌肉韧带附丽点，因局部应力增高而代偿性地钙化以增大受力面积，形成骨赘，如此反复恶性循环，病情逐渐加重。针刀前端有刃口，对膝周肌腱韧带附着点进行有效松解，剥离粘连，改善局部微循环，调整关节的内在受力平衡，消除关节外围炎症，减轻或消除神经末梢所受到的压迫和牵拉，从而达到缓解疼痛的目的。针刀通过松解伸膝装置中的重要组成——髌韧带的起止点来改善关节功能，通过松解狭窄侧侧副韧带和膝周肌肉，微调关节间隙，减轻骨内压力。术后手法是在针刀松解的基础上，通过推提髌骨和屈伸膝关节松解髌股、胫股之间的粘连，通过侧扳改善内外翻畸形，改善关节内外的动力和静力平衡，增加关节活动度，延缓骨赘的形成。

针刀配合手法松解治疗膝骨性关节炎能达到与双氯芬酸钠同样的近期疗效，而且更能维持较长时间疗效。另外，针刀对膝骨性关节炎的疗效与病情严重程度有关，Ⅱ度病例 4 周和 24 周的改善率均比Ⅲ度更好，患者的满意度更高。所以，针刀配合手法松解治疗早中期膝骨性关节炎具有较好的近期和远期疗效，对骨关节炎能起到早期干预的作用。该疗法为局部干预治疗，无药物副作用，易被患者接受，适应人群更广泛，而且疗效确实，简单易行，可在基层推广使用。

【来源】丁方平，王人彦，张玉柱，等.小针刀配合手法松解治疗膝骨性关节炎的临床研究 [J]. 中华中医药杂志，2014（4）：1275-1277.

二、张鸿振经验

【病例】39 例患者，男性 12 例，女性 27 例；年龄 21 ~ 63 岁；病程 3 个月至 5 年；双膝痛 12 例，左膝痛 15 例，右膝痛 12 例；外伤 15 例，其他均无明显诱因。研磨试验阳性 28 例；膝关节肿胀 25 例；浮髌试验均阴性。所有患者 MRI 显示有半月板损伤，其中后角损伤 35 例。压痛点分布：膝内侧 12 例，膝外上方 28 例，膝眼 18 例，髌股关节外侧 21 例，髌股关节内侧 21 例，膝后侧 5 例。

【操作】

1. 体位　患者取仰卧位。

2. 定点　膝关节周围由于软骨破坏、关节受力改变形成的非正性应力点，多在髌骨底部股四头肌附着点、内外侧副韧带附着部、髌下脂肪垫、膝关节周围的滑液囊等髌周围肌肉附着点及滑液囊。

3. 操作　常规消毒皮肤，用针刀在股骨、胫骨内侧髁的骨质增生部进行刮剥分离，并分离髌下脂肪垫与髌尖粘连部，单膝治疗每次 2 ~ 3 点。术后被动伸屈关节数下，休息 2 ~ 3 天。每 5 ~ 7 天治疗 1 次，3 次为 1 个疗程，一般治疗 1 ~ 2 个疗程。嘱患者进行股四头肌功能锻炼。

【疗效】39 例患者，随访 3 个月至 2 年，平均 11 个月。显效 26 例，占 66.7%；有效 11 例，占 28.2%；无效 2 例，占 5.1%。

【讨论】慢性膝痛的诊断目前主要依赖于病史、症状和体征。某些非半月板源性膝前痛的临床表现多与半月板损伤相似，并常被误诊为半月板损伤，如患者均有明显的外伤史、膝前疼痛和压痛、关节交锁和弹响、股四头肌萎缩等。髌下脂肪垫、髌上翼状皱襞、髌下前内侧滑膜皱襞的异常及不应出现的髌下前滑膜皱襞是造成膝痛和膝部功能障碍的重要原因。

中医学认为，慢性膝痛大都属痹证、历节风范畴。膝关节为肝、肾、脾三经所系，肝主筋，肾主骨，脾主肌肉，人体的筋骨肌肉有赖于肝肾精血滋养。中年以后，肝肾精血渐亏，筋骨失养兼风寒湿邪内侵，虚邪留滞，经脉不通，局部失荣，引发该病。根据中医骨伤科文献中提出的骨正筋柔、筋骨并重理论，针刀疗法通过正"伤筋"来"正骨"，恢复筋骨平衡及关节的内应力平衡，对难治性慢性膝痛疗效显著。针刀能在病灶处或压痛点进行疏通、剥离，将毛糙不平的骨刺及瘢痕组织铲除，解除髌周滑膜嵌顿，破坏病灶组织，能使受损处的挛缩、粘连得到松解，促进血液循环，加强营养作用，消除炎症，减轻肿胀，改善内环境，打断恶性循环，使关节的动态平衡得到恢复，减轻慢性关节疼痛。但针刀疗法对半月板的损伤应无修复作用，本研究病例治疗后的良好疗效也可说明或许原来诊断的不正确，这提醒医者不能单纯依靠影像学的检查来诊断半月板损伤，应全面分析受伤机制，综合症状、体征及辅助检查，做出准确判断，不然可能会造成严重后果。作为一种新疗法，针刀疗法为临床治疗慢性膝痛提出了一种新思路，应深入研究，积极探讨其治疗机制。

【来源】张鸿振，戴寿旺，林初勇. 小针刀治疗慢性膝痛 39 例临床观察与机制分析 [J]. 中华中医药杂志，2008（8）：750-751.

三、牛时季经验

【病例】200 例患者，以症状重的一侧为观察对象。

【操作】

1. **体位**　患者取仰卧位，膝关节屈曲 70°～ 80°，足平放于治疗台上。

2. **定点**　医者戴口罩、帽子和无菌手套，参考 X 线片，结合患者体征，选取病变点 1～6 个，将病变点用标记笔做上标记。记录患者膝关节周围病变点分布情况：髌前皮下囊、髌骨内侧支持带、髌骨外侧支持带、髌韧带止点、股四头肌髌骨连结处、髌下脂肪垫、膝关节内侧副韧带、膝关节外侧副韧带、前交叉韧带起点内缘、前交叉韧带起点外缘、后交叉韧带起点内缘、后交叉韧带起点外缘、鹅足部、阿是穴。

3. 操作　膝部皮肤常规碘酒、酒精消毒，铺无菌洞巾，每个痛点用利多卡因 1 ～ 2mL 行局部麻醉，刀口线与骨刺竖轴垂直，针刀体与皮面切线位垂直刺入，通过皮肤皮下组织达骨面，在骨刺的尖部做切开剥离或者行铲磨削平法，关节内外侧行针刀治疗时，刀口线与肢体纵轴平行，切开侧副韧带 1 ～ 2 刀，术后刀口用无菌敷料压迫止血，创可贴覆盖针孔，注意防水，保持术区干燥，避免剧烈活动。上述治疗每周 1 次，1 次为 1 个疗程，视患者病情需要行针刀治疗 1 ～ 2 个疗程。

【疗效】经针刀治疗后 4 周、8 周的总有效率分别为 95.5％、94.0％。患者症状评分治疗后均较治疗前显著提高，疼痛、关节肿胀缓解明显，提高膝关节功能效果尚佳。

【讨论】西医学认为，膝骨性关节炎是一种关节软骨退行性变和以关节表面、边缘形成新骨为特性的内在的非炎症性疾病。究其形成原因有多种，如年龄、遗传、性别、人种、肥胖、饮食、机械外力因素、酶等。

中医学将膝骨性关节炎归属于痹证范畴，一般认为其发病有以下几个原因：一是肝肾亏虚，筋骨失养。二是长期劳损或外伤，气滞血瘀。三是经脉空虚，风寒湿痰瘀诸邪留于膝部，痹阻经络，导致气血失和，筋骨失养。

针刀医学认为，膝骨性关节炎根本原因在于膝关节周围软组织积累性损伤后，导致膝关节动态平衡失调，附着于胫骨关节和髌骨关节的韧带、肌肉、肌腱，以及局部脂肪垫、筋膜之间的粘连、瘢痕和挛缩，破坏了膝关节内部的力学平衡，使正常负重力线发生变化，关节软骨面有效负重面积减小，单位面积内的骨小梁压力增高，引起骨质增生和微小骨折，进而导致骨质塌陷。这种力平衡失调超过人体的自我修复能力后，即引起临床表现。因此，运用针刀治疗膝骨性关节炎是针对病因治疗，从关节周围阳性反应点入手，恢复膝关节的力学平衡。而在治疗过程中，阿是穴即压痛点的治疗只能解决部分疼痛问题，对恢复膝关节的功能作用不大，其他点为粘连瘢痕点，分布在膝关节的前、后及内、外侧，是疾病病理构架的主要病变点和连接点。松解了这些病变关键点，就破坏了疾病的整体病理构架，所以整体松解术是治疗膝骨性关节炎的基础。通过整体的松解治疗，患者疼痛症状改善明显，功能活动度较治疗前提高。总之，针刀治疗膝骨性关节炎在痛点选择得当、操作准确的前提下，能够取得良好的效果，值得临床推广应用。

【来源】牛时季，孟庆才，刘颖.小针刀治疗膝骨性关节炎的临床疗效观察 [J]. 成都中医药大学学报，2013（2）：45-46.

四、陈建雄经验

【病例】47 例患者，无明显外伤病史，均为女性；年龄最大 75 岁，最小 41 岁。

【操作】

1. **体位**　患者取仰卧位。

2. **定点**　在髌骨边缘有骨质增生并有压痛的地方定点。

3. **操作**　常规消毒后铺洞巾，在定点处局部麻醉，医者持针刀刺入皮肤，对皮下软组织进行小范围切开松解，再进至骨面稍做铲磨；另在内、外侧副韧带上寻找压痛点或条索状物处（以上阳性点或压痛点为足三阴、足三阳经位于膝关节周围之腧穴），刀口线与患肢纵轴平行，针刀体垂直皮肤刺入达骨面，有阻挡感，纵向疏通剥离，此时，患者有明显的酸胀感，再将刀口线调转90°，横向将硬结或条索状物剥离开后迅速出针。每次取4～5点，每周1次，共治疗2次。治疗后运用膝关节牵引器牵引患肢，用15kg牵引力，持续牵引20分钟。

【疗效】按照《骨与关节损伤和疾病的诊断分类及功能评定标准》的评分标准，治疗前评分（47.12±14.91）分，治疗后2周评分（64.92±12.11）分，治疗后3个月评分（65.33±12.51）分。

【讨论】膝骨性关节炎归属中医学痹证范畴。一般认为其发病有以下几种原因：一是肝肾亏虚，筋骨失养。肾主骨，肝主筋，膝为筋之府，肾虚无以主骨，肝虚无以养筋而发病。二是长期劳损或外伤，气滞血瘀。《素问·宣明五气》谓："五劳所伤……久立伤骨，久行伤筋。"久立、久行或外伤，可直接损伤筋骨，血瘀气滞，不通则痛而发病。《素问·痹论》亦云："风寒湿三气杂至，合而为痹。"经脉空虚，风寒湿痰瘀诸邪留于膝部，痹阻经络，导致气血失和，筋骨失养。

病理学认为，膝骨性关节炎开始为关节面软骨受损，胶原纤维变性，软骨面逐渐粗糙、软化、碎裂，软骨下骨板裸露并直接受到外力的反复冲击，然后出现反应性的骨质增生。临床大多数患者有外伤史和慢性劳损病史，当膝关节周围的软组织损伤，引起局部炎症治疗不及时，迁延日久而造成局部粘连、牵拉，膝关节内部应力发生改变，破坏膝关节原有的力学平衡，随着关节的不断活动，必然会损伤关节软骨，最终导致关节间隙的改变。

因此，运用针刀疗法是针对病因，从膝关节周围的阳性反应点入手，恢复关节的力学平衡。针刀疗法是中西医结合的产物，针刀的形状为针，直径1mm，针尖有刃，直径0.8mm，具有针灸针和手术刀的双重功能。先运用经络诊察的方法确定关节周围筋络和压痛部位，如《灵枢·刺节真邪》曰："凡用针者，必先察其经络之虚实，切而循之，按而弹之，视其应动者，乃后取之而下之。"在临床中发现，当对患膝进行经络诊察时，与下肢其他部位相比，可在足三阴、足三阳经循行于膝周的部位探察到明显的条索、结节状物和压痛敏感点，其既是风寒湿痰瘀诸邪长期痹阻关节导致气血失和、筋骨失养而形成的病理产物，也是临床上出现膝痛、关节功能障碍的主要原因。在治疗中，针刀不但有针刺作用，还可以循经进行纵向疏通和横向剥离，与传统毫针相比刺激量更大，疏通经络的作用迅速而完全。当用针刀于上述阳性反应点，尤其在足三阴、足三阳经穴做治疗时，患者针感明显增强，并多出现循经上下感传。通过针刀治疗，一方面可疏通经络，祛除沉滞于关节的深邪顽痹，减轻患者的疼痛；另一方面，对膝关节周围软组织进行适当剥离松解，改善了周围肌腱韧带的痉挛状态，同时配合膝关节的牵引治疗，可以有效地改善关节间隙狭窄，进而改善关节活动度。

【来源】陈建雄，童娟，姚红.小针刀治疗膝骨性关节炎临床研究[J].中国中医急症，2007（7）：819-820.

五、杨义靖经验

【病例】30 例患者，男性 12 例，女性 18 例；年龄 55 ~ 74 岁，平均 64 岁；病程 3 个月至 7 年；行走困难 26 例，上下楼梯困难 21 例，有明显夜间疼痛或休息痛 6 例，膝关节屈伸活动受限 19 例，不能完全下蹲 21 例，伴膝打软、弹响 4 例。膝关节内外侧间隙及髌周均可触及压痛点。膝关节梭形肿胀 14 例，大小腿肌肉萎缩 2 例。X 线片示：髌骨外移 14 例，膝内翻畸形 11 例，内侧或外侧关节间隙变窄 6 例。X 线分期：早期 6 例 7 膝，中期 24 例 32 膝。均为轻、中度骨性关节炎。

【操作】

1. 体位　患者取仰卧位。

2. 定点　在膝关节内外两侧触摸到呈条状凹陷的关节间隙，于此间隙的上下各 6cm 处分别画一平行于关节间隙的横线，在此横线上选点做标记，注意避开体表静脉。

3. 操作　用 1% 利多卡因 2mL 加曲安奈德注射液 0.5mL 局部麻醉。麻醉成功后，医者持针刀于标记处垂直进针，深达骨面，做切割剥离。然后用针刀于松解处做垂直于骨面的钻孔，用力将针刀扎到松质骨内 3 ~ 4cm 处，每次在骨面钻 3 ~ 4 孔。出针后让其自然出血 1 ~ 2 分钟。每周治疗 1 次，3 周为 1 个疗程。

【疗效】随访时间 6 个月至 1 年。治愈 12 例，显效 12 例，好转 5 例，无效 1 例。

【讨论】KOA（膝骨性关节炎）是以关节软骨退变为主要病理特征的慢性临床综合征，是一种临床常见的骨性关节炎。有学者指出，骨内高压是 KOA 发病的重要因素，也是关节疼痛尤其是静息痛的主要原因；而骨内高压是由于静脉淤滞，血液回流不畅所致。因此，如何通过改善血液循环，降低骨内高压，是防治 KOA 的关键之一。有临床报道，仅通过单纯的关节清理术治疗 KOA，术后临床疗效令人不满意。朱汉章认为，KOA 发病的基本原因是膝关节内部力学平衡失调。生理状态下的膝关节处于一种动态平衡状态，而病理状态下膝关节的这种动态平衡被打破，故而生理功能发生紊乱。针刀治疗 KOA 过程中主要注重膝关节的力学平衡，通过对软组织粘连、挛缩部位进行松解，从而恢复膝关节的力学平衡。在临床诊治中，可在足三阴经、足三阳经循行于膝周围的部位触及压痛点和明显的条索或结节状物，而这些条索或结节状物主要是由于风、寒、湿、痰、瘀诸邪长期痹阻关节，导致气血失和，筋骨失养。针刀医学根据力学平衡失调的病理机制，使用针刀在髌周及关节间隙进行切割，松解筋膜韧带粘连，解除软组织痉挛，改善血液循环，促进软组织病灶的修复。针刀治疗还具有针灸针的刺激作用，可以刺激内啡肽的释放，缓解疼痛。

针刀松解术可以使关节主要粘连、挛缩得以解除，但是不能消除骨内静脉淤滞和降低骨内高压。因此，行针刀治疗时除了在病变部位行松解术外，还应在病变部位行钻孔减压术。用针刀在松解处于骨面行钻孔术，钻到松质骨内 3～4cm 处，每次在骨面钻 3～4 孔，方向各不一样，以充分释放骨内压力，但应注意同一个部位不宜重复连续进针。出针后让其自然出血 1～2 分钟，可以达到降低骨内压力的目的，从而提高针刀治疗 KOA 的临床效果。若骨内压力降低，骨内静脉淤滞状态得以改善，则疼痛减轻，即"通则不痛"。关键问题是如何找到膝关节周围深处的松质骨，以便针刀能顺利地进入松质骨深处，达到降低骨内压力的目的。若找不到较为松软的骨面作为进针点，则针刀无法钻入骨体中，难以达到降低骨内压力的目的。毕竟针刀的强度有限，无法像电钻一样随意钻探骨体，而只能选择骨体的薄弱处下手，才能完成钻骨减压的操作。一般来说，术后 1～2 天会有疼痛，可适当给予镇痛治疗，以缓解疼痛症状。术后 1 周未愈者需再行第 2 次针刀治疗，一般最多治疗 3 次，3 次无改善者宜改用其他方法进行治疗。

【来源】杨义靖，杨霞．小针刀治疗膝骨性关节炎 30 例 [J]．中医正骨，2011（7）：48-50.

六、杨城经验

【病例】31 例患者，男性 13 例，女性 18 例；年龄 38～78 岁，平均 52.6 岁；病程 2 个月至 19 年，平均 2.1 年；左膝发病者 9 例，右膝发病者 12 例，双膝发病者 10 例；初诊 5 例，26 例接受过治疗。

【操作】

1. 体位　患者取仰卧位。

2. 定点　取患侧内膝眼、犊鼻、阴陵泉、阳陵泉、血海、梁丘，用甲紫做标记。

3. 操作　患者取仰卧位，双膝屈膝位，膝下垫枕。皮肤用碘酒常规消毒，铺洞巾，过度紧张者，以 1% 利多卡因注射液每穴 1～1.5mL 行局部麻醉。医者戴无菌手套，按针刀四步操作规程进行。内膝眼、犊鼻用 4 号针刀，刀口线与髌韧带平行，两穴相对刺入 30～35mm，令患者产生酸麻胀痛等得气感觉，并在髌下脂肪垫上切割 2～3 下；梁丘、血海用 4 号针刀，刀口线与股骨平行直刺，得气后掉转刀口线沿髌骨切线缘切割 3 ~ 4 下；阴陵泉和阳陵泉用 3 号针刀深刺，刺入 45 ~ 60mm，得气即可。每个部位术毕按压 1 ~ 2 分钟，创可贴敷贴，2 天内不能近水，并且要尽量休息。每周治疗 1 次，1 次为 1 个疗程，4 个疗程后评价疗效。

【疗效】采用国际公认的膝关节功能评分表（百分法）为观察指标，患者治疗前膝关节功能评分为（41.90 ± 10.62）分，治疗后为（86.14 ± 9.30）分，膝关节功能明显改善。其中痊愈 15 例，占 48.4%；显效 13 例，占 41.9%；有效 3 例，占 9.7%。总有效率为 100.0%，愈显率为 90.3%。

【讨论】膝骨性关节炎患者由于身体重心的改变、炎性渗出的刺激和肌肉牵张力的异常而出现痉挛，使膝关节的动态稳定性降低。针刀医学认为，膝骨性关节炎的根本原因是膝关节内部的力平衡失调，当软组织损伤后，失去了对膝关节的控制能力，膝关节失去稳定，关节面压力的分布不平衡。依据这一理论来制定治疗方案，取得了满意的疗效。

针刀治疗膝周六穴，即内膝眼、犊鼻、梁丘、血海、阴陵泉、阳陵泉，既有针刺的效应，能够行气活血，消瘀散结，改善局部微循环，减轻局部组织的炎性渗出，从而消除肌肉痉挛，增强膝关节的动态稳定性，改善临床症状，使不通则痛为通则不痛；又有刀的松解作用，对内膝眼、犊鼻、梁丘、血海的松解，使髌周支持带、膝关节囊翼状皱襞的滑膜层得到了松解。其中，内膝眼、犊鼻内脂肪垫的松解，增加了膝内空间，缓解了因关节间隙变窄引起的膝内压过高，膝内力平衡得以恢复，膝周围的软组织都间接得到了松解，关节周围的力平衡得到了恢复。临床观察到，一次针刀术后，患者患膝疼痛明显好转，膝关节屈伸度明显增大，恢复了膝关节周围的力平衡，故取得了极佳的临床疗效。

【来源】杨城，王琴.针刀"膝周六穴"治疗膝骨性关节炎 31 例 [J]. 中国针灸，2010（4）：308.

七、何君君经验

【病例】40 例患者，男性 18 例，女性 22 例；年龄最大 72 岁，最小 46 岁，平均 61 岁；病程最长 20 年，最短 3 月，平均 5 年；双膝关节疼痛 6 例，单膝关节疼痛 34 例。

【操作】

1. **体位**　患者取仰卧位，膝关节屈曲，膝下垫枕。

2. **定点**　在患膝周围寻找压痛点和结节样物。痛点一般多位于内外侧膝眼、膝关节内外侧间隙、内侧副韧带止点处。用甲紫做标记。

3. 操作　术区常规消毒，医者戴无菌手套，用2%利多卡因在标记处做局部浸润麻醉，麻醉生效后，刀口线顺肌纤维、神经走行从痛点及结节处进针，要求针刀体与皮肤垂直，避开神经、血管，快速进入，直达病所，当医者手下有沉紧或阻滞感即可进行切开、剥离、松解，如患者有疼痛、麻木、触电感，应及时轻提刀锋，稍移动刀锋1～2mm，继续进针，直至医者手下有松解感，即可出针。用无菌棉球按压并固定。每5天1次，共治疗4～6次。

【疗效】痊愈21例，好转16例，无效3例，总有效率92.5%。

【讨论】膝骨性关节炎是中老年人最常见的关节疾病，属中医学痹证范畴。中医学认为，肾主骨，肝主筋，本病是年龄渐老，肝肾渐衰，精血渐亏，筋骨失养所致。西医学认为，膝关节是人体最主要的负重关节，是承上启下的枢纽。膝关节的结构除骨骼以外，还有关节周围的肌肉、韧带和关节囊的支持，才能使膝关节稳定。当发生暴力损伤、积累性损伤或隐蔽性损伤时，软组织会出现缺血性炎症，发生粘连、瘢痕和挛缩，使某些肌肉和其他软组织不能自由伸缩滑动，导致关节活动功能障碍，造成动态平衡失调，原本相吻合的关节面发生不同程度的变化，部分关节软骨受力增加，软骨受损，甚至剥脱形成关节内的游离体。关节内的高应力点和软组织的过度紧张牵拉，是形成骨质增生的主要因素。所以，消除炎症、解除粘连、松解瘢痕和挛缩、恢复膝关节的动态平衡是治疗膝骨性关节炎的首要任务和主要工作。

针刀疗法治疗本病是运用针刀施术于膝关节病变的软组织，进行局部切割、剥离等手法以达到松解粘连、消除瘢痕的目的。针刀首先进行的是一种机械刺激，将软组织的粘连、瘢痕、挛缩组织切开、松解、破坏，恢复膝关节的动态平衡；同时其机械能可转化为热能，使毛细血管扩张，加速血液循环，从而加强了病变组织的营养供应，新陈代谢增强，加速了局部炎症的吸收。局部应用2%利多卡因起到麻醉作用，在无痛下进行闭合性手术，有效地缓解了患者的紧张情绪。通则不痛，痛则不通，阻滞疏通，气血通畅，阴阳调和，则疼痛可除。针刀疗法从病因病机入手，从根本上消除了膝骨性关节炎的致痛因素，达到标本兼治的目的。

【来源】何君君，邢筱华．针刀疗法治疗膝骨性关节炎40例[J]．山东中医杂志，2007（6）：399-400.

八、万明智经验

【病例】155例患者，男性72例，女性83例；年龄最小39岁，最大82岁；病程最短1年，最长19年；单侧膝骨性关节炎114例，双侧膝骨性关节炎41例；其中31例曾接受过其他疗法（如膏药、药酒、封闭、针灸、理疗、中药等），20例曾接受过针刀治疗。

【操作】

1. 针刀治疗

（1）体位　患者取仰卧位，膝伸直位或膝下垫枕屈曲 20°～30°，足平放于治疗台上。

（2）定点　在膝关节内外侧副韧带、股四头肌腱下端、髌韧带上端、髌下脂肪垫上端压痛点处、膝内侧半腱半膜肌止点处即鹅足处定点。

（3）操作　皮肤常规消毒，医者戴手套，铺无菌洞巾，行针刀术：①在膝关节内外侧副韧带上进针刀，刀口线与肢体纵轴平行，针刀体与皮肤表面垂直刺入达骨面，行纵向疏通与横向剥离。然后，调整刀口线 90°，疏通剥离 2～3 刀。②在股四头肌腱下端进针刀，刀口线与股四头肌肌纤维平行，针刀体与皮肤表面垂直刺入达骨面，行纵向疏通，横向剥离，有骨刺者在骨刺横轴上行切开剥离，并向周围铲剥。③在髌韧带上端进针刀，刀口线与髌韧带纤维平行，针刀体垂直皮肤表面刺入达骨面，行纵向疏通和横向剥离，有骨刺时，调整刀口线 90°，行切开剥离。④在髌下脂肪垫处进针刀，脂肪垫通透剥离，然后摆正针刀，将针刀体向下方倾斜，与下方皮肤表面呈 45°，深入针刀达髌骨下极，调转刀口线 90°，行切开剥离，将脂肪垫与髌骨下极的粘连彻底松解。术毕，针孔用创可贴覆盖，3 天内禁沾水。

2. 手法治疗　①扳动髌骨：医者用全手掌扣握在髌骨上行左右、上下扳动，使髌骨活动度增大。②屈曲和过伸膝关节：医者立于患肢侧床旁，以患者足侧手握患肢下端，以头侧前臂伸于腘窝下方，双手抬起患肢，并屈曲膝关节，以紧贴膝部的前臂为支点，尽量屈曲膝关节。然后，近头侧手按压膝关节前方过伸膝关节，达到松解膝关节、关节囊和各韧带挛缩的目的。

若关节腔积液较多者，先行穿刺抽吸，然后再做针刀治疗，并加压包扎 3～5 天解开，同时给予抗生素 3～5 天，预防感染。1 周后视病情变化再行第 2 次针刀治疗。

【疗效】治疗 1 个疗程后，疗效优者 52 例（33.55%），良 65 例（41.94%），中 27 例（17.42%），差 11 例（7.09%）。优良率为 75.49%，总有效率为 92.91%。临床观察发现，病情越轻，优良率和总有效率越高。

【讨论】膝关节为人体负重和活动量最大的关节，结构复杂。膝关节的活动和稳定主要靠关节周围的肌肉、韧带、滑囊等结构。西医学认为，膝骨性关节炎是关节骨质和软组织的退变及局部的无菌性炎症引起的疼痛、肿胀、屈伸受限。本病属于中医学痹证范畴，多由于风寒湿邪痹阻经络，血行瘀滞，不通则痛，不松则痛，治疗宜散寒除湿、活血通络以消肿止痛，恢复关节的运动功能。针刀疗法与手法配合是根据生物力学原理，利用机体本身内在力的调整，采用闭合式手术，准确地达到骨刺部位，松解剥离软组织的粘连、挛缩，铲磨削平骨刺，恢复膝关节内外力平衡，达到通则不痛、松则不痛的目的，剥离粘连，疏通阻滞，镇痉止痛，配合手法，使疗效明显提高。

　　膝骨性关节炎是常见的关节疾病，治疗也较复杂，临床常表现于上下楼痛、下蹲痛、行走痛、跛行等渐进的过程，宜早期进行干预治疗。早期干预效果会较好，预后也较好；中晚期治疗难度较大，疗效也不理想。长期的临床诊疗观察，膝关节疼痛采取综合治疗效果比单一疗法更理想。此外，在积极治疗的同时需进行膝关节保健知识的宣传，如膝关节损伤时须减少膝部运动，尤其不能做长时间的下蹲动作，以免再次增加关节磨损。

　　【来源】万明智，侯新聚，胡强．针刀疗法治疗膝骨性关节炎 155 例临床观察 [J]. 上海中医药杂志，2010（9）：48-51.

九、姜益常经验

　　【病例】43 例患者，男性 16 例，女性 27 例；年龄 45 ~ 80 岁，平均 60.7 岁；病程最短 3 年，最长 20 年，平均 5 年；单膝发病 24 例，双膝发病 19 例。

　　【操作】

1. 针刀治疗

　　（1）体位　患者取仰卧位，患膝屈曲 70° ~ 80°。

　　（2）定点　选关节内外侧间隙及髌骨周围异常的压痛结节骨赘形成的部位。

　　（3）操作　常规消毒，铺无菌洞巾，用 2% 利多卡因 3mL、地塞米松 5mg 在压痛点最明显处注射，并在该点进针刀，刀口线与韧带走行方向一致，垂直于髌骨缘或关节间隙皮肤进针，对坚韧的结节行纵向疏通、横向剥离术，关节内外侧纵向疏通时，对冠状韧带也疏通 2 ~ 3 刀。出针后压迫止血片刻，无出血后，无菌敷料覆盖针孔，应用抗菌药物以防感染。7 天后可重复治疗。

　　2. 中药治疗　2 日后即可配合中药熏蒸治疗，以中药熏蒸治疗机，用自拟方骨科洗药（海桐皮、透骨草、红花、当归、川椒、威灵仙、白芷、防风、艾叶、荆芥、延胡索各 15g）每次熏蒸 30 分钟，每日 2 次，7 天为 1 个疗程；1 个疗程后未治愈者，行第 2 疗程治疗。

　　【疗效】经 1 个疗程，治愈者 32 例；11 例接受第 2 疗程后，治愈 5 例，显效 2 例，有效 4 例。2 个疗程共计治愈 37 例，显效 2 例，有效 4 例。2 个疗程后治疗组治愈率为 86.0%，显效率为 90.7%，有效率为 100%。

　　【讨论】膝骨性关节炎是中老年人的常见疾病，属中医学骨痹、痛痹范畴，由于风寒湿邪入侵，导致气血通行不畅而发病。西医学认为本病多由于膝关节长期劳损、摩擦，导致关节内炎性渗出，组织水肿，关节内压力升高，亦可使骨内静脉回流受阻，而致骨内压升高，引起关节软骨发生缓慢而渐进性退变，继而引起骨的增生硬化等一系列病理变化。

采用针刀疗法，可直接松解膝周围肌腱、韧带、关节囊等软组织的瘢痕、粘连、挛缩，改善血液供应，恢复膝周围软组织的动力平衡，增强膝关节的稳定性，减轻膝关节各关节面的异常应力；同时配合中药熏蒸治疗具有活血化瘀、温经散结、祛风除湿、消肿止痛之功。药液的温度作用可使患部皮肤血管扩张，改善血液循环，加快新陈代谢，促进药物吸收，使药效直接作用于患部从而缓解肌肉痉挛，增强消炎止痛功能，促进炎症水肿的吸收，使粘连僵硬的组织变软，从而达到治疗目的。该治疗操作简单方便，容易掌握，值得临床推广应用。

【来源】姜益常，宋寒冰．针刀配合中药熏蒸治疗膝骨性关节炎临床观察[J]．针灸临床杂志，2009（4）：21-22．

十、李振经验

【病例】50例患者，男性10例，女性40例；年龄45～65岁；病程0.5～2.0年，均为单膝病变。

【操作】

1. 针刀治疗

（1）体位　患者取仰卧位，膝关节屈曲30°左右，暴露膝关节，膝下垫软枕。

（2）定点　依据X线片确定骨的病变部位或关键压痛点为治疗点，如髌韧带附着点、髌内外侧副韧带附着点、髂胫束附着点及半腱肌、股薄肌等肌腱附着点的粘连、挛缩的软组织和骨质增生处。用甲紫标记。

（3）操作　医者戴一次性口罩、无菌手套，右手持Ⅰ型4号针刀，刀口线与膝周的主要韧带、肌纤维走向平行，左手绷紧皮肤，快速刺入体内，缓慢推至有沙状阻塞感，且患者有酸、麻、沉、胀感，做纵向疏通与横向剥离，当医者手下有松动感即可。出针后贴敷创可贴。注意按压，防止出血。针刀治疗点的具体选择可视膝关节局部病变情况而定，每次选择3～5个点（单膝）为宜，双膝关节病变患者一般交替治疗。对膝关节内有积液者，在严格无菌的条件下进行加压抽取积液，尽可能抽尽，用利多卡因和生理盐水混合液反复冲洗。每7天1次，3次为1个疗程。

2. 手法治疗　术后医者左手握住膝关节上方，右手握住踝关节上部，做膝关节的充分屈曲与伸展运动10次，以扩大活动范围。然后让助手固定患者股骨下端，医者双手握住患者踝关节，两人相对持续用力牵引约1分钟，进一步拉开膝关节周围的软组织粘连，恢复膝关节的力学平衡。

【疗效】治疗1个疗程后，治愈29例，显效11例，好转7例，无效3例。

【讨论】《素问·痹论》云："风寒湿三气杂至，合而为痹也。"膝骨性关节炎是一种退行性疾病，属中医学骨痹范畴，临床较为常见。其主要临床表现为膝关节局部疼痛、关节肿胀、关节活动受限、关节畸形等。西医学认为本病主要与关节软骨退变、无菌性炎症、关节内游离体、周围软组织挛缩、关节间隙过窄等有关。中医学认为本病多因中老年人肝肾亏虚，气血生化乏源，筋骨失养所致；或因风寒湿邪侵袭，瘀滞经络，缠绵日久，津液失化，聚而成痰，痰伏经脉，气血阻滞而致脉络不通，筋骨失濡，故见膝关节疼痛、肿胀等。

针刀疗法是传统针刺技术与软组织松解术有机结合的产物，针刀集中针与刀的双重作用，通过刀的剥离可以松解局部粘连的组织、肌肉，解除神经血管的卡压，使局部血液循环改善，消除无菌性炎症，使疼痛迅速缓解。针刺可激发经络之气，加强气血运行，从而使痹阻、壅滞的经络得以疏通，达到"通则不痛"的目的。目前对本病病因的认识普遍强调膝关节的退行性病变，强调骨赘（或骨刺）的危害。而针刀医学认为，膝关节的慢性劳损或外伤可造成膝关节周围软组织的炎症、粘连、瘢痕挛缩，破坏了膝关节周围软组织的力学平衡而发病。针刀疗法即是在膝关节周围软组织病变局部进行有针对性的剥离粘连、疏通堵塞、松解挛缩，恢复膝关节周围软组织的力学平衡，达到"通则不痛"的目的。

【来源】李振，陈爽. 针刀治疗膝骨性关节炎临床研究 [J]. 中医学报，2011（2）：141-143.

十一、柳松经验

【病例】50 例患者，男性 18 例（30 膝），女性 32 例（52 膝）；年龄 45 ～ 69 岁，平均 53.4 岁；病程 1 个月至 20 年，平均 5.2 年。

【操作】

1. 针刀治疗

（1）体位　患者取仰卧位。

（2）定点　在膝关节患病处定点，如髌周围（髌上正中点、髌下正中点、髌骨两侧）、膝周围（膝关节内外侧副韧带、股四头肌腱抵止点、髌下脂肪垫点、腘部股骨内外髁点、腘部胫骨内外髁点、双膝眼点）。

（3）操作　选择进针点 1 ～ 3 处进针刀，纵向疏通、横向剥离，刀下有松动感出针，创可贴外敷针孔。5 天 1 次，20 天为 1 个疗程。

2. 中药疗法　伸筋草 20g，透骨草 20g，红花 15g，细辛 5g，桑枝 15g，川芎 15g，桂枝 15g，泽泻 15g，威灵仙 15g，延胡索 20g，防风 15g。上药粉碎后装入布袋中封闭，放入适量冷水中浸泡 30 分钟，煮开 30 分钟，待药袋温度降为 50℃左右，放在患膝处熏洗。每次 30 分钟，每天 2 次，20 天为 1 个疗程。

【疗效】50 例患者 82 膝，经过 1 个疗程的治疗，显效 26 膝，占 31.7%；好转 50 膝，占 61%；无效 6 膝，占 7.3%；总有效率 92.7%。

【讨论】本病的病理变化以软骨变性及软骨下骨质病变为主，常见的发病因素有关节先天结构异常、损伤和机械性磨损、关节不稳定等多种。Alastair 等指出，软骨细胞损伤并释放酶类与关节软骨承受过度压力有直接关系。当软组织损伤后，引起关节周围的软组织粘连、瘢痕、挛缩等改变，使关节面上的压力继续加重不平衡，关节内外产生高应力点，故在韧带抵止点、关节囊附着点产生骨赘，形成疼痛及关节功能障碍等临床主要症状。通过针刀松解高张力和粘连的韧带、关节囊等膝周、髌周软组织，达到平衡关节软骨受力情况及关节内外的异常高应力来治疗膝骨性关节炎是有效的。

中医学认为，膝骨性关节炎属于痹证中骨痹范畴。《素问·痹论》说，风寒湿三气杂至，合而为痹，痹在于骨则重，在于脉则血凝而不流，在于筋则屈而不伸，在于肉则不仁。《石室秘录》说，筋脉者，一身之筋，通体之脉，病则筋缩而身痛，脉涩而体重矣，然筋之舒在于血和，而脉之平在于气足，故治筋必须治血，而治脉必须补气，人若筋急踡缩，伛偻而不能立，俯仰而不能直者，皆筋病也，而筋病则必由肝肾亏虚，气不通血不和，加风寒湿邪至筋之府，膝部气滞血瘀，经络痹阻而发病。治则当以祛瘀通络为主，用中药熏洗膝部是利用物理热量与中药结合产生大量热蒸汽及中药离子，作用于皮肤上，使毛细血管扩张，血流增加，促进血液循环，新陈代谢旺盛，加速组织的再生能力和细胞活力，促使无菌炎性物质排出。肌肤受到熏蒸，药物有效成分通过肌肤孔窍深入腠理，腠理疏通，汗孔开泄，从而达到活血化瘀、行气止痛、舒筋通络、祛风除湿的目的。

中药熏洗配合针刀治疗膝骨性关节炎简单实用，疗效可靠，患者易于接受，对于膝骨性关节炎轻度、中度及部分重度患者是一种安全的选择，应该推广使用。

【来源】柳松，赵文海，李山鹰．中药熏洗配合小针刀治疗膝骨性关节炎的临床疗效观察 [J]．中国中医骨伤科杂志，2010（12）：35-36.

十二、谢进经验

【病例】124 例（171 膝）患者，男性 53 例，女性 71 例；年龄 45～50 岁 14 例（14 膝），51～60 岁 63 例（84 膝），61～65 岁 47 例（73 膝）；双侧病变 47 例（94 膝），单侧病变 77 例（左侧 41 例，右侧 36 例）。

【操作】

1. **体位** 患者取仰卧位，患肢屈膝 90°。

2. **定点** 在膝关节周围找出压痛点并做标记。

3. **操作** 医者常规消毒双手，左手固定进刀点，右手持针刀，刀口线与肌纤维或韧带走向平行，将刀锋压在皮肤上，使皮肤形成一长方形凹陷，神经血管分离在刀的两旁，再用力持针刀刺入皮肤。出现针感后沿肌纤维（或韧带）走行方向剥离 3～5 刀，纵向疏通，横向剥离，如有结节务必切开，直至刀下有松动感。关节边缘有骨刺者刀口线与骨刺垂直，于骨刺尖部行切开松解术和铲磨削手法；关节内积液较多者于无菌条件下抽出积液。出针后酒精棉球按压 2 分钟，无菌敷料或创可贴覆盖。术后无需服药或口服少量抗生素。

【疗效】14 例（16 膝）失访，110 例（155 膝）随访 1～6 个月，平均 3.5 个月。临床控制 22 例（34 膝），显效 70 例（94 膝），有效 12 例（19 膝），无效 6 例（8 膝），有效率 94.5%。

【讨论】膝骨性关节炎的发病机理尚不完全明确，一般认为其病因为膝关节内部的力平衡失调。当软组织因各种原因（如风寒湿热、外伤、慢性磨损等）损伤后，反复充血、水肿并粘连挛缩瘢痕，引起局部血液循环障碍，组织缺氧，产生大量酸性物质刺激血管扩张，损害肌肉组织，导致疼痛和活动功能受限。而疼痛和活动受限又加重血液循环障碍，肌组织变性和粘连挛缩加剧，致使膝关节生物力学平衡失调，关节不稳，关节面的压力分布不平衡，关节在力学平衡失调的状态下勉强继续维持行走活动，势必导致关节内产生高应力，在高应力点处成骨代谢作用增强，钙、磷在骨端沉积增多而生成骨赘。

针刀由九针演变而来，但不完全等同于针刺疗法。其治疗点不是穴位，大都是压痛点、结节点或反应敏感点，操作方法不是提插、捻转，而是纵向或横向切割、疏通、剥离。针刀疗法可以发挥刀的功能，分离软组织之间、软组织与骨骼之间的粘连，解除膝周软组织的紧张状态，从而去除力学不平衡的原因；对已形成的软骨刺加以切削、磨平。

研究证实，针刀疗法能迅速解除慢性软组织损伤所致的动态平衡失调。6 例膝关节内翻畸形患者疗效较差，分析其原因可能为病情较重，治疗不够彻底，病变部位松解不彻底，膝关节正常生理力线及髌骨的正常滑动轨迹未能恢复。采用针刀疗法须准确掌握病变部位的微细解剖结构，了解病变组织的生物力学和病理学改变，熟练掌握操作要领。

【来源】谢进，孟凯，王式鲁 . 自制小针刀治疗膝骨性关节炎 124 例疗效观察 [J]. 山东医药，2008（5）：103-104.

髌下脂肪垫损伤

一、郭崇秋经验

【病例】76 例患者（92 膝），右膝病变 40 例，左膝病变 26 例，双膝病变 10 例；

男性 30 例，女性 46 例；年龄最大 65 岁，最小 20 岁，平均 43 岁；病程最长 12 年，最短 1 年，平均 4.1 年。

【操作】

1. 针刀治疗

（1）体位　患者取仰卧位，屈曲膝关节，使足掌平稳放于治疗床上。

（2）定点　髌骨下缘和胫骨粗隆之间的压痛点。

（3）操作　常规消毒，第一步在髌骨下缘和胫骨粗隆之间的压痛点进针，刀口线与髌韧带纵轴平行刺入，针刀体与髌韧带平面垂直，深达髌韧带下方，先做纵向切开剥离，然后将刀锋提至髌韧带内面脂肪垫的上面，刀口线方向不变，将针刀体沿刀口线垂直方向倾斜与韧带平面呈 15°，在脂肪垫和髌韧带之间进行通透剥离，针刀体沿刀口线方向摆动，将脂肪垫和髌韧带分剥开来，然后针刀体再向相反方向倾斜与髌韧带平面呈 15°，重复上述手法，将脂肪垫和髌韧带的另一侧剥离出来，出针。术后按压针孔压迫止血，贴上创可贴。第二步在两膝眼进针，刀口线与髌韧带纵轴平行刺入，调整方向缓慢至髌骨粗糙面，刀口线平贴髌骨粗糙面轻轻切开剥离 3～5 下，出针同上。然后（以右膝为例）医者用左手握住患者右膝，右手掌根吸住髌骨向内侧推动 5 下；左右手互换，左手掌根吸住髌骨向外侧面推 5 下，用力适度。将患膝屈曲，左手虎口按住髌骨底缘固定，右手握住患膝右踝慢慢拉伸患膝，重复 5 下。针刀松解 10～14 天 1 次，一般治疗 3 次。

2. 肌力训练

（1）头肌等长收缩运动　患者取仰卧位，患肢伸直，股四头肌主动收缩，牵拉髌骨向近心端移动，开始缓慢收缩，逐渐用力到尽全力，持续 3～10 秒放松。两膝交替进行，每次中间休息 2～3 分钟，反复 5～10 次。

（2）直腿抬高运动　患者取卧位，下肢伸直，踝关节背屈，直腿抬高至最大限度，持续 5 秒，放松。两膝交替进行，每日次数不限，渐进增加，以肌肉发酸为度。

【疗效】治愈 55 例，占 72.4%。其中 1 次治愈 30 例，2 次治愈 15 例，3 次治愈 10 例；好转 17 例，占 22.4%；无效 4 例，占 5.2%。

【讨论】髌脂肪垫位于髌韧带与膝关节囊的滑膜之间，是一个三角形的脂肪组织，有减少髌韧带摩擦和稳定膝关节的作用。膝关节是人体关节中负重最多、运动量最大的关节。在日常工作、生活中，膝关节的急慢性损伤、劳损及在膝关节运动中脂肪垫受到的挤压伤等都会引起髌下脂肪垫充血、出血，脂肪间质水肿（淋巴细胞、浆细胞、肥大细胞和巨噬细胞浸润），出现无菌性炎症，脂肪垫表面滑膜增生及滑膜绒毛状增生，继而与髌韧带及周围软组织粘连。脂肪垫有丰富的神经末梢，无菌性炎症，特别是髌骨粗糙面附着区炎症是引起膝关节疼痛的重要原因。另外，脂肪垫附着区疼痛及与髌韧带的粘连可继发股四头肌功能不全和影响脂肪垫在膝关节屈伸运动中的伸缩运动（容易造成脂肪垫嵌压损伤），产生膝关节屈伸痛、下蹲痛、上下楼梯痛或走路疼痛。因此，首先用针刀疏通、松解、剥离脂肪垫髌骨粗糙面附着区病变及脂肪垫与髌韧带粘连，消除无菌性炎症，恢复脂肪垫的正常动态运动，然后以推髌手法加强针刀松解粘连。肌力训练增强股四头肌和关节周围肌肉、韧带、肌腱的力量、韧性、弹缩性，润滑关节，增强关节稳定性，是巩固疗效和取得良好远期疗效的关键。针刀配合肌力训练治疗膝关节髌下脂肪垫，动静结合，医患配合，抓住疾病的生理、病理本质，疗效显著。

【来源】郭崇秋．小针刀结合肌力训练治疗髌下脂肪垫损伤 [J]．针灸临床杂志，2008（7）：35-36.

二、曹飞经验

【病例】39 例患者，男性 8 例，女性 31 例；年龄最小 28 岁，最大 74 岁，平均 47.6 岁；病程最短 20 天，最长 20 余年；左膝病变 13 例，右膝 18 例，双膝 8 例；7 例有膝关节外伤史。

【操作】

1. 体位　患者取仰卧位，膝关节屈曲，足掌平放于治疗床上。

2. 定点　髌尖。

3. 操作　常规消毒皮肤，医者戴无菌手套，铺无菌洞巾，髌尖下注射 2% 利多卡因 3mL ＋醋酸强的松龙 1mL。然后，医者左手将髌骨向下推挤，使髌尖部翘起并固定，进针刀，针刀抵住髌骨下缘骨质后，在脂肪垫于髌下缘的附着处纵向剥离，松解粘连，接着将刀锋提至髌韧带内面脂肪垫的上面，刀口线与髌韧带纵轴平行，将针刀体沿刀口线垂直方向倾斜，与髌韧带平面呈 15°，在髌韧带和脂肪垫之间进行剥离，并将针刀体沿刀口线方向摆动，将髌韧带和脂肪垫分剥开来，然后针刀体再向相反方向倾斜，与髌韧带平面呈 15°，用上述方法，将另一侧的髌韧带和脂肪垫剥离开，出针。酒精棉球按压针孔 2 分钟，无菌敷料包扎。

【疗效】经治疗 1 ~ 2 次，治愈 20 例，显效 13 例，有效 5 例，无效 1 例。随访 6 个月至 1 年无复发，总有效率 94.9%。

【讨论】髌下脂肪垫位于髌骨下面、股骨髁前下部的三角形空隙中，在髌韧带的深面，呈蝶状，上端附着在髌骨下缘后侧，将关节囊的滑膜层与纤维层分离为关节内滑膜外组织。其具有衬垫及润滑作用，防止骨间摩擦，并加强关节稳定性。髌下脂肪垫的急性损伤和慢性劳损均可产生无菌性炎症，引起脂肪垫充血、肿胀、渗出、粘连，膝关节活动中任何使上述三角形空隙缩小的动作均能使肿胀的脂肪垫受压，疼痛加重。故患膝伸直、下蹲至站立及下楼梯均可使脂肪垫受压而疼痛加剧。

中医学认为，本病是由于急性损伤或慢性劳损导致气血壅滞，日久生痰，痰瘀互结，不通则痛。采用针刀治疗，松解髌韧带与脂肪垫之间的粘连，镇痉止痛，并解除微血管的卡压，改善局部血供，达到"通则不痛"的治疗效果。术前注射利多卡因与强的松龙，一方面起到局部镇痛作用，减轻患者的痛苦；另一方面可消除炎症，改善局部血液循环，防止再粘连，与针刀作用相辅相成。本方法简便易行，门诊即可操作，便于在基层医疗单位开展。但必须注意，采用针刀治疗本病，要求医者熟练掌握解剖知识，注意进针深度，不可穿透脂肪垫，以免损伤膝关节滑膜，并且要严格消毒，严防感染。

【来源】曹飞，康小红，杨富国，等.小针刀治疗髌下脂肪垫损伤 39 例 [J].上海针灸杂志，2004（1）：27.

三、种书涛经验

【病例】50 例患者，男性 26 例，女性 24 例；年龄 25～60 岁，平均 48 岁；病程 5 个月至 6 年，平均 3.2 年；单膝病变 46 例，双膝病变 4 例，共 54 个膝关节。

【操作】

1. **体位** 患者取仰卧位，膝关节屈曲，足掌平放在治疗床上。

2. **定点** 髌骨下缘和胫骨粗隆之间的压痛点。

3. **操作** 常规消毒，铺无菌洞巾，医者戴无菌手套，用 I 型 4 号针刀在髌骨下缘和胫骨粗隆之间的压痛点进针刀，刀口线与髌韧带纵轴平行刺入，针刀体与髌韧带平面垂直，深度达髌韧带下方（约 0.5cm，医者手下可稍有落空感）。先做纵向切开剥离，然后将刀锋提至髌韧带内面脂肪垫的上面，刀口线方向不变，将针刀体沿刀口线方向倾斜，与髌韧带平面呈 15°，在髌韧带和脂肪垫之间沿刀口线方向摆动针刀体，进行通透剥离，将髌韧带和脂肪垫的粘连剥离；然后将针刀体向相反方向倾斜，与髌韧带平面呈 15°，重复上述通透剥离方法，将髌韧带和脂肪垫的另一侧通透剥离，出针。用无菌敷料压迫针孔片刻，贴创可贴保护。术后过度屈伸膝关节，用双手拇指上下左右推髌韧带，并嘱患者做挺膝锻炼。每周治疗 1 次，3 次为 1 个疗程。

【疗效】50 例患者共 54 个膝关节全部有效。临床治愈 52 个膝关节，占 96.2%；好转 2 个膝关节，占 3.8%。

【讨论】在日常生活和工作中，由于膝关节的直接损伤，或膝关节长期过度屈伸等活动的慢性损伤，或感受寒凉等引起髌下脂肪垫充血、水肿、肥厚及无菌性炎症反应，或在膝关节活动时，脂肪垫在关节间隙内嵌顿，或急性损伤后失治、误治迁延日久，造成脂肪垫与髌韧带发生粘连，出现一系列临床症状和体征。针刀疗法乃中西医结合疗法，既具有针的作用又具有刀的作用，能够充分、有效地疏通经络，活血化瘀，消肿止痛，祛风除湿，温经散寒，滑利关节，解除组织粘连，恢复膝关节的动态平衡。现代生物物理学研究表明，针刀治疗首先是一种机械刺激，在病灶区，机械能将转变为热能，使小血管扩张，加强局部病变组织的营养供应，增强局部组织器官的功能活动，加快淋巴循环，提高局部新陈代谢能力，故对髌下脂肪垫损伤有较理想的治疗效果。

【来源】种书涛．小针刀治疗髌下脂肪垫损伤 50 例 [J]．中国针灸，2006（5）：370．

四、韦小东经验

【病例】53 例患者，男性 25 例，女性 28 例；年龄最小 25 岁，最大 70 岁，平均 37.5 岁；病程最短 2 个月，最长 10 年，平均 1.35 年。36 例膝关节不能完全伸直；10 例膝关节不能伸屈；8 例膝部疼痛向上传导，并伴有股四头肌酸胀感；3 例疼痛向下沿胫骨传导，并伴有足背、足趾不适感；5 例疼痛向后方传导，伴有腘窝不适、肿胀、酸痛感；1 例疼痛向后下方传导，伴有跟骨痛；10 例合并膝关节积液。

【操作】

1. 体位　患者取仰卧位，屈曲膝关节，足掌平放于治疗床上。

2. 定点　髌骨下缘和胫骨粗隆之间的压痛点。

3. 操作　刀口线与髌韧带平行刺入，针刀体与皮肤平面垂直，深度达髌韧带下方。出现酸胀感后做纵向疏通剥离及横向摆动，然后将针刀探至髌尖粗面并调转刀口线与髌骨边缘平行，做纵向疏通剥离，出针刀。若针刀下有坚韧感可做切开剥离 2～3 刀，以上操作均按无菌操作过程进行。

若有关节积液，可先抽出积液，并在局部注入 1% 利多卡因注射液 10mL 加强的松龙 5mg，然后实施针刀操作。每周治疗 1 次。最短治疗 1 次，最长治疗 3 次。

【疗效】治愈 48 例，好转 5 例，总有效率 100%。

【讨论】中医学认为，该病属于痹证范畴。病机主要为肝肾亏损，风寒之邪乘虚痹阻经络，或跌仆损伤，血瘀气滞所致。普通封闭、针灸、理疗、中药外洗及推拿等治疗方法，仅能暂时缓解疼痛，但脂肪垫的增生、肥厚及与周围组织发生的粘连无法解除。针刀发挥了针和刀的特点，通过针刺激阿是穴起到了疏通经络、活血化瘀的作用，通则不痛；又通过刀直接松解软组织的粘连点，切割肥厚的脂肪垫，这种刺激可使局部组织蛋白分解，末梢神经介质增加，产生血管神经的活性物质，从而降低致病物质缓激肽和 5- 羟色胺在血清中的含量，因而可使组织功能活跃，促进软组织恢复。针刀针对病因治疗，故疗效显著。

【来源】韦小东．小针刀治疗髌下脂肪垫损伤 53 例 [J]．广西中医药，2001（1）：

24.

五、方勇经验

【病例】56 例患者，男性 31 例，女性 25 例；年龄最小 31 岁，最大 58 岁，平均 42.4 岁；病程最短 17 天，最长 1.3 年，平均 2.3 个月。

【操作】

1. 体位　患者取仰卧位，膝关节屈曲，足掌平放在治疗床上。

2. 定点　在疼痛较重的一侧膝眼，爪切定位。

3. 操作　常规消毒，铺无菌洞巾，医者戴无菌手套，于进针点皮下注入 2% 利多卡因 1mL，局麻后，用 I 型 4 号针刀在髌骨下缘和胫骨粗隆之间的压痛点处进针刀，刀口线与髌韧带纵轴平行刺入，针刀体与髌韧带平面垂直，深度达髌韧带下方约 1cm，医者手下可稍有落空感。先做纵向切开剥离，然后将刀锋提至髌韧带内面脂肪垫的上面，刀口线方向不变，将针刀体沿刀口线方向倾斜，与髌韧带平面呈 15°，在髌韧带和脂肪垫之间沿刀口线方向摆动针刀体，进行疏通剥离，将髌韧带和脂肪垫的粘连剥离；然后将针刀体向相反方向倾斜，与髌韧带平面呈 15°，重复上述疏通剥离方法，将髌韧带和脂肪垫的另一侧疏通剥离，出针。于针孔处注入曲安奈德注射液 1mL，用无菌敷料压迫针孔片刻，贴创可贴保护。每周 1 次，3 次为 1 个疗程。经 1 次治疗痊愈者，不再治疗。未愈者可在 1 周后再治疗 1 次，1 个部位治疗不超过 3 次。

【疗效】治愈 31 例，好转 22 例，无效 3 例，总有效率 94.6%。

【讨论】针刀疗法的理论基础是动态平稳失调理论，其病理基础是软组织的粘连、瘢痕、挛缩。针刀治疗髌下脂肪垫损伤，通过对病变的髌下脂肪垫提插切割，能减轻局部张力，松解粘连，加速局部血液循环，降低局部致痛物质（如缓激肽、5-羟色胺等）的浓度，故疼痛症状迅速缓解。术后再将曲安奈德直接注入原发病灶处，解决了髌下脂肪垫再次粘连的可能，同时也抑制局部的炎性反应，减少致痛物质再生成。

在临床观察中也发现，患者治疗前疼痛较重，术后疼痛立刻消失，膝关节活动自如，表明髌下脂肪垫的无菌性炎症是导致疼痛的主要原因。就中医理论而言，针刀比针灸刺激量大，并且对穴位（阿是穴）不单纯是刺激作用，而是能够对穴位进行剥离、疏通、松解，更接近中医针刺疗法的理论基础，即疏通气血，其疗效从理论上亦优于传统的针灸治疗。本临床观察从实践上也进一步说明，针刀治疗优于针灸治疗。

【来源】方勇，薛卡明. 小针刀治疗髌下脂肪垫损伤 56 例临床观察 [J]. 中国中医骨伤科杂志，2011（4）：48-49.

六、于秀鹏经验

【病例】75 例患者，男性 31 例，女性 44 例；年龄 25 ~ 56 岁，平均 39 岁；病程 2 个月至 20 年。

【操作】

1. **体位** 患者取仰卧位，屈曲膝关节，足掌平放在治疗床上。

2. **定点** 髌骨下缘和胫骨粗隆间的压痛点。

3. **操作** 常规消毒、局麻后在定点处进针刀，刀口线方向与髌韧带纵轴平行，针刀体与髌韧带垂直，深度达髌韧带下方。先纵向切开剥离，然后将刀锋提至髌韧带内面脂肪垫上面，刀锋向上，在髌下极铲剥几刀；再将刀锋提至髌韧带内面，刀口线方向不变，将针刀体沿刀口线垂直方向倾斜，与韧带平面呈 15°，在髌韧带和脂肪垫之间通透剥离，并将针刀体沿刀口线方向摆动，将脂肪垫和髌韧带分离开来；然后针刀体向相反方向倾斜，重复上述手法。出针后用创可贴敷盖针孔。术后令患者将患肢伸直，施以一指禅推法，以舒筋活血，松解粘连。

【疗效】优者 55 例，良者 18 例，2 例无效。

【讨论】髌下脂肪垫损伤后充血变性，失去其减少摩擦的作用，而瘢痕更加重了髌韧带的摩擦，使韧带活动受限而产生疼痛。针刀松解髌下脂肪垫和髌韧带之间的粘连，解除了瘢痕对神经血管的刺激，改善局部血液循环。另外，针刀的强刺激可起到针刺疏通经络的效果。

【来源】于秀鹏.小针刀治疗髌下脂肪垫损伤 75 例 [J].中国民间疗法，2001（7）：15.

七、王庆胜经验

【病例】100 例患者，男性 60 例，女性 40 例；年龄最大 60 岁，最小 18 岁，平均 39 岁；病程最长 18 年，最短 6 个月；左侧病变 20 例，右侧病变 50 例，双侧 30 病变例；有明显外伤史 25 例，30 例曾诊断为风湿性关节炎、膝关节骨质增生症、髌骨软化等疾病，并用中西药、针灸、理疗、按摩等治疗未见好转。

【操作】

1. **体位** 患者取仰卧位。

2. **定点** 在髌尖下 0.3cm 压痛处定点。

3. **操作** 常规消毒后，医者右手持针刀，刀口线与髌韧带平行，迅速刺入髌韧带下方，先做纵向切开剥离，然后将刀锋提至髌韧带内面脂肪垫的上面，刀口线方向不变，将针刀体沿刀口线垂直方向倾斜，与韧带平面呈 15°，在髌韧带和脂肪垫之间进行剥离，再由内向外"一"字排开在髌骨内面切开，待刀下有松动感时即可出针。术后嘱患者休息3天。多数患者1次治愈，如1次未愈，5天后再做1次，最多不超过3次。

【疗效】治愈80例，好转15例，无效5例，总有效率为95%。治疗最多者3次，最少者1次，平均2次治愈，多数患者获得随访。

【讨论】髌下脂肪垫位于髌韧带与膝关节滑囊的滑膜之间，是一个近似于三角形的脂肪组织，可减少摩擦髌韧带，对膝关节起稳定作用。当人体进行持久超负荷或跑步、下蹲运动时，髌下脂肪垫就会集中受到应力的牵拉造成损伤。其中丰富的神经末梢受到炎症的化学性刺激而引起膝前痛及上下楼困难等症状。针刀通过对病变的脂肪组织进行切开剥离，不但彻底阻断了病变组织中神经末梢对无菌性炎症的化学性刺激的传导，减轻或消除疼痛，同时还放松了被牵拉的脂肪组织，改善了血液循环和新陈代谢，促使变性的脂肪组织逐渐恢复正常，从而达到改善膝关节屈伸功能和消除疼痛的目的。

【来源】王庆胜. 小针刀治疗髌下脂肪垫损伤100例 [J]. 中国中医药信息杂志，2000（8）：82.

八、陈志德经验

【病例】30例患者，男性8例，女性22例；年龄最大65岁，最小42岁；病程最长25年，最短8个月；单膝发病者22例，双膝发病者8例；体力劳动者25例，脑力劳动者5例。

【操作】

1. 体位　髌尖下缘压痛明显，患者取仰卧位，双腿伸直放松。髌韧带中点压痛明显，令患者仰卧于治疗床上，屈膝90°，助手握住患侧下肢踝关节固定体位。

2. 定点　髌尖下缘压痛明显，医者位于患者右侧，左手拇、食指分开，下压推顶髌骨底，使其尖部上翘，在髌尖下缘可触及敏感压痛点，用甲紫做标记。髌韧带中点压痛明显，医者立于患者右侧，在髌韧带中点压痛最明显处，用甲紫做标记。

3. 操作

（1）髌尖下缘压痛明显　局部常规消毒，铺无菌巾，用1%利多卡因5mL做局部麻醉。医者右手持4号针刀，在标记处进针，刀口线与髌韧带方向平行，针刀向髌尖斜刺，达骨面后，将刀口线转动90°与髌骨内面平行。再将针刀紧贴髌尖下缘刺达小粗隆面，在骨面上切割松解，扇形摆动针刀体。术后用纱布按压局部数分钟，用创可贴贴敷。

（2）髌韧带中点压痛明显　局部常规消毒，铺无菌巾，用1%利多卡因5mL做局部麻醉。医者右手持 4 号针刀，在标记处进针，刀口线与髌韧带方向一致，针刀体垂直皮肤，当针刀刺达髌韧带与脂肪垫交界处，手下阻力感减轻时，纵向切开 2 ~ 3 刀，再纵向疏通剥离。然后将针刀体与髌韧带纤维方向垂直，约与髌韧带平面呈 15°，刺入髌韧带与脂肪垫之间做通透剥离，扇形摆动。再将针刀体向相反方向倾斜，与髌韧带方向呈 15°，重复上述手法后出针刀。术后用纱布按压局部数分钟，用创可贴贴敷。上述疗法，每周 1 次，一般不超过 3 次。

【疗效】痊愈 25 例，占 83.3%；显效 5 例，占 16.7%。总有效率 100%。其中痊愈的 25 例患者中，1 次治愈 11 例，2 次治愈 12 例，3 次治愈 2 例。据临床观察，病程长短与治愈次数无直接关系。

【讨论】髌下脂肪垫炎往往是由于膝关节频繁屈伸活动等积累性劳损，致脂肪垫反复创伤、充血、变性，使其失去对髌韧带减少摩擦的作用。劳损引起的瘢痕组织反而和髌韧带摩擦加剧，使髌韧带活动受到限制，从而产生疼痛和活动受限。

髌下脂肪垫炎的病理基础是脂肪垫与周围组织瘢痕、粘连等，因此临床上用药物和针灸治疗往往缠绵难愈，多数患者深受其苦。针刀疗法能够直接剥离瘢痕，松解粘连，从而取得了显著效果，有进一步研究推广的价值。

【来源】陈志德. 小针刀治疗髌下脂肪垫炎 30 例 [J]. 职业与健康，2002（8）：109.

九、林良宇经验

【病例】152 例患者。

【操作】

1. 体位　患者取仰卧位，膝关节屈曲 90°，足掌平稳放在治疗床上。

2. 定点　髌骨下缘和胫骨粗隆间的压痛点。

3. 操作　局部常规消毒后，在患膝髌韧带双侧外缘中点进针刀，刀口线与髌韧带垂直刺入，刀锋到达髌韧带后缘，针刀体倾斜 90°，继续推针进入直达髌韧带后，超过髌尖与胫骨粗隆连线中点，然后做扇状大幅度摆动剥离，摆幅必须上至髌骨下极，下达胫骨上缘，同时继续边摆动边退针到皮下，然后出针，无菌棉球按压针孔片刻，再用无菌棉敷贴。之后继续完成髌韧带的另一侧，方法如前。

【疗效】治愈 91 例，占 59.87%；好转 38 例，占 25.00%；未愈 23 例，占 15.13%。总有效率达 84.87%。

【讨论】由于膝关节负重多、运动量大，劳损及创伤机会居所有关节之前位。膝关节也是最完善、最复杂的关节，它不仅具备滑膜关节必备的主要结构，如关节面、关节腔、关节囊，而且还具有各种辅助结构，如半月板、韧带、滑囊、滑膜皱襞、脂肪垫及跨越膝关节的各运动肌群及其肌腱等。

当膝关节伸直时，髌骨被股四头肌牵拉向上，髌下脂肪垫也随之向上移动，以免被嵌入髌股关节间。如果脂肪垫中脂肪沉积过多或股四头肌张力减退，或膝反张，脂肪垫就可能被反复地嵌夹在股胫之间，以致引起疼痛、肿胀、渗出等症状。造成脂肪垫肥大的原因有创伤、劳损、水肿、髌下间隙内的占位性病变、膝反张畸形等。

中医学认为，膑下脂肪垫炎属膝痛范畴。膝痛的病因主要为风、寒、湿、热等外邪侵袭膝部。其病机为邪滞经络，气血运行不畅，以致肌肉关节疼痛、麻木、重着、屈伸不利。针刀疗法可以松解粘连、剥离瘢痕，同时亦具有疏通经络、行气活血止痛的作用，治疗本病疗效显著。

【来源】林良宇. 小针刀治疗髌下脂肪垫炎简化技术临床疗效观察 [J]. 天津中医，2002（2）：56-58.

十、周岳松经验

【病例】117 例患者，男性 45 例，女性 72 例；年龄最小 28 岁，最大 74 岁，平均 49 岁；病程最短 28 天，最长 19 年；左膝病变 47 例，右膝病变 48 例，双膝病变 22 例；有膝关节外伤史 6 例。

【操作】

1. **体位** 患者取仰卧位，膝关节屈曲，足掌平放于治疗床上。

2. **定点** 髌尖及膝眼。

3. **操作** 常规消毒后，髌尖下注射 2% 利多卡因 3mL ＋曲安奈德 10mg ＋维生素 B_{12} 0.5mg。医者左手将髌骨向下推挤，使髌尖部翘起并固定。右手持针刀抵住髌骨下缘骨质后，在脂肪垫于髌下缘的附着处纵向剥离，松解粘连。然后将刀锋提至髌韧带内面脂肪垫的上面，将针刀体沿刀口线垂直方向倾斜，与韧带平面呈 15°，在脂肪垫和髌韧带之间进行剥离，并将针刀体沿刀口线方向摆动，将脂肪垫和髌韧带分剥开来，然后再使针刀体向相反方向倾斜，与髌韧带平面呈 15°，重复上述手法，将脂肪垫和髌韧带的另一侧剥离出来，出针。术后按压针孔压迫止血，贴创可贴。其次在膝眼进针，刀口线方向与髌韧带纵轴平行刺入，调整方向缓慢至髌骨粗糙面，刀口线平贴髌骨粗糙面轻轻切开剥离 3 ~ 5 下，出针。术后按压针孔压迫止血，贴创可贴。每周治疗 1 次，一般治疗 3 次。

注意，医者要熟练掌握解剖知识，把握进针深度，当刀锋穿过髌韧带以后即开始做切开剥离术，其深度约为 0.5cm，不可穿过脂肪垫，以免损伤膝关节滑膜和软骨，并且要严格消毒，严防感染。

【疗效】治愈 85 例，显效 24 例，有效 4 例，无效 4 例，总有效率为 96.6%。

【讨论】在日常工作、生活中，膝关节的急慢性损伤、劳损及在膝关节运动中脂肪垫受到的挤压伤等都会引起髌下脂肪垫充血或出血，脂肪间质水肿（淋巴细胞、浆细胞、肥大细胞和巨噬细胞浸润），出现无菌性炎症，脂肪垫表面滑膜增生及滑膜绒毛状增生，继而与髌韧带及周围软组织粘连。脂肪垫有丰富的神经末梢，无菌性炎症特别是髌骨粗糙面附着区炎症是引起膝关节疼痛的重要原因。另外，脂肪垫附着区疼痛及与髌韧带的粘连可继发股四头肌功能不全和影响脂肪垫在膝关节屈伸运动中的伸缩运动（容易造成脂肪垫嵌压损伤），产生膝关节屈伸痛、下蹲痛、上下楼梯痛或走路疼痛。

中医学认为，本病是由于急性损伤或慢性劳损导致气血壅滞，日久生痰，痰瘀互结，不通则痛。针刀松解髌韧带与脂肪垫之间的粘连，镇痉止痛，并解除微血管的卡压，改善局部血供，通则不痛。术前注射利多卡因与曲安奈德，一方面起到局部镇痛作用，减轻患者的痛苦；另一方面可消除炎症，改善局部血循环，防止再粘连，与针刀作用相辅相成。此外，适当锻炼，增强股四头肌和关节周围肌肉、韧带、肌腱的力量以增强关节稳定性也非常重要。

【来源】周岳松，陈旻.针刀配合手法治疗髌下脂肪垫损伤117例[J].上海针灸杂志，2012（3）：180-181.

十一、陈凡经验

【病例】146例患者，男性48例，女性98例；年龄34～66岁，平均54岁；病程6个月至20年；有膝关节外伤史44例。112例患者主诉有膝前下方或膝周疼痛，腘窝胀痛，膝部冷感，患者下蹲、下楼梯或伸膝时疼痛加重，其中42例上楼也痛。34例有跛行，关节肿胀下蹲受限；其中12例关节变形，伸屈关节疼痛受限，有静息痛。X线片示膝关节有增生改变、胫骨平台密度增高者86例；髌骨有增生者48例；关节间隙变窄者32例。

【操作】

1.**体位** 患者背部靠墙，端坐于治疗床上，屈膝90°，足掌平放于治疗床上。

2.**定点** 在髌尖下0.5cm用甲紫做标记。

3.**操作** 局部消毒后，先用2%利多卡因3mL、曲安奈德40mg、维生素B_{12}500μg行髌腱下及髌尖下注射。然后膝部常规消毒，盖无菌小洞巾，医者右手持针刀，刀口线与髌韧带平行，垂直刺入至髌韧带下方有落空感，针刀尖即达髌下脂肪垫表面，先纵向剥离2刀，再倾斜针刀体使其与一侧皮肤呈15°，沿脂肪垫与髌韧带之间行辐射状通透剥离，将髌韧带与髌下脂肪垫分离开。然后用同法松解另一侧，提刀于髌韧带下，调转刀锋，使其与髌韧带走向垂直，右手持刀使针刀体倾斜，与入针点皮肤呈15°，顺髌下脂肪垫表面摸索进针，至髌尖后方粗面或髌下 1/2 段边缘后下面，用横向铲剥法将粘连剥离，再行辐射状通透剥离，至刀下出现疏松感后出针。纱布块压迫针孔片刻，消毒针孔，贴创可贴。术后令患者患膝伸直，上下推挤髌骨数次，然后再屈膝弹压并过屈膝关节，以进一步松解粘连。

【疗效】随访时间 6 个月至 2 年，平均 1.4 年。1 次治愈 87 例，2 次治愈 31 例；显效 22 例，有效 4 例，无效 2 例，治愈率 80.82%，总有效率 98.63%。

【讨论】髌下脂肪垫损伤治疗的关键是松解脂肪垫与周围组织之间的粘连。通过松解粘连，彻底消灭髌尖粗面压痛点上无菌性炎症的病理基础，阻断病变组织中神经末梢对无菌性炎症刺激的传导，改善局部血液循环和新陈代谢，从而达到改善关节伸屈功能和消除疼痛的目的。利多卡因、曲安奈德、维生素 B_{12} 等注射后施术，一方面可止痛，消除患者对疼痛的恐惧感（因多数患者为中老年妇女，惧怕疼痛，对治疗过程中的酸痛耐受差，影响彻底松解）；另一方面药物可抑制无菌性炎症反应，减少渗出，改善局部血循环，促进无菌性炎症的消退和吸收，防止再粘连，从而加速功能恢复。采用针刀闭合松解术治疗髌下脂肪垫损伤，具有操作简单、患者痛苦少、疗效显著等优点。如为继发性髌下脂肪垫损伤，则应先对原发疾病进行治疗后再行髌下脂肪垫治疗。

【来源】陈凡，何腊仙，王咏梅 . 针刀治疗髌骨下脂肪垫损伤 [J]. 中医正骨，2002（1）：44.

十二、汪福林经验

【病例】30 例患者，男性 12 例，女性 18 例；年龄 32 ～ 76 岁，平均年龄 48 岁；病程 15 天至 20 年，平均 4.3 年。

【操作】

1. **体位** 患者取仰卧位，屈曲膝关节 130°，足掌平放于治疗床上。

2. **定点** 髌韧带内侧髌下缘和胫骨粗隆之间的压痛点。

3. **操作** 常规消毒，铺无菌巾，局麻后进针刀，刀口线与髌韧带纵轴平行，针刀体与髌韧带平面垂直，深达髌韧带下方，纵向切剥后刀锋进入髌韧带内面脂肪垫上面，在髌韧带和脂肪垫间进行通透剥离，将髌韧带和脂肪垫分剥开来，调转刀锋抵达髌下缘进行松解，再调转刀口线松解至胫骨平台。之后取髌韧带外侧压痛点进针，重复上述手法，使另一面分剥开来，出针。随即在原进针孔注射曲安奈德和利多卡因混合液，然后外敷创可贴，按压片刻。术后，在患者耐受的情况下先在膝关节处按揉、对擦，然后医者一手握患者膝部，一手握其踝，将膝推向腹部，足跟推向臀部，重复 3 ～ 5 次；再将腿放伸直位，双手放在髌骨上，上下左右推移髌骨数次，然后再用上述手法做向外旋动作 3 ～ 5 次。

【疗效】痊愈 15 例，显效 9 例，有效 4 例，无效 2 例，总有效率 93.33%。

【讨论】髌下脂肪垫损伤是由于膝关节反复的屈伸活动而摩擦损伤，损伤后脂肪垫充血变性、粘连水肿而形成瘢痕，瘢痕和髌韧带摩擦加剧，使髌韧带活动受到限制，造成一系列临床症状。用针刀将粘连松解，瘢痕刮除，使膝部的动态平衡得到恢复，再配合曲安奈德局部注射减轻水肿，防止再次粘连形成瘢痕，使疾病得到了根本性的治疗。单纯封闭治疗无法松解粘连，不能刮除瘢痕，故难以取得针刀疗法的良好效果。

【来源】汪福林，康林. 针刀治疗髌下脂肪垫损伤 60 例临床观察 [A]. 中国针灸学会科普工作委员会、中国针灸学会微创针刀专业委员会. 全国第 2 届针刀治疗膝关节病学术研讨会中国针灸学会针灸针刀科普讲座论文汇编 [C]. 中国针灸学会科普工作委员会、中国针灸学会微创针刀专业委员会，2012：2.

十三、李万浪经验

【病例】32 例患者，男性 19 例，女性 13 例；年龄 23 ～ 68 岁，平均 43.6 岁；膝关节有明显外伤史 13 例；病程 0.5 ～ 12 年，平均 2 年；左侧发病 17 例，右侧发病 13 例，双侧同时发病 2 例。

【操作】

1. 体位　患者取仰卧位，屈曲膝关节，足掌平放于治疗床上。

2. 定点　在髌骨下缘和胫骨粗隆之间找准压痛点，用甲紫做标记。

3. 操作　常规消毒，铺好无菌洞巾，医者戴无菌乳胶手套，在压痛点上进针刀，刀口线与髌韧带纵轴平行刺入，针刀体与髌韧带垂直，深度达髌韧带下方。先纵向切开剥离，然后将刀锋提至髌韧带内面脂肪垫上面，刀口线方向不变，将针刀体沿刀口线垂直方向倾斜，与髌韧带平面呈 15°，重复上述手术方法，将髌韧带和脂肪垫另一侧剥离开来，出针刀，敷创可贴。术后助手握患者股骨下端，医者双手握住踝关节上方，两者相对牵引，内外旋转小腿 5 次，在牵引下使膝关节屈曲，再缓缓伸直数次。

【疗效】32 例患者经 1 ～ 2 次治疗，痊愈 27 例，占 84.4%；显效 4 例，占 12.5%；好转 1 例，占 3.1%；总有效率 100%。所有痊愈患者均随访半年以上，无复发。

【讨论】髌下脂肪垫炎发病多缓慢，是由于膝关节的频繁屈伸活动而摩擦损伤，损伤后脂肪垫充血变性，使其失去减少摩擦的作用，瘢痕反而和髌韧带摩擦加剧，使髌韧带活动受到限制，产生疼痛和活动受限，如长期持续疼痛，组织痉挛，血液循环障碍，加速骨组织肥大性改变，除膝前疼痛，还会向上、向前、向后、向后下放射至股四头肌、腘窝、腓肠肌、足跟等部位，因此在非生理性摩擦牵拉下，疼痛经久不愈，使膝关节失去了动态平衡。针刀闭合性手术使膝关节恢复生理平衡，不同角度的剥离、切割，还能使深部组织感受器与神经纤维受到刺激，使脊髓释放的内啡肽迅速作用于脑和脊髓，起到良好的镇痛作用。辅助手法治疗加强针刀手术解除痉挛、松解粘连、恢复膝关节生理性动态平衡的作用，方法简单，疗效确切。

【来源】李万浪. 针刀治疗髌下脂肪垫炎 32 例 [J]. 四川中医，2003（8）：89.

髌骨软化症

一、滕春光经验

【病例】50 例患者，男性 15 例，女性 35 例；年龄最小 31 岁，最大 67 岁，平均 49 岁；病程最短 7 个月，最长 6 年；单膝发病 29 例，双膝发病 21 例。共治疗患髌 71 个。

【操作】

1. **体位** 患者取仰卧位。

2. **定点** 髌骨周围的痛点和压痛点（即软组织损伤的病变部位），如髌前皮下囊、髌内外支持带（其痛点均在髌骨两侧边缘）。

3. **操作** 采用针刀切开松解术治疗。每次最多取 5 个痛点，3 次为 1 个疗程，每隔 5 天 1 次，10 天只能做 2 次，1 个疗程结束后评定疗效。

【疗效】治愈 15 例，显效 30 例，好转 21 例，无效 5 例，总有效率 92.9%。

【讨论】膝关节的活动必须有髌骨的参与，髌骨的 7 个小关节面与股骨的髌面相互吻合，其稳定的运行轨道完全依赖周围软组织的相互协调。如果髌骨及周围组织因损伤、劳损或炎症而发生挛缩或弛缓时，将导致髌股关节的生物力学异常和髌股关节面应力分布严重失衡，从而影响髌骨关节面与股骨关节面之间的吻合，继而引起髌骨与股骨面之间的相互摩擦和撞击，使髌骨的软骨面缺乏滑液和微循环障碍，造成骨内压增高，最终可导致膝关节退化和软化，这些都是引起膝关节疼痛和功能障碍的重要因素。

在临床中采用推拿手法治疗本病，虽有一定疗效，但症状缓解较慢，病情易反复。采用针刀、推拿并用治疗，先使用针刀在局部痛点（相当于阿是穴）进行疏通剥离和切开，再配以推拿手法治疗，可以使经气疏通，促进局部的气血流通，改善血液循环，促使润滑髌骨及关节面的滑液分泌增加，促进局部组织炎症反应的消退。两者结合，相互协同，相辅相成，有利于重新塑造与恢复软骨面及周围软组织的结构与功能，从而提高疗效。本项研究结果也证实了这一点，说明针刀、推拿结合疗法优于单一的针刀疗法和推拿疗法，是目前治疗髌骨软化症的较好方法，应提倡和推广应用。

【来源】滕春光，赵超，林飞燕，等．小针刀、推拿并用治疗髌骨软化症的临床研究 [J].广西中医学院学报，2001（3）：10-12.

二、孙中华经验

【病例】30 例患者，男性 11 例，女性 19 例；年龄在 30 岁以下 4 例，30 ~ 59 岁 25 例，60 岁以上 1 例，平均年龄 38.2 岁；与外伤有关者 10 例；单侧髌骨软化者 21 例，双侧髌骨软化者 9 例；病程在 3 个月以内 9 例，3 ~ 6 个月 16 例，6 个月以上 5 例。

【操作】

1.**体位** 患者取仰卧位，患膝伸直。

2.**定点** 髌韧带内侧。

3.**操作** 常规皮肤消毒，医者于髌韧带内侧用 1% 利多卡因 2mL 分别向髌骨内外上缘及髌韧带外侧行局部麻醉，然后用左手拇、食、中指捏住髌骨并提起，右手将针刀穿过髌韧带，向髌骨外上缘提插、切割，彻底松解支持带及滑膜粘连，注意勿铲骨面。同法再松解髌骨内上缘，最后回抽针刀至皮下，横行向外剥离髌下脂肪垫，剥离完毕后，抽出针刀，用曲安奈德 40mg 分别向针刀剥离处行局部封闭，针孔处敷以创可贴，针孔处保持干燥 3 天。每周治疗 1 次，1 次为 1 个疗程。

【疗效】经过 1 ~ 3 个疗程治疗后，痊愈 18 例，显效 9 例，好转 2 例，无效 1 例。

【讨论】中医学认为，本病与肝肾关系最为密切。肝肾不足，筋骨失养为本病病机关键。如不及时治疗或治疗不当，可能导致膝关节伸屈功能受限，甚则痿废不用。运用针刀剥离术可以松解粘连，剥离瘢痕组织，改善膝关节周围血运，以促进损伤软骨面的修复。局部注射曲安奈德能阻断传入的感觉神经和传出的运动神经，且可使病变部位的毛细血管收缩，改善局部血液循环，减少瘢痕形成，使陈旧的损伤创面重新愈合，从而控制或消除关节及软组织的无菌性炎症。

治疗期间，嘱患者应加强股四头肌静止收缩及直腿抬高练习，在无痛条件下做膝关节主动活动，减少下蹲活动，以减轻髌骨软骨面承受的压力。

【来源】孙中华，魏强，邹庆，等．小针刀结合中药内服治疗髌骨软化症的疗效观察 [J].中医正骨，2001（1）：24.

三、任建增经验

【病例】106 例患者，男性 49 例，女性 57 例；年龄 34 ~ 63 岁，平均 36 岁；病程 1 个月至 6 年，平均 1.2 年；78 例伴有打软腿和假交锁现象，12 例有膝关节畸形。

【操作】

1.体位 患者取仰卧位，屈髋屈膝，足掌平放于治疗床上。

2.定点 内外侧膝眼、髌骨上极髌前皮下囊及髌骨内外侧缘明显压痛点，用甲紫标记。

3.操作 常规消毒，用 4 号针刀，按针刀四步操作规程，刀口线沿身体纵轴方向，垂直进针，依次刺入皮肤、皮下至病变组织，做切开剥离松解 2 ～ 3 刀。出针后按压针孔 1 ～ 2 分钟，创可贴包扎。每 10 日 1 次。

【疗效】 治愈 81 例（10 ～ 20 日治愈 54 例，20 ～ 40 日治愈 27 例），占 76.42%；好转 19 例，占 17.92%；无效 6 例，占 5.66%。有效率为 94.44%。

【讨论】 髌骨是人体最大的籽骨，髌骨上有 7 个小关节面和股骨关节面相吻合。伸膝时，最上部关节面与股骨髌面相接；轻微屈曲时，中部与其相接；较大屈曲时，下部与其相接；完全屈曲时，髌骨的最内侧面与股骨髁间窝的内缘月形面相接。由于外伤、慢性劳损、受凉等原因引起髌骨周围软组织挛缩或弛缓、炎性渗出、粘连、瘢痕及软组织内压增高等，都会影响髌骨关节面与股骨关节面的吻合。关节不能吻合，关节面即相互摩擦而损伤关节软骨，并逐渐变得粗糙不光滑。另外，因为髌骨是籽骨，周围软组织出现病变后，使其原来的运行轨道发生偏离，关节周围的滑囊和脂肪垫受到继发性损伤，导致滑液供应不足，微循环发生障碍。再加上摩擦损伤，髌骨出现退变、软化。所以，导致髌骨软化的原因不是髌骨自身的问题，而是其周围软组织慢性损伤。采取针刀疗法，就是对髌骨周围损伤的软组织予以松解粘连、镇痉止痛、扩张血管、改善微循环，以促进局部损伤组织的代谢和修复。

【来源】 任建增，庞国峰，顾金水，等．小针刀配合手法治疗髌骨软化症 106 例临床观察 [J]．河北中医，2005（4）：283.

四、王广武经验

【病例】 30 例患者，男性 24 例，女性 6 例；年龄 30 ～ 68 岁；病程 6 个月 21 例，6 个月至 2 年 4 例，2 年以上 5 例；右侧病变 11 例，左侧病变 15 例，双侧病变 4 例。

【操作】

1.体位 患者取仰卧位。

2.定点 在髌骨周围痛点和压痛点，髌前皮下囊，髌内、外侧支持带。

3.操作 先将针刀垂直进入达病变部位，做横行切割，然后再旋转刀锋，做纵向剥离、松解，再将针刀与皮肤呈 45° 进行铲剥数刀。出针刀，压迫止血，并上敷料。

【疗效】 治愈 25 例，显效 3 例，好转 2 例，无效 0 例；治愈率 83.3%，显效占 10%，好转占 6.7%，无效 0%。

【讨论】膝关节的活动每时每刻都有髌骨参加，而髌骨有 7 个小关节面和股骨关节面相吻合，如一处损伤，而发生挛缩或弛缓，髌股关节出现不吻合，髌骨骨嵴和股骨关节面互相摩擦而损伤关节软骨，使其渐渐变得粗糙和不光滑。髌骨又是一个籽骨，它的稳定运行轨道全靠周围软组织互相协调作用，软组织出现病变，髌骨全偏离原来的运行轨道，由此髌骨和股骨关节面摩擦、撞击，关节周围的滑囊也必受到继发性损伤，累及脂肪垫，发生充血和肥厚，使润滑髌骨关节面和周围软组织的滑液也得不到充分供应。关节运动不灵，髌骨软组织损伤，也引起疼痛，滞动，出现退变。

中医学认为，本病因感受风寒湿之邪或闪挫致气血瘀滞，脉络不适，不通则痛。针刀治疗此病有温通经脉、祛风除湿、舒筋活血、活络之效，从而气血调和，经脉疏通，通则不痛，同时松解粘连、挛缩、瘢痕，解决内力平衡。此法优于其他方法，痛苦小，安全可靠，费用低，手术时间短，变复杂为简单，临床应用方便，患者容易接受。

【来源】王广武，王巍玲，阚成国，等.小针刀治疗髌骨软化症临床应用 [J].针灸临床杂志，2000（4）：40-41.

五、周悦经验

【病例】21 例患者，男性 18 例，女性 3 例；年龄最大 78 岁，最小 51 岁，以 65 岁左右的发病率最高；发病时间最长 8 年，最短 6 个月，平均 2 年；其中经中西药治疗的 18 例，经针灸治疗的 16 例，经按摩治疗的 20 例，经敷药理疗的 10 例；引起蹲站困难的 21 例，局部水肿的 5 例，走长路有绞索感的 16 例；21 例均经膝关节正侧位片检查，排除因肿瘤、骨折等因素，其中骨质增生 21 例（胫骨平台增生 19 例），膝关节间隙变窄 12 例，腿部变形 7 例。

【操作】

1. 针刀治疗

（1）体位　患者取仰卧位，屈膝 90°，足掌平放于治疗床上。

（2）定点　髌骨周围的痛点和压痛点都是软组织损伤的病变部位，也是针刀的治疗点。常见有以下几个部位：①髌前皮下囊：位于髌骨下半部分，髌韧带以上的皮肤之间。此处疼痛和压痛即为髌前皮下囊受损，用针刀将此滑囊做切开剥离即可。②髌内外侧支持带：痛点均在髌骨两侧边缘，用切开松解术即可。③该病在髌骨周围最多有 12 个痛点，均可用针刀手术令其消失。

（3）操作　选择治疗点后进行常规消毒，每个治疗点注射地塞米松 5mg、利多卡因 1mg。针刀刀口线与髌韧带纵轴平行，针刀体与髌韧带平面垂直刺入约 1mm 后做切开剥离 1 ~ 2 刀，接着继续滑入直达关节腔前缘，如刀下遇到坚韧之软组织则进行切开松解。之后提起针刀至皮下，使之向髌韧带方向倾斜，使针刀体与髌韧带平面约呈70°，再刺入脂肪垫，使之到达关节腔前外侧边缘，在进针途中如遇硬韧之肿物时一并切开。

2. **手法治疗**　患者取仰卧位，患腿伸直，医者拇指和其他四指张开，抓握住髌骨用力上下滑动，使关节囊、支持韧带进一步松解。医者一手拿住患肢踝关节上缘，令患者屈膝屈髋，另一手拇指顶住髌骨上缘，再令患肢伸直，同时拇指用力向下顶推髌骨，向直下方和斜下方用力。对膝关节伸屈障碍者，用过伸过屈膝关节的镇定方法，在过伸过屈的位置上停留 30 秒钟。

【疗效】优者占 14 例，良者占 7 例，总有效率 100%。

【讨论】针刀疗法也称闭合性松解术，是中西医结合的产物，是将中医的针与西医手术的刀融为一体，把两种器械的治疗作用有机地结合起来，因此具有针刺和手术的双重作用。首先是针刺作用，针刀在痛点进针时，起到针刺疗法刺激夹脊穴的作用，当针刀尖达到关节周围韧带、周围组织进行针刀分离手法时，可引起创伤性强刺激，能破散瘢结和缓解局部组织痉挛，使经络疏通，气血顺畅，疼痛缓解。另外则是手术的作用，利用针刀的刀对肌肉、筋膜、韧带及血管神经的粘连、瘢痕挛缩进行松解剥离，阻断疼痛的传导，改善局部新陈代谢，促进无菌性炎症的消退，调整机体动态平衡失调，并解除瘢痕和粘连对血管、神经的挤压和牵拉，从而解除症状，恢复功能。

【来源】周悦.针刀加手法治疗髌骨软化症 21 例 [A]. 中华中医药学会针刀医学分会. 中华中医药学会针刀医学分会 2007 年度学术年会论文集 [C]. 中华中医药学会针刀医学分会，2007：3.

六、孙中华经验

【病例】30 例患者，男性 11 例，女性 19 例；20 ～ 29 岁 4 例，30 ～ 39 岁 13 例，40 ～ 49 岁 8 例，50 ～ 59 岁 4 例，60 岁以上 1 例，平均 38.2 岁；单侧发病 21 例，双侧发病 9 例；病程 3 个月以内 9 例，3 ～ 6 个月 16 例，6 个月以上 5 例。

【操作】

1. **体位**　患者取仰卧位，患膝伸直。

2. **定点**　髌骨内上缘及外上缘、髌韧带外侧。

3. **操作**　常规消毒皮肤，于髌韧带内侧用 1% 利多卡因 2mL 分别向髌骨内上缘及外上缘、髌韧带外侧局部麻醉。医者右手持针刀自麻醉处进入皮下，左手拇、食、中指捏住髌骨并提起，针刀穿过髌韧带朝向髌骨外（注意勿铲骨面），彻底松解支持带及滑膜粘连。同法再松解髌骨内上缘，最后回抽针刀至皮下，横行向外剥离髌下脂肪垫。剥离完毕后，抽出针刀至皮下，抽出针刀，用曲安奈德 40mg 分别向针刀剥离处局部封闭，针孔处以创可贴外贴。注意操作过程无菌及动作轻柔，针孔处保持干燥3天。每周1次，1次为1个疗程。

【疗效】经过1～3个疗程治疗后，痊愈18例，显效9例，好转2例，无效1例，总有效率为96.7％。

【讨论】髌骨软化症是常见的膝关节病变，其病因和疼痛机制尚未完全明确，但多数学者认为其主要原因是创伤，包括各种反复作用的超生理范围的物理应力，引起软骨细胞变性或死亡，失去正常代谢功能，基质中的硫酸软骨素下降，不能进行正常的物质交换而造成软骨坏死。老年患者髌骨增效性改变，也可能是髌骨软化的晚期表现。软骨是没有神经末梢分布的，髌骨软化症引起疼痛的原因是软骨退变产物对滑膜刺激和髌骨周围支持结构受到牵拉或撕裂引起的。

中医学认为，本病与肝肾关系最为密切。肝主筋，肾主骨，肝肾相连，肝肾不足，筋骨失养，加之长期劳损而引起膝关节疼痛、肿胀和伸屈功能受限等，如不及时治疗或治疗不当，势必导致膝关节痿废不用。针刀可以松解粘连，剥离瘢痕组织，改善关节周围血运，以促进损伤软骨面的修复。局部注射曲安奈德能阻断感觉神经传入，且可使病变部位的毛细血管收缩，改善局部血液循环，减少瘢痕的形成，使陈旧的损伤创面重新愈合，控制或消除关节及软组织的无菌性炎症。在治疗期间，嘱患者加强股四头肌静止收缩及练习直腿抬高，在无痛条件下做膝关节主动活动，减少下蹲活动，减轻髌骨软骨面承受的压力。

【来源】孙中华，魏强，邹庆，等.小针刀合中药治疗髌骨软化症[J].湖北中医杂志，2000（8）：45.

七、赵万民经验

【病例】150例患者，男性115例，女性35例；年龄最大68岁，最小62岁，平均48岁；有明显外伤史者56例，伴外侧半月板损伤者20例，伴外侧副韧带损伤50例，伴膝关节腔内关节鼠者1例，伴髌下脂肪垫肥厚者15例，伴创伤性滑膜炎者9例。

【操作】

1.针刀治疗

（1）体位　患者取仰卧位，患肢伸直。

（2）定点　结合X线片及临床症状，选择相应的针刀手术部位，用甲紫做标记。

（3）操作　常规消毒，铺无菌洞巾，按照针刀四步操作规程，在髌骨周围对挛缩的软组织、粘连的髌韧带疏通剥离，对髌骨周围肌腱与肌腱、肌腱与骨之间的粘连纵向剥离3～5刀，出针后压迫止血，创可贴外敷。1周后复诊。

2.手法治疗　针刀术后进行冯氏手法松解。患者取坐位，医生一手握患肢踝关节，一手推着髌骨上缘，令患者反复伸直 3～5 次，屈曲困难者被动过伸膝关节数次；按压髌骨上缘内上方推髌骨到外下方，按压髌骨外上方推髌骨至内下方的同时做屈曲运动，伸直 3～5 次。

【疗效】优：125 例；良：15 例；一般：8 例；差：2 例，总优良率为 95.5%，对治愈及显效的 125 例进行 6 个月至 2 年随访，其中完全治愈 120 例，复发 5 例。

【讨论】髌骨软化症是临床软伤科中的一种常见病，过去采用的按摩、针灸、理疗等多种手段疗效甚微，主要原因是对该病的病因病理缺乏正确了解。针刀理论改变了原来的思想观念，运用于临床起到了立竿见影的疗效。如果髌骨周围的软组织有一处挛缩或弛缓，髌骨关节就出现不吻合，而髌骨下面的各个小关节面边缘均有突起的骨嵴，关节不吻合，这些骨嵴就和股骨关节面互相摩擦而损伤关节软骨，使之渐渐变得粗糙而不光滑。膝关节的软组织发生了病变，髌骨就会偏离原来的运行轨迹，关节周围的滑囊也受到继发性损伤，并可累及脂肪垫，发生充血和增厚，润滑髌骨关节面和周围软组织的滑液也得不到充分的营养物质的供应，造成软骨退变，久而久之出现疼痛，运动不灵，动态平衡失调。因此，在某种程度上髌骨软化症是膝关节疾病的综合体现。而闭合性针刀松解术在朱汉章教授的理论指导下，针对这一病理机制对局部病损组织进行直接松解、剥离。通过剥离粘连的软组织，松解了髌骨周围的挛缩瘢痕，改善了营养供应，减轻了对神经血管的恶性刺激，改善了血液循环，加强组织的新陈代谢，从而恢复软骨的动态平衡。本疗法具有操作简单、收费低廉、患者痛苦小、治疗时间短、疗效显著等优点。

【来源】赵万民.针刀为主综合治疗髌骨软化症 150 例疗效观察 [A].中国中医药学会针刀医学会.首届国际针刀医学学术交流会论文集 [C].中国中医药学会针刀医学会，1999：3.

滑膜皱襞综合征

一、陈建锋经验

【病例】18 例患者，男性 12 例，女性 6 例；年龄最小 18 岁，最大 42 岁，平均 32 岁；单侧发病 16 例，双侧发病 2 例；病程最短 1.5 个月，最长 8 年，平均 2.3 年；10 例有明显膝关节扭伤史，4 例为外侧半月板摘除术后，1 例膝关节呈退行性改变，5 例有关节交锁病史；13 例患侧有不同程度股四头肌萎缩，12 例在髌内侧可触及痛性条状物，3 例有关节腔积液。

【操作】

1. 体位 患者取仰卧位，医者立于患侧，一手放在患膝前部，另一手握住患肢踝关节做膝关节屈伸活动，此时可用手感触到髌内侧条状物的弹跳滑动，充分明确条状物的部位后，维持半屈膝位，使条状物处于紧张状态。

2. 定点 髌内侧条状物。

3. 操作 常规皮肤灭菌，铺巾，2%利多卡因局部麻醉后，医者持4号针刀与皮肤呈60°向外后方进针，在股骨内髁表面进行横向剥离。注意操刀深度及力度，勿伤及关节软骨面，当感觉针下紧张条状物松解后出针。再次做膝关节屈伸活动，检查是否还有弹跳感存在，若有则需继续松解，直至屈伸活动时无弹跳感为止。创可贴外贴，膝关节弹力绷带加压包扎。若有膝关节积液者，则应先行穿刺抽液，弹力绷带加压包扎，3天后再施行针刀治疗。

【疗效】患者均获随访，随访时间6~22个月，平均14个月。治疗时间最短14天，最长21天，平均17天。痊愈7例，好转9例，总有效率89%。无效2例，后经手术全切滑膜皱襞后痊愈。

【讨论】滑膜皱襞是滑膜退化的残留物，髌上、髌下和髌内侧都有。成人膝关节解剖标本显示，其出现率髌上为95%，髌下为100%，髌内侧为39%。滑膜皱襞主要由弹性及疏松组织组成，可随膝关节屈伸运动而拉长、变形。一般情况下，滑膜皱襞不产生症状，但当受创伤、慢性刺激、瘢痕化等原因，纤维组织大量增生，失去原有的弹性，从而引起膝部肿痛等临床症状。尤其髌内侧皱襞呈片状连于髌上内侧滑膜与髌下脂肪垫滑膜之间，体积肥厚，当其异常可越过髌骨关节面内侧嵴，被挤压嵌顿于髌股关节之间，临床最多见。

滑膜皱襞综合征和其他膝关节内扰乱有许多相似之处，且常常同时存在，临床上易被遗漏或误诊。本研究7例曾被初诊为单纯创伤性滑膜炎，虽经综合治疗后症状缓解，以后均多次反复发作；4例诊断为单纯外侧半月板损伤，予以手术摘除损伤的半月板，术后症状恢复不佳，后经诊断为滑膜皱襞综合征，针刀治疗后痊愈。目前，对于滑膜皱襞综合征的早期诊断，膝关节镜是最有效的手段，但基于条件限制，大部分地方无法实施。

针对滑膜皱襞病理解剖特点，针刀治疗滑膜皱襞综合征有独特疗效，通过微小创口即可松解增生肥厚的纤维化束带，解除皱襞在髌股关节的卡压或嵌顿，消除纤维化束带随关节屈伸而在股骨内髁上滑动所产生的弹跳和疼痛，使增生肥厚的皱襞在失应力状态下自然软化萎缩，恢复膝关节软组织的力学动态平衡，又避免了对关节的过多骚扰。但对于合并其他复杂性膝关节内扰乱者，最好借助关节镜以进一步明确诊断。对于病程较长，皱襞增生肥厚程度较重者，建议采取手术全部切除皱襞为妥。本研究2例即因疗效欠佳，后经手术全切滑膜皱襞而愈。

【来源】陈建锋，熊昌源，郭质彬.小针刀松解配合中药熏洗治疗滑膜皱襞综合征

[J]. 中国中医骨伤科杂志，2003（5）：37-38.

二、王基萍经验

【病例】170 例患者，男性 92 例，女性 78 例；年龄 42 ～ 77 岁，平均 53 岁；双膝 47 例，单膝 123 例；病程最短 2 个月，最长 7 年，平均 3.7 年；有明显外伤史者 67 例，有长期劳损史者 103 例；全膝痛 23 例，膝前上方痛 75 例，膝前内侧痛 72 例；161 例于跳跃、上下楼梯、由蹲位骤然站起时疼痛加重；5 例蹲下不能站立，需借助外力；149 例活动膝关节时髌骨有一过性抖动，伴有低弱的弹响声，稍活动后好转；103 例膝关节屈伸活动时有摩擦感；98 例可在髌骨内侧摸到痛性条索；60 例行关节造影，可见滑膜皱襞增厚，其中 2 例出现纤维化；3 例行关节镜检查见滑膜皱襞增厚，滑膜下组织为纤维组织所代替。

【操作】

1. 体位 患者取仰卧位，微屈膝，膝下垫枕。

2. 定点 按压髌骨边缘、膝内侧，在压痛点或条索处定点。

3. 操作 医者持针刀，刀口线与患肢纵轴平行，针刀体与皮肤垂直刺入髌骨，有阻挡感，纵向疏通剥离，再将刀口线调转 90°，横切 1 ～ 3 刀，将硬结或条索切开后出针。术后令患者伸膝，下压髌骨数下，过屈过伸膝关节数次。如患者下蹲、站起困难，劳累后疼痛加重，而膝关节周围无明显压痛点，考虑为滑膜皱襞损伤肥厚所致。让患者取仰卧位，患肢屈曲，助手握踝关节上部固定，以双膝眼为治疗点。刀口线与下肢纵轴一致，针刀体向外、内倾斜 45° 刺入，穿过皮肤、皮下组织、脂肪垫，针刀触到一硬条索，患者酸胀感明显，切之咯吱、咯吱响，或刀下有沙沙声，将此条索疏松后出针。术后伸屈及左右旋转膝关节，趁患者不备，过屈膝关节，可感膝关节内有韧带撕裂声，进一步解除粘连。针刀治疗 3 天后，开始股四头肌及小腿肌肉肌力锻炼，并行局部的推拿按摩治疗。

【疗效】治疗时间最短 7 天，最长 28 天，平均 15 天。随访时间 3 ～ 6 个月，平均 3.8 个月。结果：痊愈 147 例，占 86.47%；显效 15 例，占 8.82%；好转 8 例，占 4.71%。总有效率 100%。

【讨论】本病为膝关节滑膜皱襞反复受到损伤或刺激，使滑膜皱襞发生炎症、水肿，逐渐增生、肥厚、粘连而失去弹性，不能随着关节的屈伸运动而拉长变形，滑过股骨髁面时挤压、摩擦关节面软骨，引起关节上内侧滑膜急慢性炎症，甚至导致股骨、髌骨软骨面的侵蚀，内侧壁肥大膨胀被挤于骨性组织之间而引起症状。

针刀疗法疏通、剥离、松解粘连，以达到解除疼痛、改善关节功能、保护关节结构的目的。手法治疗及康复锻炼，进一步解除粘连，增强肌力，调整膝关节的解剖关系及力学平衡，提高膝关节的稳定性，预防损伤。另外，行针刀治疗，一定要严格无菌操作，严防关节腔内感染。滑膜韧带位于前交叉韧带前面，勿深刺乱捣，以免损伤前交叉韧带及关节面软骨等。关节镜检查损伤重，临床应少用。

【来源】王基萍，丛培军，王春叶，等．针刀为主综合治疗膝关节滑膜皱襞综合征170例 [J]．中医外治杂志，2007（6）：26-27.

鹅足滑囊炎

一、陈志洪经验

【病例】130例患者，男性59例，女性71例；年龄35～78岁，平均51.5岁；双膝患病28例；病程15天至3年，多反复发作。

【操作】

1. 体位　患者取坐位或仰卧位，患膝稍屈曲外旋、外翻置于检查床上。

2. 定点　于患膝内侧找到压痛点，做标记。

3. 操作　常规消毒术区，铺无菌巾，用醋酸泼尼松龙注射液1mL＋2%利多卡因注射液4mL配成封闭用溶液5mL，由标记点垂直进针直达骨膜，针刺至有骨质感后回抽，注药约2mL后将针头稍后退3～4mm，针尖到达联合腱处，缓慢注药约3mL，再将针稍退，不抽出针头，用针筒抽吸2%利多卡因注射液3mL接上针头后向四周组织做扇形浸润注射，然后用针刀由出针点刺入，针刀体与皮肤呈90°，刀口线与肌纤维平行，当针刀接触骨面或病灶区域时，患者有明显酸胀感，此时，先纵向切割数刀，再横向剥离3～5次，之后将针刀体与骨面呈45°，用横向铲拨法，刀口紧贴骨面剥离开周围粘连的软组织，最后疏通缝匠肌、股薄肌及半腱肌联合腱，有松动感后即可出针，局部压迫3～5分钟，无菌敷料包扎1天。每周1次。1次为1个疗程，一般不超过3个疗程。

【疗效】术后随访4周至6个月，平均3.5个月。治愈96例，占73.8%；好转28例，占21.5%；无效6例，占4.6%。治愈及好转者为有效，共124例，总有效率95.4%。

【讨论】鹅足位于缝匠肌、股薄肌及半腱肌的联合腱止点与胫骨内侧副韧带之间，由于3个肌腱有致密的纤维膜相连，形同鹅足而得名。局部长期反复的不正确活动、劳损、小创伤（在北方多以骑马等为病因）及风寒等因素，导致附着点处肌腱轻度撕裂和局部轻微出血、充血、渗出、水肿、机化，在自我修复过程中，产生瘢痕、粘连，个别还形成滑囊挤压该处血管神经束，使分布于该处的神经感受器产生刺激性反应，以局部血液循环障碍与供氧障碍为主要病理变化，引起疼痛，久而产生无菌性炎症，从而导致膝关节内侧疼痛，局部压痛，影响膝关节活动。

传统治疗中多采取外用消炎止痛、活血的霜剂、药贴、药油、中药外敷及口服药物等，治疗效果不佳或效果短暂，症状反复，治标不治本。另有行单纯局部痛点封闭，阻断了交感神经兴奋所致局部血供障碍的恶性循环，使组织营养状况得以改善，加速致害物质的排除，增强组织抗炎能力，暂时解决了患处的无菌性炎症，但无法从根本上解除血管、神经束的卡压及粘连。而单纯针刀剥离只能解决肌腱粘连、松解问题，解决不了局部软组织无菌性炎症的刺激，疼痛依旧，从而影响疗效。本研究采用封闭配合针刀治疗的方法使二者优势互补，既可以处理患处的无菌性炎症，又能解决软组织的瘢痕粘连及血管神经束的卡压，使机体恢复原有状态，重新达到动态和静态平衡；同时，由于粘连松解使局部血液循环改善，局部致痛物质浓度降低，新陈代谢能力提高，病变组织得以修复。而在封闭的同时已行局部麻醉，使患者在无痛下进行针刀操作，可以达到软组织彻底松解的目的。

注意事项：操作者应熟悉局部解剖层次，针刀分离时注意勿损伤鹅足后缘隐神经的缝匠肌支，否则会出现新的疼痛。压痛点定位要准确，药物注射也要准确，切勿注射到关节腔内。局部封闭一般控制在3次内且用药量不宜过大，以免造成药物局部沉积，使组织坏死和引发感染。个别病例局部可触及肿块，多为滑囊形成，可行B超检查确诊，治疗上忌行封闭配合针刀，必须采取手术切除，手术时应注意勿损伤联合腱、副韧带、鹅足后缘隐神经的缝匠肌支和关节囊。因此，治疗前明确诊断非常重要，本病应与膝关节炎、半月板损伤、痛风相鉴别。通过观察，大部分患者在治疗后的当天或次日均会出现不同程度的疼痛加重，多能自行缓解，个别疼痛明显的可适当给予止痛药，一般在24～48小时后消失。一次治疗结束后，应指导患者进行适当关节功能锻炼，但避免过剧过劳，同时建议辅以热疗、理疗、中药熏蒸，疗效更佳。

【来源】陈志洪，何轶键，冯树雄．封闭配合小针刀治疗膝部"鹅足炎"130例疗效观察 [J]．海南医学，2009（6）：102-103．

二、张学志经验

【病例】48例患者，男性28例，女性20例；年龄18～65岁；病程1个月至3年，最长7年。

【操作】

1. 体位　患者取仰卧位，患膝微屈外旋。

2. 定点　在膝关节内侧找到压痛点，用甲紫做标记。

3. 操作　术区皮肤常规消毒，铺洞巾，用0.5％的利多卡因做局部浸润麻醉，医者持针刀在压痛点平行胫骨进入，直达胫骨内侧髁骨膜，先纵向剥离5次，再横向倾斜剥离 3 次，出针。针孔用碘酒棉球压迫 2 分钟，无菌敷料包扎。然后用超短波理疗 20 分钟。连续治疗 7 天为 1 个疗程，如果效果不明显再行针刀治疗 1 次，一般 2 个疗程即可见明显效果。

【疗效】治愈 31 例，好转 14 例，无效 3 例，总有效率 93.75%。3 个月后随访，31 例痊愈患者无复发，14 例好转患者情况稳定无加重，3 例无效患者已行手术治疗。

【讨论】鹅足滑囊位于缝匠肌、股薄肌、半腱肌的联合腱止点与胫骨内侧副韧带之间，该处肌腱排列紧密。由于长期挤压、摩擦或损伤，滑囊壁发生充血、水肿、渗出、增生、肥厚、粘连等无菌性炎症。滑囊液分泌增多，滑囊膨大，慢性期囊壁水肿、肥厚或纤维化，滑膜增生成绒毛状，有的滑囊底或肌腱内有钙质沉着，有的影响关节功能。本病属于中医学痹证范畴，多认为是气滞血瘀，阻塞脉络，不通则痛。针刀进行剥离可以松解粘连、疏通脉络，使气血运行通畅。局部超短波理疗，一则可以加速局部血液循环，促进无菌性炎症的吸收、消散；二则可以促进针刀创口的愈合。本疗法操作简便，出血少，疗效明显，花费少，患者易于接受。

【来源】张学志. 小针刀加超短波理疗治疗鹅足滑囊炎 48 例 [J]. 中国民间疗法，2006（4）：60-61.

三、马雷经验

【病例】37 例患者，男性 19 例，女性 18 例；右侧病变 17 例，左侧病变 20 例；病程 10 天至 1 年。

【操作】

1. 体位 患者取仰卧位，患膝微屈外旋，内侧朝上。

2. 定点 在膝关节内侧找到肿胀、压痛点，用甲紫做标记。

3. 操作 常规消毒、铺巾，用 2% 利多卡因 5mL 局部浸润麻醉。医者戴无菌手套，右手握刀柄，左手食指、拇指捏住针刀体，刀口线与人体纵轴平行，针刀体垂直进针，直达胫骨内侧髁，纵向切割 3～5 下，然后针刀体呈 45° 倾斜，左右横向铲剥 2～3 下后出针。滑囊肿胀者，横向穿破多次出针。术后手法对局部进行按压，将滑液尽量挤出。针孔处贴创可贴。最多不超过 3 次，1 周治疗 1 次。用 2% 利多卡因 5mL 加醋酸曲安奈德 5mg，针头与人体纵轴平行，垂直刺入滑囊，如滑囊内有积液，先将积液抽出后做局部封闭，针孔处贴创可贴。最多不超过 3 次，1 周治疗 1 次。

【疗效】临床控制 33 例，显效 2 例，有效 1 例，无效 1 例，总有效率 97.3%。

【讨论】中医学中鹅足滑囊炎属痹证、筋伤等范畴。病因为积累劳损，跌仆损伤，感受风寒湿邪。病机为脏腑气血功能失调，局部血气瘀滞，经络不通。

西医学对鹅足滑囊炎发病机理的认识：①组成鹅足的缝匠肌、股薄肌和半腱肌各肌共同止点处形成强大的应力集中点，在直接打击或屈伸扭转或膝部反复摩擦劳损等因素作用下易引起应力性损伤。②由于膝关节活动范围大，肌腱间互相摩擦易产生损伤，屈膝下蹲时肌腱与滑囊易受到挤压。③各肌神经支配不一（缝匠肌为股神经支配，股薄肌为闭孔神经支配，半腱肌为胫神经支配），可能在瞬间复杂的运动中应变协调失控，引起损伤。以上因素均可引起受损肌腱滑囊的无菌性炎症，产生一系列病理改变：部分微细断裂，局部毛细血管收缩，微循环障碍，引起组胺、5-羟色胺、前列腺素 E、花生四烯酸等炎症介质产生过多并在局部聚集，继之出现血管扩张、渗出增多、胶原纤维增生、粘连和瘢痕形成、滑膜增厚的炎症和修复过程。醋酸曲安奈德为肾上腺皮质激素，具有抗感染和免疫抑制作用，能使血管敏感性增高，收缩性加强，增加肥大细胞颗粒的稳定性，减少炎症介质激肽类、组胺、慢反应物质的释放，以降低毛细血管通透性，减少局部充血和体液外渗，加速炎症吸收，消除水肿，促进损伤组织的修复和再生，阻止结缔组织异常增生和肉芽组织形成，减少炎症引起的瘢痕和粘连，配合利多卡因局部注射起到液体刀分离粘连的作用。针刀治疗将中医针灸理念及西医手术刀功能融为一身，对病变组织进行直接松解、剥离、铲削等，降低炎症区域组织内压，阻断神经血管的恶性刺激，改善血液循环，利于炎症消退、吸收，改善组织新陈代谢，加快修复，起到疏通经络、扶正祛邪、调整阴阳的作用。两种治疗方式结合，提高了对鹅足滑囊炎的 1 次治愈率及有效率，同时有效地降低复发率。因此，针刀配合封闭治疗作为鹅足滑囊炎治疗方式之一，疗效满意，值得临床推广应用。

【来源】马雷，孟庆才，方锐，等.小针刀配合封闭治疗鹅足滑囊炎疗效观察 [J].内蒙古中医药，2012（2）：47-48.

四、周忠礼经验

【病例】68 例患者，男性 27 例，女性 41 例；年龄 45 ~ 70 岁；右侧病变 25 例，左侧病变 19 例，双侧病变 24 例；病史最短 1 个月，最长 5 年；膝关节 X 线片示：胫骨和股骨内髁有硬化，关节内侧间隙变窄 16 例，无明显变化 52 例。

【操作】

1.体位　患者取仰卧位，患膝微屈外旋，内侧朝上。

2.定点　在膝内侧找准压痛点。

3.操作　局部皮肤常规消毒、铺巾后，自制针刀（用直径 1.5mm 的克氏针 15cm，将远端磨平成刀刃状即可使用）刀口线与胫骨平行进入，深达骨膜时开始纵向或横向剥离 4 ~ 5 下，出针后用酒精棉球压迫针孔片刻，即可负重行走，7 天后不愈再做 1 次，一般 2 ~ 3 次可愈。对于体弱惧疼者，可先用 2% 利多卡因 2mL、泼尼松龙 25mg 局封后，再行针剥，效果更佳。

【疗效】优：疼痛消失，恢复正常活动 39 例；良：偶有疼痛，局部无压痛 17 例；可：有些改善，劳累后疼甚 9 例；差：无效 3 例。

【讨论】根据病史、症状、体征及 X 线表现，诊断本病不难。在胫骨内髁有 4 条肌腱和胫侧副韧带附丽，缝匠肌腱位于浅层，深层是互相连接的股薄肌和半腱肌纤维，胫侧副韧带则紧贴骨面。在深层半腱肌、股薄肌与胫侧副韧带间有一 32mm×25mm 大小的滑膜囊，即鹅足囊。故鹅足腱滑囊炎又称胫骨内髁炎。在鹅足滑囊区，肌腱互相嵌插，排列紧密，长期反复活动，易发生慢性劳损出血、机化、瘢痕，产生无菌性炎症，引起局部粘连，不通则痛。针刀疗法可以刮除瘢痕，剥离粘连，疏通气血，起到"通则不痛"的作用。针刀治疗本病，操作简便，创伤小，痛苦少，恢复快，效果好，不易复发，易被患者接受。

【来源】周忠礼，王林华，潘丽华．小针刀针剥治疗鹅足腱滑囊炎 [J]．中国骨伤，1995（5）：45-46.

五、岳蓉经验

【病例】32 例患者，男性 10 例，女性 22 例；年龄 29 ~ 66 岁，平均 54 岁；病程 5 天至 3 年；单侧病变 14 例，双侧病变 18 例。

【操作】

1. 体位　患者取仰卧位。

2. 定点　在胫骨内侧缘下方 1cm 处，即患者最疼痛处定点。

3. 操作　常规消毒，1% 利多卡因局部麻醉。医者戴手套，用 4 号针刀刺入到骨面，与软组织走向平行，局部切割 2 ~ 3 刀，对滑囊肿胀者横向穿破多次出针。术后用手法对局部进行短时按压，将滑液尽量挤出。

【疗效】经过 1 ~ 2 次治疗，随访 1 年以上，32 例患者痊愈 18 例，好转 10 例，稍差 4 例，总有效率 88%。

【讨论】鹅足系半腱肌、缝匠肌和股薄肌在胫骨结节内侧的止点。这三个肌肉腱性止点以致密的纤维膜相连，形似鹅足而得名。鹅足与膝关节之间有一恒定的鹅足滑囊，有少许滑液，是膝部较大的腱下囊之一。其功能是增加润滑，减少摩擦，保持运动的灵活性。鹅足滑囊炎的病因可能由长期慢性刺激、牵拉或者损伤所致，引起滑囊充血、变性、增生、挛缩，并与周围组织及骨面形成粘连、变性，刺激神经末梢，引起临床症状。

本病又叫胫骨内髁炎，膝关节内下特征性的疼痛（针刺样痛）、局部压痛是诊断本病的主要依据，但要注意和膝关节骨性关节炎、内侧半月板损伤、膝关节内侧副韧带损伤等的鉴别。影像学检查必不可少，X 线片的重要意义在于鉴别诊断，鉴别其他可以引发鹅足部位疼痛的原因，而不是直接诊断本病（外生骨瘤如局部有疼痛，也可针刀松解治疗）。

针刀治疗能够刺破滑囊，使充盈的囊液外溢，囊内的压力得到快速降低，疼痛迅速缓解，还能准确松解周围软组织粘连，切开瘢痕，使血管长入病变组织，改善局部循环，消除无菌性炎症对神经末梢的刺激，为病变的自我修复提供条件，并能有效地防止病变部位再粘连，从根本上解除了鹅足滑囊炎的病理基础。

【来源】岳蓉. 针刀治疗鹅足滑囊炎 32 例报告 [J]. 医学信息，2010（7）：2423.

六、蒋敏毅经验

【病例】51 例患者，男性 15 例，女性 36 例；年龄 30 ～ 40 岁 5 例，40 ～ 50 岁 13 例，50 ～ 60 岁 25 例，60 ～ 70 岁 8 例；体重正常 11 例，体重超重 16 例，轻度肥胖 19 例，中度肥胖 5 例；单纯的鹅足肌腱滑囊炎 18 例，合并膝部其他软组织损伤 20 例，骨性膝关节炎伴鹅足肌腱滑囊损伤 13 例。

【操作】

1. 体位　患者取仰卧屈膝位。

2. 定点　于胫骨前内侧面、膝关节下方约 6cm 处定点。

3. 操作　局部常规消毒，铺无菌巾，戴无菌手套，0.5％利多卡因局部浸润麻醉。针刀体与皮肤垂直，刀口线与肌腱纵轴平行刺入，切割松解增厚的肌腱或韧带，并将滑囊十字切开数刀，术毕压迫止血 5 分钟。

【疗效】治愈 35 例，好转 13 例，无效 3 例，总有效率 94.1%。

【讨论】膝关节有平均 10° 的外翻角，它使下肢的受力曲线由直线变成了平行四边形。当膝关节受力过重时，可将部分力量转移到髋关节，为了维持这个外翻角的正常位置，关节内侧有一个牵拉装置即鹅足，故在组成鹅足的缝匠肌、股薄肌和半腱肌各肌共同肌腱止点处形成强大的应力集中点，在直接打击或屈伸扭转或膝部反复摩擦劳损等因素作用下易引起应力性损伤。

流行病学研究发现，肥胖对鹅足滑囊炎的发生有一定的影响。除肥胖而引起的机械性因素外，还与肥胖的全身代谢因素有关。膝关节承受的应力及方向取决于肢体的力线、体形、肌肉力量及其相互作用。肥胖女性本病的发病率明显增高，可能是因为骨盆区宽和膝关节处内收肌大角引起这些附着点处较大张力所致。

以上因素均可引起受损鹅足滑囊的无菌性炎症，产生一系列病理改变：由于部分微细断裂，局部毛细血管收缩，局部微循环障碍，引起组织胺、5- 羟色胺、前列腺素 E、花生四烯酸等炎症介质产生过多并在局部积聚，继之出现血管扩张、渗出增多、胶原纤维增生、粘连和瘢痕形成、滑膜增厚的炎症和修复过程。

针刀治疗可以松解鹅足肌腱滑囊的粘连和纤维化瘢痕，使病变局部组织结构恢复正常的解剖关系及生理功能，解除病变局部血管神经的压迫和牵拉，消除物理致痛因素，达到"松则不痛"；同时改善局部血液循环，将积蓄局部的酸性代谢产物和其他化学致痛物质带走，达到"通则不痛"，消除病理性应力状态，使导致鹅足肌腱滑囊损伤初始载荷减小或消除。

【来源】蒋敏毅.针刀治疗鹅足肌腱滑囊炎的疗效观察与机理探讨[A].中华中医药学会针刀医学分会.中华中医药学会针刀医学分会2008年度学术会议论文集[C].中华中医药学会针刀医学分会，2008：2.

七、王庆甫经验

【病例】45例患者，男性15例，女性30例；年龄最大81岁，最小38岁；病程最短7天，最长8年，平均11个月。

【操作】

1. 体位　患者取仰卧位，膝关节伸直。

2. 定点　循鹅足肌压痛点定位。

3. 操作　用2%碘酒及75%酒精术区常规消毒，铺巾，用0.75%利多卡因分别在皮肤、皮下、肌肉及鹅足囊等部位进行局部浸润麻醉。麻醉满意后逐层注射2%利多卡因5mL＋生理盐水20mL＋曲安奈德40mg至滑囊及滑囊下骨膜后，医者持针刀，刀口线与胫骨干平行，纵向行邮票边孔样切割鹅足囊5～8mm，以松解滑膜囊，降低囊内压力。出针后，针孔处以无菌敷料覆盖，术后嘱患者卧床休息2小时以上，以防局部血肿形成。术后当日针孔避免见风着水，以预防感染。仅治疗1次。术后1周收集治疗后资料。

【疗效】治愈16例，好转24例，无好转5例，总有效率88.9%。

【讨论】缝匠肌、股薄肌、半腱肌构成了鹅足。缝匠肌浅层有筋膜覆盖，深面是股薄肌和半腱肌腱，不与骨性结构直接接触，故不易发生损伤。半腱肌和股薄肌止点处均贴近骨面，两肌腱均有可能与骨面发生摩擦，而起到润滑作用的滑囊因摩擦更易发生无菌性炎症。人类正常行走时，是在膝关节伸膝装置的作用下膝关节呈伸直位，从足跟着地到脚尖离地的运动过程。当鹅足炎发生后，为了不增加膝关节前群肌肉的运动负担，就会代偿性地使用膝关节内的肌肉，包括鹅足腱，从而使疼痛加重，鹅足炎反复发作。

针刀医学是在解剖学及中医经络学说的基础上发展起来的，对于针刀应用机理，目前研究尚不十分明确，可能存在以下3种：①创伤修复学说：通过针刀造成一定的创伤，继而发生纤维蛋白渗出、细胞增生及细胞重塑的修复过程，在此过程中有巨噬细胞和多种炎症介质的参与，血小板及淋巴细胞也参与组织修复。本病为局部无菌性炎症，新造成的创伤激发患者自身的修复能力，加速局部炎症修复。②局部减压学说：本病的反复发作与局部软组织的粘连、痉挛及瘢痕形成有关，应用针刀剥离为滑膜囊和骨膜减压，从而达到缓解疼痛的目的。③局部软组织平衡学说：鹅足炎及疼痛会导致滑囊及鹅足肌张力增加，同样，张力增加会加重疼痛，软组织失衡。针刀松解鹅足处，可以平衡软组织张力，改善膝关节稳定性。因此，针刀在治疗本病甚至其他部位滑囊炎都有十分明显的优势，值得进一步研究及推广。

【来源】王庆甫，王剑，时宗庭，等.针刀治疗膝关节鹅足滑囊炎45例体会[A].中国中西医结合学会.第3届全国中西医结合骨科微创学术交流会论文汇编[C].中国中西医结合学会，2013：4.

踝关节撞击综合征

一、叶秀均经验

【病例】38例患者，男性20例，女性18例；最小14岁，最大59岁，平均25岁；病程最长4年，最短3个月。

【操作】

1. 针刀治疗

（1）体位　患者取仰卧位。

（2）定点　取踝关节部压痛最明显处，标记血管、神经走行。

（3）操作　常规消毒，铺孔巾，医者持I型针刀在定点处进针刀，以左手拇指为压指，在进针点下压，将针刀用力迅速刺入皮下组织层，然后逐步探索，达到病灶或骨面，纵向剥离松解后出针，盖上无菌纱布。术后嘱患者仰卧位，医者将患侧踝关节屈曲10余次，使尚未松解的粘连进一步分离，使痉挛紧张的软组织放松。7天为1个疗程，一般做3～5个疗程。

2. 中药治疗　针刀术后1天开始熏洗：海桐皮、伸筋草、鸡血藤、川芎、威灵仙、椿皮各20g，每剂加水3000mL，煮沸25分钟，熏洗浸泡，每天2次，6天为1个疗程，一般做3个疗程。

【疗效】平均随访3.2年，优19例，良12例，一般6例；优良率81.6%，有效率86.6%。

【讨论】踝关节撞击综合征通常是指距骨和胫骨骨赘撞击，也可为瘢痕组织增生造成的软组织撞击，亦有人将其称为踝关节前外侧撞击。其主要表现为踝关节疼痛，背屈时疼痛加重，伴有活动后肿胀、踝关节活动受限等症状。以运动爱好者及跳舞者居多。研究发现，骨赘本身并不引起疼痛，只有滑膜皱襞或瘢痕组织受压才会产生疼痛。近年来确认了本病为足踝关节韧带撕裂后瘢痕化纤维陷入了踝关节前内外侧沟中，滑膜肥厚炎症反应所形成。

本病属于中医学筋伤范畴，病机为气滞血瘀，寒湿阻滞，通过针刀对患处进行剥离、疏通、松解肌肉，通畅气血；同时消除局部炎症，改善局部血供，加快炎性致痛物质的降解，从而使疼痛得到缓解。中药煎汤熏洗，通过药物和物理热效应的共同作用，可增加毛细血管通透性，改善局部组织的有氧代谢，解除疼痛。药力经毛窍进入病变部位，祛寒通络，松解粘连，滑利关节。通过针刀的治疗能有效地改善踝关节撞击综合征的临床症状，提高患者的生活质量，减缓瘢痕组织的增生，防止病情进一步发展，同时并不妨碍二次手术治疗。

【来源】叶秀均.小针刀配合中药熏洗治疗踝关节撞击综合征38例[J].内蒙古中医药，2013（14）：36.

二、吴春雷经验

【病例】38例患者，男性22例，女性16例；年龄26～63岁，平均38岁；左侧病变14例，右侧病变24例；患者均有踝关节外伤史，其中保守治疗29例，骨折脱位手术治疗9例；踝关节前外侧压痛27例，前内侧压痛6例，前方压痛5例。

【操作】

1.**体位** 患者取仰卧位。

2.**定点** 根据患者疼痛点的不同分别取前外点（前胫腓联合下2cm）、前内点（内踝尖向前0.5cm）。

3.**操作** 常规消毒、铺巾，2%利多卡因局麻，医者持针刀从定点刺入，针刀体与皮肤呈90°，修切胫腓前、外或胫内侧的撕裂韧带及瘢痕样组织。上述操作完成后，在关节腔内注入透明质酸钠4mL，注射完毕后被动活动踝关节，然后按压创口，创可贴覆盖，弹力绷带包扎。

注意：术后穿平底软垫鞋，常做主动不负重踝关节功能锻炼；治疗期间不宜做剧烈跑步、跳跃等运动；睡眠时宜抬高患肢。术后第2天即嘱患者主动活动，在扶拐下踝关节负重锻炼，半个月后恢复正常运动。

【疗效】患者每6～8周定期随访，随访最短10个月，最长38个月，平均16个月。优12例，良16例，中6例，差4例，优良率73.7%（28/38），无感染或者神经血管损伤等并发症发生。

【讨论】踝关节前方急性内翻损伤后，下胫腓韧带、前距腓韧带撕裂，后期纤维束瘢痕化，称为踝关节前外侧撞击综合征，也有人称之为半月板样损害。踝关节旋前扭伤，三角韧带深层纤维部分撕裂瘢痕化、滑膜炎症可导致踝关节前内侧撞击综合征。因此，根据损伤部位不同，又可分为踝关节前外侧、前内侧和踝前软组织撞击综合征，统称为踝关节软组织撞击综合征。大多数踝关节扭伤的患者经过休息、制动、外固定、理疗或药物治疗可获痊愈。但仍有部分患者在踝关节扭伤，或踝关节骨折脱位，经手法或手术复位后，X 线片未见骨关节明显异常，但出现长时间踝前疼痛、肿胀，走路稍远时加重，或下蹲困难，严重影响日常生活。此时应注意患者是否有踝关节软组织撞击综合征的可能性。

对于踝关节软组织撞击综合征的治疗可以分为保守治疗和手术治疗。保守治疗有制动休息、应用非甾体类抗炎药、理疗、踝关节康复练习、封闭治疗等，根据患者情况选择各种方法综合使用。如保守治疗持续 3 个月以上无效则行手术治疗。手术治疗则可以分为踝关节切开术和关节镜手术。但是，由于关节镜设备价格昂贵，使关节镜的应用只局限在国内的少数大医院。而且因为踝关节间隙狭窄，且不在一个平面，活动范围小，使关节镜器械的使用受到很大限制，不能彻底清除病灶，影响术后效果，只有熟练使用者才能开展。与关节镜相比，针刀治疗可以在局麻下进行，创伤小，并可在门诊施行，明显减轻患者的手术痛苦，缩短康复期限，减少患者的经济负担。采用针刀可松解、修切撕裂的韧带及瘢痕样组织，从而去除踝关节疼痛的病因。但应注意，针刀划割度不宜过大，一般在 1cm 左右，过大则易引起局部血肿而加剧疼痛。透明质酸钠在关节腔内注射后起润滑作用，减少组织之间的摩擦，同时发挥弹性作用，能明显改善滑液组织的炎性反应，提高滑液中透明质酸钠含量，增强关节液的黏稠性和润滑功能，保护关节软骨；与针刀结合应用可以润滑关节腔，缓冲应力，保护关节软骨，以期获得最佳的治疗效果。

【来源】吴春雷，王靖，滕红林，等 . 针刀结合透明质酸钠治疗踝关节软组织撞击综合征 [J]. 中国骨伤，2007（2）：75-76.

足跟痛

一、丰小鹏经验

【病例】56 例患者，男性 25 例，女性 31 例；年龄 45 ~ 77 岁；病程最短 2 个月，最长 3 年。

【操作】

1.体位　患者取俯卧位，踝关节前缘垫枕，足跟朝上，将患足垫稳。

2. 定点 患足压痛最明显处。

3. 操作 局部常规消毒，医者戴口罩、无菌手套，在患足压痛最明显处，即骨刺的尖部（结合 X 线片）处，以 0.1% 利多卡因注射液 1 ~ 1.5mL 行局部麻醉。刀口线与患足纵轴垂直，针刀体与足跟底的后平面呈 60°，进针深度达骨刺尖部，做横向切开剥离 3 ~ 4 下即可出针。术后根据患者足跟面积大小，选择中号或小号玻璃火罐以"闪火法"将火罐吸附于针孔部位，若能吸出 1 ~ 2mL 瘀血，效果更好。留罐 3 ~ 5 分钟后取下火罐，清理完毕瘀血后用止血贴敷盖针孔。治疗后 48 小时局部不能沾水，以防感染。接着医者一手使患足过度背屈，同时另一手拇指向足背方向推顶足弓部像弓弦一样的跆长韧带和跖腱膜，做 2 ~ 3 次即可。

【疗效】 经 1 次治疗治愈者 47 例，2 次治疗治愈者 9 例，全部治愈。

【讨论】 本病属中医学骨痹范畴，多因年老体衰、肝肾不足或长期站立行走劳损或外伤等导致足跟部位经脉受阻，气滞血瘀，不通则痛。运用针刀疗法，可以疏通剥离粘连，切开松解阻滞。术后加拔罐可减轻病灶内压，加强局部组织循环。辅以手法目的是进一步加强松解肌腱、疏通经络、防止粘连、行气活血的作用。阻滞疏通，气血流畅，阴阳调和，则疼痛除，功能即可恢复。

【来源】 丰小鹏 . 小针刀加拔罐推拿治疗足跟痛 [J]. 山西中医，2012（1）：29.

二、侯珺经验

【病例】 45 例患者，男性 28 例，女性 17 例；年龄 26 ~ 72 岁；左侧病变 17 例，右侧病变 22 例，双侧病变 6 例；病程 1 ~ 15 年。

【操作】

1. 体位 患者取俯卧位，踝关节前缘垫一小枕，足跟朝上，将足垫稳。

2. 定点 取患足跟骨结节压痛最明显处为进针点，用甲紫标记。

3. 操作 常规消毒，铺无菌洞巾，用一次性 5mL 针管，使针尖与足跟端跟底平面约呈 60°，快速刺入皮肤，缓行进针至跟骨结节处，回抽无血后，从 3 个方向注入 2% 利多卡因 2 ~ 5mL 后出针，轻揉此处几秒钟。再用 4 号或 3 号针刀，刀口线与足底纵轴垂直，针刀体与足底的后平面呈 60°，进入深度达骨刺尖部，做横向切开剥离 3 ~ 4 下即可出针。将针孔覆盖好后，医者一手使患足过度背屈，同时另一手拇指向足背方向推顶足弓部像弓弦一样的跆长韧带和跖腱膜，做 2 ~ 3 次即可。术后创可贴固定，3 日内患足避水，以防感染。

【疗效】 治愈 31 例，占 68.89%；显效 6 例，占 13.33%；好转 5 例，占 11.11%；无效 3 例，占 6.67%，总有效率为 93.33%。

【讨论】 西医学认为，本病多由跆长韧带和跖腱膜挛缩引起跟骨附着点处持续性的牵拉损伤，韧带和腱膜的纤维不断被撕裂，附着点不断钙化和骨化，从而形成骨刺。通过针刀对瘢痕粘连组织的松解剥离，可以有效地解除组织痉挛，改善局部血液循环，促进代谢产物的吸收，使病变组织得以修复。通过针刀的强刺激，还可以疏通阻滞，流畅气血，调节阴阳，达到"以松止痛"的目的。与其他疗法相比，针刀疗法之于本病发病机理针对性更强，故在实践中取得了较佳疗效，从而降低了治疗费用，更符合康复医学对康复治疗技术的要求，具有积极推广价值。

【来源】侯珺，王斯晗.小针刀疗法治疗足跟痛45例[J].陕西中医学院学报，2014（3）：56-62.

三、常英经验

【病例】68例患者，男性33例，女性35例；年龄小于40岁2例，40~68岁66例，平均（53.5±1.5）岁；病程2个月至2年，平均（10.0±2.6）个月；左足跟痛20例，右足跟痛38例，双足跟痛10例。

【操作】

1.**体位** 患者取俯卧位，踝关节垫枕，足跟朝上。

2.**定点** 在足底及跟骨周围寻找明显压痛点，指压标记定位。

3.**操作** 常规安尔碘皮肤消毒，2%盐酸利多卡因注射液2mL局部浸润麻醉，待麻醉生效后，医者持针刀在压痛点处快速垂直刺入达骨面。以痛点为中心分别向四周进行散刺，行上下提插松解手法，刀口线始终与足纵轴方向一致，以术中医者针下有阻滞感、患者有酸胀感为宜。依据患者身体状况及病情严重程度控制治疗时间和松解的刺激量，以医者针下紧涩感消失、有松动空虚感时出针，无菌棉球压迫针孔，胶布固定。每周1次。2天内局部不沾水，后自行取下固定胶布即可，并嘱患者针后尽量穿舒适、稍厚软底鞋。

【疗效】痊愈57例，好转10例，无效1例，总有效率98.5%。

【讨论】足跟痛是跟骨底面及跟骨周围的软组织由于慢性劳损引起的疼痛。足跟痛影响人的正常行走，给生活带来不便，多因久站、负重行走、爬山等原因使跟骨下方着力处损伤，发生出血、水肿及变性等病变。这些骨质的改变与软组织损伤协同发展，当软组织病变时可促使骨质损伤和骨突形成，而骨质发生病变后可刺激、挤压软组织，致使疼痛加重。由于此处解剖部位特殊，传统毫针操作不便，增加患者的疼痛，且疗效不佳。针刀疗法是中西医结合的产物，将针刺疗法和手术松解有机地结合为一体。一方面利用刀的作用松解软组织粘连，减轻组织压力，改善局部组织血液循环，使血管扩张，新陈代谢加强，炎性物质随代谢消失，促进炎症消退、水肿吸收，恢复跟骨周围软组织的力学平衡，解除疼痛；另一方面针刀较粗，针感较强，利用较强的针刺作用，在病变部位上下提插，可通经活络，调和气血，通则不痛，从而使本病得到根本性的治疗。

在临床操作时应仔细寻找压痛点硬结，精确定位是针刀治疗的关键。在操作时针刀进针宜快速进入皮下，然后分层次突破，仔细感受刀下的硬度，触及硬结时仔细进行剥离、松解，并根据患者的感觉调整进针方向和层次，最大限度地减轻患者痛苦。针刀治疗切口小，无需缝合，对人体组织损伤小，不易引起感染，无不良反应，患者无明显疼痛和恐惧感，治疗后无需长时间休息，治疗时间短，简便易行，患者易于接受。研究结果表明，针刀治疗足跟痛可以明显缓解病痛，改善临床症状，疗效显著，值得推广应用。

【来源】常英，刘亚彬，常红，等.小针刀治疗足跟痛68例临床观察 [J].河北中医，2012（12）：1849-1850.

四、钟文经验

【病例】86例患者，男性29例，女性57例；年龄23 ～ 65岁；病程1个月至3年，平均病程1年3个月；单侧病变79例，双侧病变7例；有负重痛、活动痛而无休息痛71例，既有负重痛、活动痛又有休息痛15例；足跟痛在足底跟骨结节中点偏前有痛点64例，跟骨前内侧有痛点14例，跟骨前外侧有痛点8例；X线片检查有跟骨骨刺41例。

【操作】

1.体位 患者取俯卧位，跟骨朝上。

2.定点 于足底部痛点做标记。

3.操作 常规消毒，铺洞巾，于压痛点处用1%利多卡因2mL做局麻后，医者持针刀垂直刺入压痛点，到达骨表面后稍退针0.5cm，先纵向切割数刀，再横向剥离几下，出针止血，创可贴覆盖针孔。按上述操作方法一般1次治愈，若仍疼痛，10天后可再做1次。

【疗效】随访86例，优55例，良23例，一般5例，差3例，优良率90.7%。

【讨论】足跟痛多见于40岁以上中年妇女，此类患者大多为身体骤然发胖，或因足跟着力过大，负担过重，致跟骨下软组织垫遭受反复挤压性损伤，出现无菌性炎症，局部增生肥厚卡压该处的微小神经，从而出现跟痛症状。针刀直接进入病变部位，通过对局部病变的切割、剥离、松解，达到止痛的目的，这完全符合中医学"痛则不通，通则不痛"及"痛则不松，不松则痛"的辨证。针刀直接在病灶部位施术，切断了被卡压的微小血管神经束，从而阻断了疼痛的传导；同时，对局部组织也是一种创伤，人为造成局部出血或充血，改善了局部血供，促进了新陈代谢，加速了炎症吸收。针刀还可将附着于跟骨紧张挛缩的纤维筋膜进行松解，从而解除了持续性牵拉，消除了疼痛症状。

【来源】钟文，胡敏瑶，刘必来．小针刀治疗足跟痛86例疗效观察[J]．基层医学论坛，2010（28）：924-925.

五、张效文经验

【病例】286例患者，男性184例，女性102例；年龄最大72岁，最小22岁；病程最长7年，最短6个月；糖尿病足跟痛8例。

【操作】

1. **体位**　患者取仰卧位，踝前垫枕，足跟向上。

2. **定点**　在跟腱的止点，跟骨周围寻找压痛点。

3. **操作**　在压痛明显处，足底部用3号针刀进针，刀口线与足纵轴平行，针刀体垂直于局部皮肤，直达骨面，待患者有酸胀感时，将刀口线调转90°，斜向切割几刀，再剥离数下，出针刀，敷创可贴保护针孔。若伴有跟下滑囊炎、跟下脂肪垫炎、跟后滑囊炎、跖腱起点筋膜炎，应分别在压痛部位切开滑囊，切开变性脂肪硬结和纤维隔，切开跖腱膜跟骨附着点，可起到减压作用，消除过度向外的张力。

【疗效】症状消失及明显改善268例，有效率为93.7%；10例足跟痛疗效维持不足8个月，占3.5%；8例足跟痛（合并糖尿病）疗效维持不足1个月，占2.8%。未见跟骨无菌性坏死及骨质疏松。

【讨论】足跟部是人体负重的主要部分，过去认为跟骨痛的病因是跟骨及周围组织的劳损、非感染性炎症及退行性改变所致，而跟骨内高压是足跟痛的主要原因。如果长时间处于站立体位，可使足跟内瘀血缺氧，无氧代谢增加，酸性代谢产物大量积聚，间质水肿，使跟骨内压增高而产生疼痛。针刀松解减压治疗，改善了跟骨内的微循环，使炎症吸收消散，恢复健康。

【来源】张效文．小针刀治疗足跟痛286例[J]．内蒙古中医药，2007（3）：37.

六、王宏经验

【病例】96例患者，男性52例，女性44例；年龄42～76岁，45岁以上92例；双侧足跟痛18例（36例患足），单侧足跟痛78例；病程最短7天，最长6年；根结节骨刺指向的足底前下方往往是压痛点最明显处，左足跟骨结节正中点12例，左足跟骨结节偏内侧点48例，右足跟结节正中点16例，右足跟骨结节偏内侧点38例；合并风湿12例，合并类风湿4例。

【操作】

1. **体位**　患者取俯卧位，足心向上，前踝部垫枕。

2. **定点**　按照 X 线跟骨侧位片所示，量出足跟后缘皮肤影到骨刺尖距离的比例（X 线片与实体非等比例），大致定出骨刺尖端所对应的皮肤点，以甲紫标记。

3. **操作**　常规碘酒消毒，戴无菌手套，铺孔巾，以 2% 利多卡因 3～5mL 做局麻，至骨刺周围浸润麻醉。医者右手持针刀柄，刀口线与患足长轴平行，垂直皮肤刺入直达骨刺，向骨刺尖端滑行很容易感觉到骨刺。在骨刺尖端切削骨面、骨膜及软组织 10 余刀，以有削空感为度。稍提起针刀再将刀锋横向有序地切割骨刺前方跖腱膜 10 余刀。再次提起针刀约在离骨面 5mm 和 10mm 两个点位分别做前后左右方向的数次滑刺，目的是破坏滑囊炎或纤维织炎的疼痛点。拔出针刀，压迫止血，酒精纱布加压包扎。术后做手法推压跖腱膜，使骨刺帽上附着的韧带纤维更多撕开和剥离。

注意：进针刀时刀锋顺行，以减少组织的损伤，针刀只能切割骨刺上的骨膜、韧带、滑囊及筋膜组织，不能刺入跟结节内上方，以免误伤胫后动脉分支和胫神经分支。可以用力铲除骨刺尖处软骨组织。拔出针刀前必须划刺骨刺浅面可能存在的滑囊炎和纤维组织炎疼痛点。

【疗效】治疗 1 次症状消失 56 例，治疗 2 次症状消失 30 例，治疗 2 次好转 28 例。单足治愈率 75%，无未愈病例。

【讨论】跟痛症是指跟骨跖面的疼痛，多见于中老年人，病程长者可产生骨刺，使症状加重。本病常与跟骨跖面结节的慢性损伤有关，目前比较肯定的有：①足部炎症：如滑囊炎、跖腱膜炎、肌腱炎、滑囊炎局部充血、水肿、浆液性渗出，引起无菌性炎症性疼痛。②跟骨内高压：休息时肌泵作用丧失，骨内血液瘀滞。加之休息时副交感神经兴奋性增强，周围血管和骨内血管扩张，刺激痛觉神经释放神经递质，引起休息痛、夜间痛。③神经卡压：胫后神经在足底神经的分支受跖骨骨刺、跟下软组织炎及慢性劳损等无菌炎症刺激、压迫，便可产生跟痛。④脂肪垫老化：如肥胖及年龄增长，跟垫内脂肪减少及纤维间隔破坏。脂肪垫压缩性降低使跟骨结节承压力增高而引起疼痛。⑤跟骨骨刺。⑥足部结构异常：如足外翻时跟骨内侧结节的牵拉，平足时趾短屈肌和跖腱膜受到牵拉及软组织受挤压均可引起疼痛。

西医学认为，跟骨骨刺的产生与足底跖腱膜异常紧张有关。当受力点超过耐受程度时，引起跖腱膜在应力点跟骨结节骨膜处的损伤、断裂、瘢痕增生等，此时，人体自身通过代偿机制的保护作用，把大量钙与磷输送到被撕裂的跖腱膜附着点即跟骨结节处，以加强该处的应力而不被拉断。久而久之，这些大量聚集的钙质与磷在跟骨结节处钙化、骨化，从而产生跟骨骨刺这一病理变化。

因此，骨刺性跟痛症属骨质退行性变的跟骨表现。针刀疗法操作简单，容易掌握，不受条件限制。针刀微创切割骨刺尖及跖腱膜，部分性地去除骨刺尖所受骨膜的拉力作用，改变增生骨细胞的成骨方向，延缓骨刺生长。同时，针刀对于骨膜炎、滑囊炎、纤维织炎的局部病理改变起到了消除痛点的作用。实践证明，本法有确切的临床疗效，值得推广应用。

【来源】王宏.针刀微创切割跖腱膜法治疗骨刺性跟痛症96例分析[J].中国伤残医学，2014（7）：149-150.

七、张云生经验

【病例】96例患者，男性65例，女性31例；年龄35～68岁，平均51.6岁；病程6个月至8年；单侧病变80例，双侧病变16例；跟骨骨质增生75例，余未见明显异常。

【操作】

1. **体位** 患者取俯卧位。

2. **定点** 选取足跟压痛最明显处做标记。

3. **操作** 常规消毒皮肤，用一次性注射器（7号注射针头）抽取2%利多卡因5mL，进针达骨面后注药。以进针点为针刀进入点，刀口线与足底纵轴平行，针刀直接达骨面病变部位，进行纵向切割及横向剥离，待刀下感觉松软后即可出针，针孔敷以无菌敷料。治疗1次未愈者，1周后可重复治疗1次，一般不超过3次。

【疗效】随访6个月至2年，治愈75例（78.1%），有效21例（21.9%）。

【讨论】足跟痛症与局部组织劳损和退化关系密切。由于足底为三点负重，跟骨结节是主要负重着力点，加之跟骨结节上为足底跖筋膜、展肌腱及趾短屈肌的附着点，以下疾病更易引发足跟痛：①跟下脂肪纤维垫炎（萎缩）及跟下滑囊炎：足跟部受外伤或湿寒时，脂肪纤维垫可产生无菌性炎症，并可累及跟下滑囊产生滑囊炎，引发跟骨跖面疼痛及肿胀。另外，随着年龄的增长，脂肪纤维垫水分及弹力纤维逐渐减少，致使其缓冲作用减弱而引发足跟痛。②跖筋膜炎：由于跖筋膜及趾短屈肌、展肌均附着于跟骨结节，其附着处容易因反复牵拉而产生无菌性炎症，表现为站立或行走时跟下及足心痛，压痛点多偏跟骨内侧。③跟骨骨刺：由于跟骨结节附着处的反复牵拉，日久可产生无菌性炎症、纤维化、钙化乃致骨刺形成，但往往足跟疼痛程度与骨刺大小不成正比。通过针刀治疗，能松解粘连，铲剥骨刺，解除跟骨结节附着处肌肉、肌腱对神经、血管的卡压，改善局部血液循环，促进渗出物的吸收，消除局部水肿和无菌性炎症。本疗法操作简便，损伤小，患者恢复快，安全可靠，不易复发，值得推广。

【来源】张云生，杨玲.针刀治疗顽固性足跟痛症96例[J].人民军医，2006（11）：679.

八、何华春经验

【病例】30 例患者，男性 14 例，女性 16 例；年龄最大 68 岁，最小 18 岁，平均 45 岁；病程最短 20 天，最长 5 年，平均 2.8 年；左足跟痛 13 例，右足跟痛 10 例，双足跟痛 7 例。

【操作】

1. **体位** 患者取俯卧位。

2. **定点** 在跟骨结节前下缘和内缘痛点做标记。

3. **操作** 皮肤常规消毒，铺无菌巾，戴无菌手套。用 0.5% 利多卡因局部浸润麻醉，每个治疗点注药 1mL。针刀疗法具体操作如下：①第 1 支针刀松解跟骨结节前下缘跖腱膜的中央部：从跟骨结节前下缘进针刀，刀口线与跖腱膜方向一致，针刀经皮肤、皮下组织、脂肪垫，达到跟骨结节前下缘，在跖腱膜骨面附着点松解，以手下有松动感为度。②第 2 支针刀松解跟骨结节缘跖腱膜的内侧部：在第 1 支针刀内侧 2cm 处痛点定位。从跟骨结节内缘进针刀，刀口线与跖腱膜方向一致，针刀经皮肤、皮下组织、脂肪垫，达到跟骨结节内缘骨面，在骨面腱膜附着点松解，以手下有松动感为度。③术毕，拔出针刀，创可贴覆盖针孔，保持局部干燥清洁 48 小时，预防感染。

【疗效】治愈 25 例，好转 4 例，有效 1 例，有效率 100%。

【讨论】引起跟痛症的原因很多，主要是由于慢性劳损，迁延不愈，常伴有跟骨结节部的前缘骨质增生。主要临床表现为足跟底部局部疼痛、肿胀，足持重，足跟用力蹬地时疼痛加剧。临床中本病常见于跟骨或跟骨下滑囊炎、跟骨下脂肪垫炎、足底筋膜炎、小腿肌群痉挛性足跟痛、踝管综合征、骨内高压等。

针刀疗法是一种闭合性松解术，主要针对慢性损伤所致的软组织粘连、挛缩及瘢痕进行松解治疗，作用于病变部位，消除致病因素。针刀治疗跟痛症主要是对挛缩的跖腱膜进行松解，因为跖腱膜的粘连、瘢痕、挛缩是足跟痛的根本原因，而骨质增生不是足跟痛的主要原因，故针刀松解跖腱膜的粘连和挛缩后，疼痛即可消失，骨质增生会逐渐变钝，不再影响患者的功能，从而使疾病痊愈。针刀治疗足跟痛症 3 ~ 5 分钟即可完成，术中有轻微酸胀感，一般患者都能耐受，只要选择好适应证，定位准确，松解彻底，效果良好。针刀治疗跟痛症是一种操作简单、患者痛苦少而恢复快、治愈率高、宜推广的中西医结合适宜新技术。

【来源】何华春，李莹珣，罗凯新，等.针刀治疗足跟痛症的临床疗效观察 [J]. 中医临床研究，2013（24）：47-48.

九、吴亚平经验

【病例】63 例患者，男性 30 例，女性 33 例；年龄 34 ~ 66 岁，平均 50 岁；病程 3 ~ 8 个月；单侧患病 46 例，双侧患病 17 例。

【操作】

1. **体位** 患者取仰卧位。

2. **定点** 在跟骨结节前下缘和内侧压痛点做标记。

3. **操作** 常规消毒，注射 1% 利多卡因局部麻醉，医者持 I 型针刀：第 1 支针刀松解跟骨结节前下缘压痛点（跖筋膜的中央部），从跟骨结节前下缘进针刀，刀口线与跖腱膜方向一致，针刀体与皮肤呈 90°，经皮肤、皮下组织、脂肪垫，到达跟骨结节前下缘骨面，调转刀口线 90°，在骨面上向前铲剥 2 刀，范围不超过 0.5cm。第 2 支针刀松解跟骨结节内缘压痛点，刀口线与跖腱膜方向一致，针刀体与皮肤呈 90°，经皮肤、皮下组织、脂肪垫，到达跟结节内缘骨面，调转刀口线 90°，在骨面上向前下铲 2 刀，范围不超过 0.5cm，然后将针刀用力向 3 个方向钻孔，拔出针刀，压迫针孔片刻，用创可贴外敷。术后医者一手使患足过度背伸，另一手按压足底如弓弦般的跖腱膜向足根部推顶 3 ~ 4 下，一般 1 次即愈。效果不显者，1 周后再治疗 1 次。同时，再予针刀刺激太溪穴，常规消毒后，向内踝偏下方向刺入 0.5 ~ 1.0 寸，速进速出，以有麻电感扩散至足跟部为佳。

【疗效】治愈 55 例，好转 8 例，无效 0 例，总有效率为 100%。

【讨论】跟骨骨刺是骨科临床上的常见病、多发病、疑难病。临床中有的骨刺很大但没有症状，有的骨刺很小却症状明显，即骨刺影像与症状轻重不存在相关性。本病主要的病理变化是劳损或外伤持续牵拉跖腱膜，人体为了适应此种应力变化而自我修复，加强跟骨附着处腱膜的强度而不断钙化、骨化，形成骨刺。

网眼理论以人体弓弦力学系统为基础，将中医宏观整体理念与西医微观局部的方法结合起来。网眼理论认为，慢性软组织损伤性疾病是人体自身代偿性疾病，慢性软组织损伤后，造成组织起止点及周围软组织起止点（弓弦结节部）的粘连、瘢痕、挛缩和堵塞，通过纤维结缔组织的连接线（弦的行经路线）及相关软组织的行经路线（弦的行经路线）向周围辐射，最终在损伤组织内部、损伤组织周围、损伤部位相邻组织之间形成网状的调节和修复面（1 个或者多个弓弦力学系统）。当这种代偿超过人体自身调节的极限，就会引起疼痛、功能障碍等。所以要调节疾病的病理构架，就必须用针刀对弓弦结合部和弦的行经路线进行整体松解，才能破坏病理构架，使之恢复到人体的代偿范围以内。

针刀微创手术主要针对该病理变化，松解骨刺尖部腱膜及周围软组织，消除拉应力；

同时针刀钻孔既可解除微循环障碍又可减轻骨内压。由于跟骨为松质骨，钻孔较容易，"松则不痛"，病情自然缓解，而没有必要反复铲削，力图消除"骨刺"。

中医学认为，该病属于痹证的范畴，多以肾虚精亏、气血失和、筋脉失养为先决条件，复因风、寒、湿邪侵袭及外伤、劳损等致使气血阻滞而成。肾主骨，足少阴肾经"别走跟中"，而"太溪"穴为足少阴肾经输穴、原穴，故针刀独取一穴，效力专宏，有补肾益精、强筋壮骨之功。

总而言之，使用针刀疗法，标本兼治，近期效果明确，远期效果巩固，且操作简便、安全，值得临床特别是基层医院推广应用。

【来源】吴亚平．针刀钻孔松解治疗跟骨骨刺综合征 63 例 [J]．湖北中医杂志，2011（10）：65-66.

第六章
/
杂 病

哮　喘

一、王远庆经验

【病例】80 例患者，男性 37 例，平均年龄（35.18±10.56）岁；女性 43 例，平均年龄（36.37±9.68）岁。

【操作】

1. **体位**　患者取俯卧位，颈前屈，两手叠压置于前额下，暴露治疗部位。

2. **定点**　C3～T3 棘突旁筋结点；C6～C7 棘突旁点（相当于定喘穴）；C7 横突尖上方筋结点（相当于肩井穴）；C7 棘突下点（相当于大椎穴）；T5～T6 棘突旁筋结点；胸骨角中点（相当于华盖穴）；胸骨体中下 1/3 筋结点（相当于膻中穴）；第 1 肋间隙，前正中线旁开 4 寸点（相当于库房穴）；剑突结节点（相当于鸠尾穴）。

3. **操作**　医者左手拇指摸准局部筋结点，刀口线与身体纵轴平行，沿左手拇指指甲边缘进针 0.5～1cm，呈扇形切割 2～3 刀，当感觉到指下的痉挛结节缓解或消除时出针，用干棉球按压针孔 1 分钟即可。术后针孔敷创可贴。每隔 5 日治疗 1 次，2 次为 1 个疗程。

【疗效】80 例患者治疗 1～3 个疗程，基本痊愈 35 例，占 43.75%；显效 38 例，占 47.50%；有效 7 例，占 8.75%，无 1 例无效，总有效率 100.00%。

【讨论】支气管哮喘（简称哮喘）是特异性体质的人体对过敏原或其他非过敏因素所产生的一种支气管反应性过度增高的疾病，以支气管发生可逆性阻塞为特点。引起支气管哮喘的病因众多，有许多患者是因脊柱区带软组织损伤卡压或牵拉支配支气管的交感神经，导致其功能失调所致。针刀治疗该病源于针刀医学关于电生理线路系统的理论和关于脊柱区带病因病理学的新理论。针刀医学认为，颈下段和上胸段交感神经节因周围有关椎体的移位、软组织变性而受到牵拉、挤压，导致交感神经 β 受体功能低下，而迷走神经 M 受体功能相对亢进，二者之间信息传递出现动态平衡失调，是引起哮喘的根本原因。

超微针刀弓弦理论认为，人体脊柱的 4 个生理弯曲就像脊柱上的四把弓，弓前后方的肌肉软组织的痉挛程度或者说肌肉的收缩力直接影响生理曲度的改变，而生理曲度改变直接影响人体脊柱的平衡。"膜原是内脏的结缔组织支架"，而膈肌就是肺脏的膜原。所以膈肌的病理状态直接影响肺脏的功能，造成肺脏长期处于"高压状态"，引发肺脏疾病。松解膈肌胸骨部可直接解除膈肌和胸廓的紧张状态，缓解膈肌和胸廓对肺脏的压迫。

超微针刀立体松解术是建立在对诱发哮喘病的立体解剖的认识之上。它以超微针刀理论为指导，从空间结构上认知哮喘病，运用超微针刀浅筋膜立体松解术定点围绕肺脏做前后上下立体式松解，既缓解了脊源性疾病致病因素，又缓解了"膜原性"疾病对肺脏的影响，调节了"前浅层线上""前深层线上"的力学平衡，解除链条传导因素所致的"膜原"高压应力状态。

因此，超微针刀立体松解术在传统针刀脊柱区带病因病理学和超微针刀脊柱弓弦力学等理论的基础上，对哮喘较以往的认识（大多停留在颈椎病、胸椎关节紊乱等脊柱相关疾病上，治疗多注重脊柱后侧肌群的病变对肺脏的影响，忽略了前侧肌群拮抗作用对肺脏的影响）和治疗有了一定的提高，可谓"内外同调""阴阳兼顾"。

【来源】王远庆.超微针刀立体松解术治疗哮喘80例探析[J].中国中医急症，2014（11）：2117-2118.

二、王雁慧经验

【病例】11例患者。

【操作】

1.体位　患者取俯卧位。

2.定点　定喘、大椎、肺俞、风门、膏肓、脾俞、肾俞、足三里、丰隆。

3.操作　先背部，再腿部，对各穴进行常规消毒后，抽取2%～5%利多卡因10mL、地塞米松5mg配制溶液，每穴约注入0.5mL，深度以在皮下肌肉组织为宜。然后医者消毒双手，右手持已消毒的针刀，以拇指、食指捏持刀柄，使刀口压在相应穴位上，刀口线平行于肌束及血管、神经走行方向，左手舒张穴位局部皮肤，右手加压使针刀快速刺入皮下组织，再向各个方向平行切割3～5下即可出针。术后，以创可贴或消毒纱布覆盖固定。

注意：操作速度要快，以减轻疼痛。大椎穴所刺深度以不触及骨质为宜，余穴所刺深度均以常规针刺深度为宜，以患者出现较强的酸、麻、重、胀的得气感为好。术毕，再对每穴各进行30秒的按揉，力量以患者耐受为度。嘱患者3天内避免浸水，以防感染。本疗法1周2次，4次为1个疗程。

【疗效】痊愈2例，显效6例，好转3例。

【讨论】哮喘是一种以发作性喉中哮鸣、呼吸困难，甚则喘息不能平卧为主要临床表现的疾病。中医学认为，本病主要因痰饮伏肺而引发，病初在肺，属实性疾病。若反复发作，则致肺脾肾三脏俱虚，故治宜调理肺脾肾三脏为要。《素问·刺节论》说："迫脏刺背，背俞也。"说明背俞穴主治内脏疾患。脾为生痰之源，肺为贮痰之器，故取脾俞穴以健脾益气祛痰，治生痰之源，又取"培土生金"之义；取肺俞以调理肺脏功能，止哮平喘。肾为气之根，先天之本，故取肾俞以培元固本纳气、滋阴生津。3个背俞穴联用，标本兼顾，补虚泻实。定喘乃经外奇穴，是止哮平喘的经验效穴。丰隆为豁痰要穴。足三里为胃经合穴，"合治内腑"，既可健脾化痰，又能强身健体。大椎为三阳、督脉之会，既可泄阳经风热，又可补诸阳之虚。诸穴配伍，补虚泻实，攻补兼施，共奏滋阴健脾、益气祛痰、润肺止哮平喘之效。本疗法不仅可缓解哮喘发作时期的各种症状，而且降低了对环境等诱发因素的敏感性，减少了哮喘的发作频率，并增强了患者的体质，提高了机体抗病能力。

针刀疗法实则是以传统经络理论为指导。所谓"师古而不泥于古"，针刀有针刺之实，却有着强于针刺之疗效，其刺激量较传统针刺更强。

现代研究证明，应用针刀可以进行穴位局部减压，从而加强了其调整脏腑、疏通经络、行气活血的功效。辅以穴位封闭疗法及穴位按摩，更增强了针刀疗法的疗效。本疗法以费用低、危险性小、疗效可靠、操作方便、无需住院、不影响工作及生活等优点，受到患者青睐。

【来源】王雁慧，张伟全，彭雁.小针刀治疗过敏性哮喘举要[J].中国民间疗法，2004（10）：18-19.

三、林矛经验

【病例】156例患者，男性81例，女性75例；年龄最小20岁，最大77岁，平均53岁；病程最短1年，最长39年；每年发病最少3次，最多达数十次。

【操作】

1.**体位**　患者取俯卧位。

2.**定点**　第1组取定喘、肺俞，第2组取风门、肾俞，两组均取双侧穴位。

3.**操作**　常规消毒后用2%利多卡因2mL加注射用水4mL，混合后每穴分别注入1.5mL。局麻后将针刀快速直刺穴位，针刀尖方向斜向脊柱与表皮呈45°，深度1～1.5寸，针刀进入皮下组织提插切4刀，然后拔出针刀，按压针孔，用创可贴封贴。两组穴位交替选用，哮喘发作时每周治疗2次。哮喘停止发作，听诊哮鸣音消失后每周治疗1次，1个月为1个疗程，疗程间休息1周。治疗期间停用一切抗哮喘药物。在治疗过程中部分患者反映术后胸部紧憋感减轻，通气逐渐畅快，哮喘随之缓解。

【疗效】经治疗2～3个疗程后，基本痊愈37例，显效65例，有效39例，无效15

例，总有效率 90%。

【讨论】针刀疗法治疗支气管哮喘具有易于操作、患者无痛苦、穴位刺激量较大、得气时间维持长等优点，适合于不同年龄、不同病程的患者，是治疗该病一种较为理想的方法，值得推广应用。但由于开展治疗时间尚短，观察病例较少，有待于今后继续观察和总结，以提高疗效。

【来源】林矛.小针刀治疗支气管哮喘 156 例 [J].上海针灸杂志，1996（6）：15.

四、车兆勤经验

【病例】16 例患者，男性 6 例，女性 10 例；年龄最小 17 岁，最大 74 岁，平均 51 岁；病程最短 1 年 3 个月，最长 45 年；合并慢性支气管炎 4 例。

【操作】

1. 针刀治疗

（1）体位　患者取俯卧位，胸下垫薄枕。

（2）定点　在 C4 ~ T5 段依照针刀医学影像学读片方法 X 光提示椎体移位的相应节段，在移位椎体的上下棘突间及旁开 1 ~ 1.5 寸两处分别定点。

（3）操作　常规消毒，铺无菌洞巾，按照针刀四步操作规程，将针刀刺入达棘间韧带、椎间关节囊、肋横关节囊、软组织异常改变处，并施切割剥离、疏通手法后出针。创可贴封贴针孔，7 天 1 次，3 次为 1 个疗程。

2. 手法治疗

依据针刀医学的手法学，对移位的椎体进行手法整复，颈椎移位用颈椎整复手法，胸椎移位用胸椎整复手法。

【疗效】经治疗 1 ~ 3 个疗程后，基本痊愈 7 例，显效 7 例，好转 2 例，无一例无效者，总有效率 100%。

【讨论】针刀治疗该病源于针刀医学关于电生理线路系统的理论和关于脊柱区带病因病理学的新理论。针刀医学认为，主要支配肺脏功能活动的是迷走神经和从胸髓（T1 ~ T5）侧角发出的交感神经，由于有关椎体的移位，软组织损伤变性而受到牵拉、挤压，导致去神经敏感性（一个自主效应器被去除神经后，将对化学物质的敏感性增加，称去神经敏感性），最终致使交感神经 β 受体功能低下，由于电生理线路的电流量增强而导致迷走神经 M 受体功能亢进是引起哮喘的根本原因。针刀直达病所，使损伤变性的软组织重新获得动态平衡，使移位的椎体得以整复，最终使支配肺脏功能活动的迷走神经和交感神经的功能恢复，保持 MAP（环磷酸腺苷）和 MGP（环磷酸鸟苷）的相对平衡，以维持支气管平滑肌的正常张力。

【来源】车兆勤，刘运法，付敏.针刀治疗脊柱源性支气管哮喘 16 例体会 [A].中华中医药学会针刀医学分会.中华中医药学会针刀医学分会 2007 年度学术年会论文集

[C]. 中华中医药学会针刀医学分会，2007：2.

颈－心综合征

一、柳东星经验

【病例】38 例患者，全部为女性；年龄 27 ~ 60 岁；病程 1 ~ 10 年；误诊为病毒性心肌炎 2 例，冠心病 36 例。

【操作】

1. **体位** 患者取坐位，低头两臂抱头伏在桌上枕头中，医者站在患者背后。

2. **定点** 颈肩部痛点。

3. **操作** 常规消毒，在肩部痛点做针刀术时，刀口线一定要达到肩胛骨冈上窝，避免刺入肺尖，用针刀进行切割、剥离松解、疏通经络，患者会出现酸痛麻感，往往传导至左侧胸部针刀感越强，疗效越好。术后每个针口注入 1% 利多卡因、维生素 B_{12}、地塞米松混合液 1mL，敷创可贴，结合手法复位。术后嘱患者做颈部功能锻炼，特别是左右转动，每日 2 ~ 3 次，每次 20 ~ 30 转。针刀术每隔 7 日 1 次。

【疗效】有的患者经针刀术治疗后，1 次即有效，2 ~ 3 次治愈。经 2 次治愈 30 例，3 次治愈 8 例，治愈率 100%。心电图两周后恢复正常。随访时间 1 ~ 2 年，均未复发。

【讨论】心血管系统的神经丝是由交感神经干的 C2 ~ T5 节段发出的交感神经纤维及迷走神经分支一起组成的，支配心血管的舒缩功能。颈上、颈中、颈下支交感神经节发出的心支，参与形成心深丛及心浅丛，分布于窦房结及房室结，并随冠状动脉分布至心肌。颈椎病时，由于椎间盘突出，微小关节移位，骨赘增生，颈、肩、背部周围软组织损伤，发生粘连、瘢痕、挛缩的病理改变，使颈交感神经受到压迫和慢性刺激。椎动脉周围交感神经的机械刺激加速神经兴奋，导致心血管调节中枢缺血而出现头晕、头痛、上肢麻木、心慌、胸闷、心前区疼痛，检查可发现心律失常、心电图出现 ST-T 改变。动物实验亦证实，颈椎和胸椎第 1 ~ 5 关节错位时心电图均不正常。患者多在长期过久的低头工作，或高枕睡眠，或长期靠床头看书与看电视头部姿势不当等情况下发生。本研究中误诊率 100%，主要原因是对本病认识不足，诊断不清造成的。由于本病所出现的心脏方面症状及心电图改变，并非因心脏本身器质性病变所致，故按心脏病治疗无效。而针对颈椎病改用针刀术治疗，通过针刀切割、剥离、松解疏通颈、肩、背部软组织的粘连、瘢痕、挛缩的病理改变，结合手法复位，使颈椎生物力学的动态平衡失调得以恢复，周围微循环改善，而心脏的临床症状及心电图改变亦很快好转与恢复，这是其他疗法所不能比的。

本病临床命名有"类冠心病""颈－胸综合征"等，因本病心脏无器质性病变，故命名为"颈－心综合征"较妥。凡临床具有心脏症状及心电图ST-T改变，有颈椎病和（或）颈、肩、背部软组织损伤的患者，按心脏病长期用药治疗无效时，应考虑本病存在的可能，应及时进行颈部检查，颈椎X线、CT或MRI摄片以确诊。针刀疗法是非常有效的治疗方法，应首先选择。值得注意的是，临床上确有一部分颈椎病患者，冠状动脉有病变和临床症状，亦有慢性冠状动脉供血不足的心电图改变，经针刀术治疗后，颈椎病治愈，冠心病症状好转，心电图亦改善，值得临床进一步研究。

【来源】柳东星，王福玲.针刀术治疗颈-心综合征38例临床分析 [A].中国中医药学会针刀医学会.首届国际针刀医学学术交流会论文集 [C].中国中医药学会针刀医学会，1999：2.

二、金瑛经验

【病例】38例患者，男性6例，女性32例；年龄25～72岁；病程1～15年；误诊为病毒性心肌炎3例，冠心病35例。

【操作】

1. 针刀治疗

（1）体位　患者取俯卧位，垫胸使头颈呈前屈位，充分暴露项部。

（2）定点　在颈、肩、背胸椎病变节段痛点定位，依病变程度不同，一次定4～6点，用甲紫标记。

（3）操作　医者戴口罩与无菌手套，碘酒消毒，刀口线与脊柱纵轴平行，松解颈椎棘突、椎板、椎弓，横突间韧带和横突间肌，针刀紧贴骨面，进行纵向切割，横向剥离，松解剥离应充分，松解切开椎板间、椎弓间、横突及棘突间的椎间软组织、椎间关节囊和关节突关节囊，使粘连、瘢痕、挛缩的软组织充分松解。在肩部及肩胛骨内上角松解时，针刀一定要到达骨面，避免针刀刺入肺尖及胸腔造成气胸。在T3～T6两侧痛点做针刀松解术时，针刀到达椎体骨面或肋椎关节有酸胀痛感处，一般患者反应较强烈，进行切割与剥离3～4刀。术毕，压迫止血片刻，敷创可贴。

2. 手法治疗

龙氏正骨术　①先松弛颈背部软组织。②根据颈、胸错位类型分别选用低头摇正法、侧头摇正法、侧向扳按法、牵引下正骨法。胸椎错位选用俯卧位双向分压法、旋转分压法、俯卧冲压法、坐位扳肩膝顶复位法（具体参照钟士元《脊柱相关疾病治疗学》）。

针刀松解术每7天1次，4次为1个疗程；龙氏正骨法每周2次，每次间歇2～3天。

【疗效】经2次治愈10例，经4次治愈28例，随访1年来未见复发。

【讨论】颈 - 心综合征是颈源性疾病，属脊柱相关性疾病范畴，其发病原因较复杂。一般认为颈上交感神经节段位于 C1 ～ C2 或 C3 ～ C4 横突水平，颈中交感神经节段位于 C5 ～ C6 横突水平，颈中间交感神经节段位于 C6 横突水平，颈下交感神经节段位于 C7 横突水平。心律失常除因心脏器质性病变引起者外，有很多是由自主神经功能紊乱所致。当 C2 ～ C3 椎间关节混合式错位后，刺激或压迫颈上交感节，易发生阵发性室上性心动过速。C5 ～ C7 椎间关节及钩椎关节错位可因颈中交感节和颈动脉窦受损而引起心动过缓。T3 ～ T5 左右旋转式或合并前后滑脱式错位，易因胸交感节前纤维受损而出现期前收缩（房性或室性）。C7 ～ T3 椎间关节错位，可因星状神经节及 T1 ～ T3 交感节前纤维受损而发生心房颤动。当颈椎病变时压迫或慢性牵拉刺激其前面的颈交感神经节，使其发生的心神经兴奋性增高，冠状动脉收缩缺血，即可导致心前区疼痛、气短、心律失常、心电图 ST-T 改变。由于临床医生又多忽视病史采集和详细全面检查，胸闷、心悸过于依赖仪器等辅助检查，故极易造成误诊。

针刀松解术能切开颈、肩、背部的软组织，疏通经络，通行气血，调整颈、肩、背部的动态平衡与力平衡失调，改善周围微循环。龙氏正骨术能使错位的关节复位，配用理筋手法能使"筋出槽"软组织放松复位。结合人体的自身调控和修复能力，心脏病的症状及心电图改变很快得以恢复，此疗法值得临床进一步推广与应用。

【来源】金瑛，陈志珍 . 针刀松解术结合龙氏正骨术治疗颈 - 心综合征 [A]. 浙江省针灸学会、浙江省重中之重学科（针灸推拿学）.2011 浙江省针灸学会年会暨学术交流会论文汇编 [C]. 浙江省针灸学会、浙江省重中之重学科（针灸推拿学），2011：3.

慢性咽炎

一、王巧云经验

【病例】16 例患者，男性 7 例，女性 9 例；年龄 16 ～ 46 岁，平均 27 岁；病程 8 个月至 9 年，平均 3 ～ 6 个月；扁桃体Ⅱ度肥大 3 例，Ⅲ度肥大 5 例，慢性咽炎合并扁桃体肥大 5 例，单纯慢性咽炎 3 例；住院 1 例，门诊 15 例。

【操作】

1. 体位　患者取端坐位，生理盐水漱口，头稍仰尽力张口，用 1‰苯扎溴铵消毒口腔。助手立于背后用双手固定其头部，医者立于患者左前方。

2. 定点　咽后壁和扁桃体。

3. 操作　医者戴消毒手套，左手持压舌板将舌面尽量压平，压住患者舌根部，令患者发"啊"音，充分暴露咽腔及扁桃体，右手持 10mL 注射器，安装 5 号牙科针头，吸取 1%

利多卡因 4mL，维生素 B$_{12}$ 注射液 0.5mg，以咽部悬雍垂为中心分别在腭弓两侧及扁桃体高突处注射，左右两侧扁桃体及腭弓各注射 1 ~ 2 点，每点注射 1mL。然后医者持 I 型 2 号针刀对上述各点直刺 0.5cm，每处纵横疏通剥离 2 ~ 3 下，对侧治疗相同。咽后壁滤泡用针刀点刺，深度为 0.3cm 左右，出血即可。化脓性扁桃体炎可用针刀对准化脓点直刺 0.5 ~ 0.8cm，并将脓栓剥离干净。术毕用生理盐水漱口 2 ~ 3 次，待自然止血。术后口服乙酰螺旋霉素 0.2g，每天 3 次，连用 3 天，预防感染。术后 1 周，未愈者可做第 2 次治疗，1 个疗程 1 ~ 3 次，最多 3 个疗程。

【疗效】经 1 个疗程治疗后，治愈 13 例（81.1%），显效 2 例（12.5%），好转 1 例（7.4%），总有效率 100%。

【讨论】慢性咽炎与扁桃体炎均有反复急性发作史，或继发于某些急性传染病如流感等。四川地区潮湿，喜食麻辣烫、烧烤烟熏食品，故发病率很高。虽有多种中西药治疗方法，但难以根治。针刀点刺腭咽弓、咽后壁滤泡，直刺扁桃体化脓部位，使局部出血减压而达到通经活络、活血止痛之效果，改善局部循环，迅速减轻和消除临床症状。此法避免了切除扁桃体的痛苦，保留扁桃体对机体有防御和保护作用。总之，针刀治疗此类疾病，疗程短，见效快，经济实用，值得推广。

【来源】王巧云，黄乃峰，周晓莉，等 . 小针刀治疗慢性咽炎与扁桃体炎 16 例 [J]. 人民军医，2003（7）：407-408.

二、胡金秀经验

【病例】42 例患者，男性 18 例，女性 24 例；年龄 15 ~ 60 岁；病程均在 7 天之内。

【操作】

1. **体位** 患者取坐位，张口，医者用压舌板压定其舌头，暴露口咽部。

2. **定点** 红肿的咽窍患部。

3. **操作** 医者持 5 寸长毫针对准红肿之咽窍患部直刺，先刺肿大最高处，然后围绕其周围刺，咽侧束每侧刺 2 下，淋巴滤泡每个刺 1 下；咽侧束直刺 1mm，淋巴滤泡直刺 1mm，微出血即可。每天 1 次，5 次为 1 个疗程。

【疗效】治愈 33 例，占 78.6%；显效 6 例，占 14.3%；好转 3 例，占 7.1%。总有效率 100%，未见不良反应。

【讨论】咽喉急症统属中医风热喉痹范畴，多因风火邪毒郁闭咽喉所致，理应宣散邪毒，但《医学入门》明确指出："咽疮忌汗，最不误人，唯砭针出血，即汗之之义也。血出，多可愈。"《儒门事亲》曰："大抵治喉痹用针出血最为上策。"《外科发挥》曰："治喉痹，以刺患处，出血最效，否则不救。针少商亦可，不若刺患处。"故咽喉急症以患部刺营放血最为重要，有通经活络、行血化瘀、宣泄热毒、散结消肿、祛邪安正的作用，能迅速消除咽喉肿闭。

西医学研究表明，放血可促进人体新陈代谢，刺激骨髓造血功能，使血循环中的幼红细胞增多，并增强其代谢活性。其次，刺营放血可发挥神经体液的调节功能，改善微循环，排出血液中的毒害物质，提高机体免疫功能，从而起到治疗作用。可见，针刺患部有增强宣泄瘀毒、消肿开闭的作用，而且动物实验研究证实，针刺对细菌性和病毒性引起的炎症和发热均有较好的抗炎和退热作用。刺营微创疗法安全、实用、价廉，操作简便，不需麻醉，无痛苦，无副作用，值得在临床上进一步推广。

【来源】胡金秀，陶波，谢强.针刀刺营微创疗法治疗急性咽炎42例[J].针灸临床杂志，2008（11）：18.

三、周荣珍经验

【病例】43例患者，男性23例，女性20例；年龄20～55岁，平均（39.23±4.25）岁；病程1～12年，平均（6.35±2.45）年。

【操作】

1.体位　患者取俯卧位，胸部下垫枕。

2.定点　在第3、第5横突及胸背的压痛、硬结、敏感反应点等处定点。

3.操作　常规消毒，铺巾，用2%利多卡因液实施局麻，医者持Ⅰ型4号针刀，刀口线与人体纵轴平行，垂直皮肤刺入，在骨刺点切开做纵向疏通剥离，在其他点做切开剥离手法。术后用创可贴保护针孔。术后用揉、捏、推、按、点穴等手法充分放松背部肌肉、韧带，以松解粘连。每周治疗1次，连续6次。

【疗效】治愈21例（48.83%），显效15例（34.88%），有效6例（13.95%），无效1例（1.88%），总有效率97.67%。无1例患者出现不良反应。

【讨论】中医学认为，慢性咽炎属喉痹、梅核气范畴，概因治疗未彻底或温热病后余邪未清或食辛辣致肺肾阴虚，虚火上炎，灼伤咽喉所致气血凝滞。

西医学认为，慢性咽炎是咽部黏膜、黏膜下及其淋巴组织的慢性炎症，病因主要包括急性咽炎反复发作、长期鼻咽部慢性炎症刺激、长期理化因素刺激等。针刀治疗慢性咽炎，通过对第3、5横突及胸背的压痛、硬结、敏感反应点等实施刺激，调节局部电流量，促进相应组织功能障碍的恢复，从而达到治疗疾病的目的。

针刀疗法是典型的中西医结合疗法，既有针刺的作用，又有手术刀切开或剥离的作用，应用针刀治疗慢性咽炎，效果理想，副作用少，省时又省钱，易为基层群众接受，值得推广。

【来源】周荣珍，张磊昌，王宝安.针刀治疗慢性咽炎43例[J].针灸临床杂志，2011（7）：18-19.

四、陈平经验

【病例】80 例患者，男性 45 例，女性 35 例；年龄最小 15 岁，最大 65 岁，平均 40 岁；病程 2 ~ 15 年，平均 8.5 年；辨证分型：阴虚火炎证 35 例，肺脾气虚证 15 例，痰热证 20 例，痰瘀互阻证 10 例。

【操作】

1. 体位 患者取仰卧位，充分暴露施术部位。

2. 定点 选择胸骨舌骨肌左右胸骨锁骨端的敏感压痛点。

3. 操作 局部常规消毒麻醉，医者持针刀沿上述定点加压刺入，刀口线与胸骨舌骨肌的走行方向保持一致，纵向疏通切割剥离 3 ~ 4 下，然后用干棉球压住针孔即刻出针，最后用无菌胶贴贴住。症状改善不明显者，10 天后进行第 2 次治疗。

【疗效】治愈 75 例（占 93.75%），有效 4 例（占 5.00%），无效 1 例（占 1.25%），总有效率 98.75%。其中 62 例治疗 1 次，18 例治疗 2 次。

【讨论】慢性咽炎是常见病、多发病，治疗方法很多，也有一定的效果，但大多数都以局部治疗为主，这在一定程度上给患者带来了很大的痛苦，且疗效不尽人意。采用针刀在病变远部选择胸骨舌骨肌左右胸骨锁骨端进行松解，治疗慢性咽炎痛苦小，疗效明显。

胸骨舌骨肌为薄片带状肌，位于颈部正中线的两侧，起于胸骨锁骨端，止于舌骨，是上气道扩张肌群中的重要组成部分之一，其主要作用是向下牵拉舌骨，使舌体下降而扩大咽腔。针刀治疗慢性咽炎的机理有以下两个方面：其一，胸骨舌骨肌虽属骨骼肌但又不同于一般的骨骼肌，与躯体骨骼肌相比，其特点是肌纤维含量少，肌肉含 2 型纤维的比例低，毛细血管及血液供应丰富，氧化肌纤维成分高，收缩迅速，易发生肌疲劳。持续性收缩、长期咽部炎症会导致上气道的通气功能障碍，从而反射性地加强胸骨舌骨肌的收缩力，以有效抵制吸气时气道负压和气道周围组织所产生的塌陷力，维持气道的开放。这就导致胸骨舌骨肌中 1 型纤维和 2 型纤维比例失调，加重了胸骨舌骨肌的疲劳度。反复疲劳易导致肌纤维水肿、渗出，从而发生粘连、无菌性炎症等。针刀对胸骨舌骨肌左右胸骨锁骨端的纵向疏通切割而剥离粘连，消除无菌性炎症，恢复胸骨舌骨肌的正常生理功能，加强呼吸道的气体交换，促进病变组织的愈合。其二，朱汉章教授提出，电生理线路系统是一个生理系统，与人类的疾病密切相关。他认为，电生理线路系统的线路是电路，会出现以下几个方面的故障：第 1 是短路，会引起局部温度增高，局部新陈代谢的功能被破坏，组织器官功能遭到破坏，同时由于人体的自我调节功能，为了抵御这种损伤和破坏，会出现细胞的异常增生等，出现种种病理变化。第 2 是断路，会引起该线路所辖器官功能的严重减退，并因此引起一连串并发症。第 3 是电流量的不正常减少，流速的不正常减慢，会引起有关脏腑功能减退，如果不能自我调节，则引起顽固的慢性病。第 4 是电流量的不正常增加和流速的不正常增快，会引起有关脏腑功能的亢进，如果不能得到自我纠正，会引起严重疾病。第 5 是电生理系统的不正常放电，如果得不到自我纠正，会引起人精神方面的疾病。针刀通过对胸骨舌骨肌左右胸骨锁骨端的松解，调节局部电流量，促进相应组织功能障碍的恢复，从而达到治疗慢性咽炎的目的。该疗法是一种闭合性手术疗法，在治疗慢性咽炎中具有安全、方便、省时、省钱、痛苦小、术后反应轻、无并发症等优点，深受广大患者的欢迎。因此，针刀治疗慢性咽炎是一种途径新颖、方法独特、前景可观的有效方法。

【来源】陈平，王海东 . 针刀治疗慢性咽炎 80 例 [J]. 甘肃中医，2008（12）：25-26.

鼻 炎

一、肖德华经验

【病例】

例 1：患者，男，43 岁。2001 年 12 月就诊。鼻流清涕、打喷嚏 5 年余，每遇寒凉时加重。查体：C2 棘突左偏，棘突左侧伴有压痛（+），左枕鳞压痛（+），没有辅助检查。

例 2：患者，男，47 岁。2000 年 12 月 20 日就诊。患者主述：晨起喷嚏不断，继之流清涕如水滴，患病 5 余年，近 3 年病情加重。现病史：8 年前始觉鼻内不适，5 年前症状明显，晨起喷嚏不断，3 年前症状明显加重，晨起不论几时，先是喷嚏，继之流清涕。多次就医，无功而返。查体：C2 棘突两侧、枕鳞部压痛明显。诊断：过敏性鼻炎。

【操作】

1. 体位　一般采用自制高靠背椅反坐、美国产脊椎专用椅，或俯卧位、屈颈位。患者额头放到经改装后的高靠背椅的椅背平台上，使颈部充分暴露，女性长发患者需用发卡把头发卡到头顶上以防头发遮挡视野。

2. 定点

（1）枕部　一般在枕外隆凸旁开 1.5 ~ 4cm 之间，浅层为斜方肌、头半棘肌，深层为头后小直肌，头后大直肌、头上斜肌的止点。在上述范围内常可触摸到压痛、结节、条索等阳性反应点，有的患者只有压硬感。

（2）颈部　在 C2 棘突两侧，一般棘突两侧治疗点在后正中线旁开 1.5 ~ 2cm。

（3）肩部　肩胛内上角。

（4）鼻部　双内眼角至鼻骨末端连线的中点，用指从鼻根向鼻尖方向滑行至软硬结合部即为鼻骨末端。该部位皮下即是骨膜组织，按压该部位时患者有舒适感。

3. 操作

（1）枕部　刀口线与人体纵轴平行，针刀体与颈部皮肤约呈 30°，刺向颅底枕鳞部（上、下项线间的中内 2/3 部为多）。颅底不是一致的，如胖瘦、个体发育不同、颅底角度的不同，故进针刀角度和深度也不相同，初学者应摸索进针。

（2）颈部　刀口线与人体纵轴平行，针刀体与后正中矢状面约呈 45°。C2 棘突多有偏歪，针刀治疗时应根据 C2 棘突具体情况综合分析，C2 棘突是力的交会点，棘突两侧是头后大直肌及头下斜肌的起点，棘突分叉部是颈半棘的附着点，这个部位掌握好能够治疗颈椎病及头、面、五官病症，乃至某些疑难病症。

（3）肩部　刀口线与人体颈部纵轴约呈 45°，针刀体与刺入部位皮肤垂直。注意：此部位原则上针刀操作应不离开骨面，因肩胛提肌深面有颈横动脉经过。

（4）鼻部　向对侧鼻翼方向斜刺，刺入时针刺方向只有向下才有意义。进针至骨面刺激即可，以出眼泪或眼内湿润为佳。

【疗效】

例1：3 天治疗 2 次，首次治疗时，当针刀刺到 C2 棘突左侧时，患者自感有一条线直接穿至左鼻孔，顿感鼻子轻松舒适。2005 年 8 月再次见到患者已痊愈。

例2：2000 年 12 月 20 日 ~ 2001 年 1 月 18 日共计治疗 4 次，症状基本消失。

【讨论】过敏性鼻炎是临床常见病、多发病、疑难病，一般认为与过敏性体质、吸入敏感物质或粉尘气体等刺激有关。针刀医学认为，多数过敏性鼻炎是颈枕部软组织创伤或劳损使其肌肉、筋膜、腱膜、韧带等软组织损伤，致颈椎失稳、软组织动态平衡失调、病变部位组织高度敏感而导致的。

从解剖生理学来看，鼻部血管舒缩功能由自主神经支配，交感神经来自颈内动脉上的交感神经丛及岩深神经；副交感神经来自面神经分支岩浅大神经，两者合成翼管神经至蝶腭神经节，节后分出鼻后上神经分布于中鼻甲以上鼻腔外侧后部、后筛窦、蝶窦、鼻顶及中隔；腭神经穿翼腭管分布于中鼻道、下鼻甲及下鼻道。颈上交感神经节是颈部最大的交感神经节，长 15 ~ 55mm，上极达颅底，由深筋膜附着于 C1 ~ C4（C2 ~ C3 为主）横突前方，与横突间隔有颈长肌及筋膜。颈内动脉丛起于颈上节的上端，是颈上节的最大分支，随动脉走行而同时分布于各器官。迷走神经头部分支与颈上交感节有交通支，位于颈上节与颈静脉神经节之间。另一交通支与 C1 ~ C2 神经发出一小支至结状神经节，经血管的神经包括传入神经和传出神经。传出神经有血管收缩和舒张纤维，收缩纤维属交感神经，舒张纤维包括交感神经和副交感神经；传入纤维是脑、脊神经节发出的纤维，混合于脑、脊神经或自主神经的分支中，随之到达血管。当上位颈椎（C1 ~ C4）周围的肌肉、筋膜、腱膜、韧带等软组织，由于急性损伤或慢性劳损发生上段颈椎错位时，即可导致颈枕部软组织动态平衡失调。肌肉、筋膜等软组织损伤有一个特点，往往不被临床所重视，那就是损伤所致的"台布效应"，即在一点施力（损伤点）可以引起施力（损伤点）远端筋膜等组织的牵拉。也就是说，此处肌肉筋膜等软组织损伤，引起彼处的筋膜等组织受到牵拉，从而使非损伤部位的神经、血管遭受牵拉或卡压，极易牵张或因肌肉、筋膜、腱膜、韧带的紧张而压迫伤及颈上交感节或颅底（茎乳孔）的软组织，引起交感神经纤维或副交感神经纤维的刺激或压迫而出现物理刺激性的神经兴奋或抑制，使所支配的器官功能发生障碍。若这种物理性刺激未能及时消除，关节错位的创伤将引起创伤性炎症，形成无菌性炎症水肿，此时神经受继发性炎症的影响，将持续较长时间的功能失调。不少上位颈椎失稳患者伴发过敏性病症，尤以过敏性鼻炎多见。当其损伤的肌肉、筋膜、腱膜、韧带等软组织损伤得以治愈，颈椎失稳得以调整，颈部软组织动态平衡得以恢复后，过敏性鼻炎亦随之而愈。

【来源】肖德华. 针刀颈部治疗过敏性鼻炎 [J]. 中国民间疗法，2010（5）：9-10.

二、彭杰经验

【病例】58 例患者，男性 26 例，女性 32 例；年龄 15～72 岁；病程 2 个月至 29 年。

【操作】

1. 体位　患者取俯卧位。

2. 定点　按临床症状反应的病变压痛点并结合 X 线片提示的病变椎体进行定点，用 1% 甲紫做标记。

3. 操作　对颈部各病变压痛点进行常规消毒后，医者左手拇指抵按病变压痛点，右手持针刀按针刀四步操作规程对病变压痛点进行切割、剥离、松解，出针后不要对针孔进行压迫止血，集中对各针孔部位拔罐（采用抽气式拔罐器），留罐 10 分钟后取下，用纱布擦去拔出的瘀血，常规消毒后贴上创可贴。然后对患者颈部错位的椎体按手触感及 X 线片提示的相关节段错位方向、程度，用手法进一步复位。治疗期间禁食辛辣、生冷等刺激性食物。每 5 天治疗 1 次，3 次为 1 个疗程，一般治疗 1～3 个疗程。

【疗效】治疗 1 个疗程 19 例，2 个疗程 26 例，3 个疗程 13 例。治愈 49 例，显效 7 例，好转 2 例，总有效率 100%。

【讨论】过敏性鼻炎患者除颈部椎体有错位外，还普遍伴有颈部肌群的软组织损伤。椎体错位常发生在 C2～C3，也有的发生在 C6～C7，有时也伴有其他椎体节段错位，其中多数是旋转移位，X 线片可见双凸双边征。

针刀医学认为，过敏性鼻炎由于颈部软组织损伤及颈部椎体错位导致颈部自主神经传导异常、代谢失调而引起。针刀通过纠正颈部椎体错位和松解颈部损伤的软组织，解除对自主神经的牵拉和挤压，恢复自主神经传导功能和代谢平衡，达到治疗本病之目的。针刀松解出针后，对各针孔部位进行拔罐，其目的是排出病变部位的瘀血，消除无菌性炎症，促进颈部血液循环，改善体液代谢功能，疏通经络，畅通气血，兼能祛风散寒除湿，通则不痛。针刀松解加拔罐疏通并予手法复位，三位一体，有机结合，相互促进，能充分纠正颈部椎体的生物力学平衡和充分恢复体液的生物化学平衡，达到标本兼治。本法治疗过敏性鼻炎见效快，疗程短，治愈率高，值得临床推广应用。

【来源】彭杰.三位一体疗法治疗过敏性鼻炎体会[J].现代中西医结合杂志，2006（4）：498.

三、周志华经验

【病例】100例患者，男性46例，女性54例；平均年龄（35±3）岁；病程（36±3）天。

【操作】

1. **体位** 患者取俯卧位。

2. **定点** 双侧肺俞穴。

3. **操作** 地塞米松磷酸钠注射液5mg（1mL）＋胸腺肽粉针1.6mg＋0.9％生理盐水1mL＋2％利多卡因注射液2mL，合计4mL混合液，每个肺俞穴注入2mL；然后用Ⅰ型针刀，与脊柱呈45°刺入，按局部病理变化，选用纵向剥离、横向疏通及切、割、铲、削等不同方法，直到将肺俞穴处粘连松解，瘢痕刮除，痉挛缓解，完成后即可出针，压迫针孔5分钟后外敷创可贴。

【疗效】治愈率69.0％，总有效率97.0％。

【讨论】中医学认为，本病由肺气虚，肌表不固，腠理疏松，风寒等外邪乘虚而入，犯及肺窍，邪正相搏，津液停聚，鼻窍壅塞，遂致喷嚏、流涕等症。针刀医学认为，过敏性鼻炎的病因是鼻腔内有损伤（可为炎症性损伤），鼻窦附近有微循环障碍。过敏性鼻炎的治愈率很低，大多数疗法只能缓解症状。正因如此，本病往往反复发作，迁延难愈，给患者的心身健康造成明显危害。

采用水针和针刀结合的方法治疗过敏性鼻炎，既能减轻针刀操作时造成的疼痛，又能消除局部炎症，减轻针刀治疗后的炎性渗出，使针刀松解更加安全彻底，患者更易于接受；且水针中使用的胸腺肽具有提高机体免疫功能、降低机体对变应原敏感性的作用。临床统计资料表明，水针刀疗法用于过敏性鼻炎的治疗，能提高治愈率和总有效率，疗效明显优于电针。

【来源】周志华，李永堂，吴洲红，等.水针刀与电针肺俞穴治疗过敏性鼻炎对照研究[J].上海针灸杂志，2010（1）：19-20.

四、谢中灵经验

【病例】76例患者，男性30例，女性46例；年龄最小16岁，最大72岁；病程最短半年，最长 25 年。

【操作】

1. **体位** 患者取俯卧位。

2. **定点** 定喘穴。

3. **操作** 常规消毒，医者持针刀快速直刺穴位进入皮下，刀刃方向斜向脊柱，与表皮呈 60°，深度 1 寸左右，沿着肌纤维方向纵向提插切割 3 ~ 5 刀，患者局部有明显酸胀感后出针。再将 2% 利多卡因 2mL，确炎舒松 A 20mg 分别注入两侧的定喘穴，用创可贴封贴针孔，每周 1 次。

【疗效】痊愈 40 例（经 1 次治愈 12 例，2 次治愈 21 例，3 次治愈 7 例），占 52.7%；有效 34 例，占 44.7%；无效 2 例，占 2.6%。总有效率 97.4%。

【讨论】过敏性鼻炎又称变态反应性鼻炎，属中医鼻鼽范畴。鼻为肺之外窍，肺气通于鼻，肺气不足，卫外不固，风寒袭肺，肺气失宣，邪客于清窍而发病。定喘穴是治疗肺系疾患常用有效的经外奇穴，针刀松解定喘穴，针刺感应强，有疏通经络、调和气血、宣肺通窍、调畅气机之效，加用穴位注射利多卡因、确炎舒松，得气时间长，有抗过敏、消炎、增强人体免疫力之功。两者配合，有明显抗变态反应及加强机体抗病能力的效能。本法取穴少，方法简单，无副作用，疗效可靠，值得推广应用。

【来源】谢中灵 . 定喘穴针刀配合穴位注射治疗过敏性鼻炎 76 例 [J]. 中国针灸，2002（1）：41.

耳 鸣

一、王海东经验

【病例】40 例患者。

【操作】

1. **体位** 患者取俯卧位。

2. **定点** 下项线中内 1/3（头上斜肌、头后大直肌附着点）左右各 1 点、枢椎棘突（头后大小直肌、头下斜肌附着点）1 ~ 2 点，共 3 ~ 4 点。

3. **操作** 备皮，皮肤常规消毒，戴手套，铺无菌巾。麻醉药物应用 2% 利多卡因，在进针点处每点采用退出式麻醉法注射 0.3 ~ 0.6mL。用针刀在上述定点处刀口线与身体纵轴平行进行松解，采用"针刀逐层切刺法"进行操作。术后嘱患者休息 2 小时观察病情，无不适后方能离开。每周治疗 1 次，连续治疗 3 次。疗程结束后随访 1 个月。治疗期间，停止其他治疗方法。

【疗效】治疗前各项血流参数值无显著性差异（$P > 0.05$）；治疗前后比较，VS、VD 及 VM 值极显著上升（$P < 0.01$），PI 及 RI 值极显著下降（$P < 0.01$）。治疗后血流参数值均有所改善。

【讨论】耳鸣是听觉紊乱现象，病因较复杂，特别是颈椎急慢性损伤所致的耳鸣，易误诊，向患侧侧卧或扭头时加重是其共同特点。有学者认为，第 5 颈椎的横突孔距离椎体较近，该处容易发生钩椎关节增生而压迫椎动脉。也有学者认为，由于前述的颈椎关节解剖变异，刺激或压迫了耳大神经和颈上交感神经节致所支配的内耳感觉异常。另有报道认为，刺激或压迫了颈部交感神经或椎动脉，发生椎 – 基底动脉系统供血不足或迷路动脉血管反射性痉挛，致内耳血循环急慢性障碍而引起耳鸣和耳聋。针刀通过松解软组织，解除粘连痉缩等病理变化，解除异常高应力，从而改善局部循环，清除颈部肌肉紧张，解除对神经、血管的刺激与压迫，减轻对颈交感神经的刺激或压迫，减轻或解除椎动脉痉挛，改善内耳供血。

【来源】王海东，李伟青 . 针刀松解枕下三角治疗颈源性耳鸣的疗效观察 [J]. 中国社区医师（医学专业），2010（19）：130.

二、李石良经验

【病例】患者女，53 岁，2006 年 8 月 4 日初诊。主诉双侧耳鸣伴轻度听力下降 2 年。耳鸣为复调、持续存在伴有双耳堵闷感。诉在任何环境中均能听到耳鸣，并且影响睡眠，注意力不集中，对工作生活有轻度干扰，伴有头晕、右上臂及手指麻木、疼痛。耳鸣问卷评分为 29 分。后枕部双侧下项线压痛（＋），C2 棘突两侧压痛（＋）。颈椎 X 光片示：寰齿间距不等，C2 棘突向右侧旋转移位；颈椎曲度消失；C3 ～ C7 双边影；骨质增生等。颈椎 CT 加三维重建显示：寰齿间距不等，左寰齿间距 0.3mm，右寰齿间距 0.5mm。C2 棘突向右侧旋转移位。

【操作】

1. **体位**　患者取俯卧位。

2. **定点**　在后枕部寻找压痛点，位于双侧下项线及 C2 棘突两侧。

3. **操作**　常规消毒，铺无菌洞巾，局部麻醉。以 4 号针刀在定点处行点状切割及纵向剥离。术后以两点一面颈椎复位法施行 C2 椎体复位术，施行手法时可感到 C2 棘突松动。

【疗效】术后立即行颈椎三维重建复查，复查结果如下：双侧寰齿间距恢复等距。C2 棘突恢复后正中位。术后颈围固定。患者自觉手术过程中耳鸣及双耳堵闷感消失，术后未再出现头晕，随访 1 个月未复发。

【讨论】C2 棘突偏歪可能造成椎动脉刺激，椎动脉交感神经丛兴奋，椎动脉痉挛。寰枢椎三维重建检查证实，寰齿间距不等确与 C2 棘突的旋转移位有关。内耳的血液供应来自细小的内耳动脉，又名迷路动脉、内听动脉，多发自小脑前下动脉或基底动脉，少数发自小脑后下动脉和椎动脉颅内段。内耳动脉随面、听神经穿内耳门后，分为前庭动脉和耳蜗动脉。前庭支分布于椭圆囊、球囊和半规管；蜗支分为十几支，经蜗轴内的小管分布于蜗螺旋管。此外，由耳后动脉发出的茎乳动脉尚分布到部分半规管。前庭动脉、耳蜗动脉和茎乳动脉这三支动脉皆为终动脉，不能相互代偿。颈椎病变累及椎动脉时，可使椎动脉血运受阻，基底动脉供血不足，影响内耳的血液供应，从而产生眩晕等症状，长期持续缺血可导致耳鸣、耳聋。

多数学者认为，耳鸣的内耳损害最早发生于耳蜗基底周，然后渐渐向其他部位扩散延伸。损害的性质可能是炎症、缺血或占位病变，造成听觉通路的水肿或部分纤维脱髓鞘，从而发生电活动改变。主观性耳鸣大部分产生于内毛细胞及其传入神经二者间的突触，内耳损害的原因与内耳供血障碍有关。由此推论，纠正 C2 棘突旋转移位可以解除此原因造成的椎动脉痉挛，从而改善内耳血供，使耳鸣得到治疗。

【来源】李石良. 寰枢椎不稳与耳鸣及其针刀治疗——附 1 例报告 [A]. 中华中医药学会针刀医学分会. 中华中医药学会针刀医学分会 2007 年度学术年会论文集 [C]. 中华中医药学会针刀医学分会，2007：3.

三叉神经痛

一、王全贵经验

【病例】20 例患者，男性 12 例，女性 8 例；年龄最小 18 岁，最大 68 岁；病程最短半年，最长 8 年；右侧病变 13 例，左侧病变 7 例；疼痛分布在第 1 支者 3 例，第 2 支者 7 例，第 3 支者 5 例，第 2、第 3 支并发者 5 例；18 例患者有"扳机点"。

【操作】

1. **体位** 患者取坐位。

2. **定点** 颈椎患侧压痛点或硬结处，主要是颈枕部 C1、C2、C4、C5 棘间横突等部位；乳突孔、耳屏神经出口、分支走行区、扳机点等。

3. **操作** 常规术前准备，针刀部位用碘酒、酒精常规消毒，医者持针刀于扳机点及病变部位施术。刀口线与疼痛放射线垂直；针刀进入眶上切迹与下孔时，刀刃与眼裂平行。右手拇、食指捏住针柄，其余三指托住针刀体，逐渐加压到有坚硬感而不刺破皮肤时，进针点处形成凹陷，再稍一加压，即可穿过皮肤。进针后先纵向切割剥离，再横向切割剥离，逐层深入，以达到骨面和不穿透口腔为度。出针后用手挤出血数滴，消毒针孔后再用创可贴外敷。3 天 1 次，每次扳机点均取，5 次基本可治愈。

【疗效】治愈率达 80%，有效率 100%。

【讨论】三叉神经痛有 30% ~ 50% 的患者颜面有一个或多个"扳机点"，位于眉毛、口角、上下唇等处，而以口角、上下唇为常见。有学者认为，颈椎病或神经的病变是此病的主要原因，颈椎病变一方面致交感神经受刺激引起椎动脉痉挛，另一方面椎动脉直接受压致血管变窄，均引起椎动脉供血不良，从而使脊髓供血不佳，致三叉神经营养缺失，肌肉功能失调，继之出现组织营养不良，局部代谢增加，而血流却相对减少，结果在肌肉中产生不能控制的代谢区，代谢产物中的神经激活物质使血管严重收缩，这些局部反应通过中枢或交感神经的反射作用使肌束紧张并出现疼痛。因此，针刀切割扳机点等部位，能有效地松弛紧张肌肉，扩张血管，冲淡积存的代谢物质，阻断疼痛的传导，从而缓解或消除三叉神经痛。

针刀剥离颈椎及扳机点的治疗方法，其施术部位均在三叉神经的分支上或附近，用针端上的微型刀实施三叉神经周围支的剥离松解术，从而有效阻断疼痛的传导。本疗法虽然简单，但效果优于药物、封闭和外科手术治疗。

三叉神经痛是三叉神经分布区一支或多支的发作性剧烈抽痛、刺痛、放射痛、灼痛、刀割样或点击痛样疼痛。三叉神经痛需与以下疾病鉴别：①继发性三叉神经痛：表现面部持续疼痛和感觉减退、角膜反射迟钝等，常合并其他脑神经麻痹。②牙痛：一般牙痛呈持续性钝痛，多局限于牙龈部，进冷、热食物可加剧，局部和 X 线检查有助鉴别。③鼻窦炎：为局部持续性钝痛，局部有压痛，可有发热、白细胞增多、流脓涕等炎症表现，鼻腔检查及 X 线摄片可确诊。④颞颌关节病：主要为咀嚼时疼痛和运动受限，张口时病侧颞颌关节弹响和局部压痛。⑤舌咽神经痛：是局限于舌咽神经分布区的扁桃体、舌根、咽及耳道深部发作性剧痛，讲话、哈欠、咳嗽常可诱发。咽喉、舌根和扁桃体窝可有疼痛触发点。⑥蝶腭神经痛：分布于鼻根后方、上颌、上腭及牙龈部，发作时病侧鼻黏膜充血、鼻塞、流泪，疼痛向同侧眼眶及额、颞、枕和耳部等处放散，无扳机点。⑦非典型面痛：疼痛部位不定、深在或弥散，位于一侧面部，也可为双侧，无触痛点，情绪变化使疼痛加重。

【来源】王全贵，林惜玉，燕欣秀，等 . 小针刀治疗三叉神经痛 [J]. 中国中医药现代远程教育，2009（8）：178.

二、刘战平经验

【病例】126 例患者，男性 39 例，女性 87 例；年龄最小 35 岁，最大 78 岁，平均 52 岁；病程 3 ~ 10 年；原发者 112 例，继发者 14 例；病变部位：眼支（第 1 支）9 例，上颌支（第 2 支）58 例，下颌支（第 3 支）76 例，三叉神经节部 102 例。

【操作】

1. 体位　患者取坐位。

2. 定点　痛点即为针刀治疗点，用甲紫定点，

3. 操作　局部常规消毒，铺无菌巾，戴消毒手套，医者左手拇指固定痛点，右手持针刀，刀口线一般与局部肌肉和神经走向一致，然后突然用力进针刀，待局部出现酸沉酸胀感时即可行切开松解 3 ~ 5 刀，或纵向疏通剥离几次即可出针。术毕压迫针孔片刻，创可贴固定。对临床症状较重或发作较频繁者，术毕可用 2% 利多卡因 2mL、维生素 B_{12} 500 μg、地塞米松 5mg 局部封闭治疗。

【疗效】 76 例 1 次治愈；47 例 24 小时后再度发作，但并非原疼痛治疗点，又行本法治疗而告痊愈。1 例经 3 次治疗后，三叉神经节部及下颌支颊部跳痛症状消失后，仅留有右下第 2 磨牙处钝痛，属于继发性，劝其拔掉右下第 2 磨牙后，用中西药物调理而愈。2 例治疗后疼痛症状虽有缓解，但不能停止而且疼痛再度发作，未愈。余 124 例均治愈，随访至今均未再复发。治愈率 98.41%。

【讨论】 三叉神经痛根据其临床症状、体征和解剖部位诊断并不困难，病因病理目前尚不清楚，大多数学者认为无明显病理或器质性改变。针刀医学认为，其根本病因是三叉神经分布区的慢性软组织损伤、颈椎移位和局部电生理线路紊乱。通过临床观察，原发者可能是由于三叉神经支配区周围的软组织损伤后与三叉神经粘连或局部肌肉痉挛挤压、牵拉、刺激三叉神经而引发，其继发者可能是由于龋齿或齿槽骨化刺激或压迫三叉神经末梢激发了半月节内的神经元而产生。有关治疗问题：虽然药物治疗可取得一定疗效，但长期持续用药可产生耐药性，再复发时用药可能无效，或者用药量较大，毒副作用较多。无水酒精注入三叉神经分支虽然操作简单，可收到较持久的止痛效果，但仍有引起出血性角膜炎、失明的危险。手术治疗虽然效果较好，但术后面部感觉缺失，且有一定的危险性和复发率，再者对正常组织也是一种损伤。

针刀闭合性痛点松解术具有神奇的止痛效果，而且又不损害健康软组织。其治疗机理可能是本法对三叉神经周围的软组织损伤具有松解粘连、解除肌肉痉挛作用，同时刺激局部化学感受器或神经干来调节中枢神经，恢复电生理功能，从而达到松解粘连、解除痉挛、疏通经络、调和气血、镇静止痛、恢复功能的目的。本法可随时发作随时治疗，不必拘泥于 5 ~ 7 日后再治。针刀疗法具有操作简单、安全可靠、疗效独特且无毒副作用等优点，值得临床推广应用。

【来源】 刘战平, 耿华峰, 赵军. 三叉神经痛的小针刀治疗 [J]. 光明中医, 2006(12): 67-68.

三、朱广运经验

【病例】 12 例患者，男性 5 例，女性 7 例；年龄最小 41 岁，最大 72 岁；病程最短 2 年，最长 15 年；右侧发病 8 例，左侧发病 4 例；疼痛分布在第 1 支者 1 例，第 2 支者

3 例，第 3 支者 3 例，第 2 ~ 3 支者 5 例。12 例患者均有 1 ~ 2 个"扳机点"，均在上级医院确诊过原发性三叉神经痛并经过多家医院多种方法治疗。

【操作】

1.**体位** 患者取坐位。

2.**定点** 以"扳机点"为主。第 1 支痛配眶上切迹，阳白，头维；第 2 支痛配眶下孔，下关，迎香，地仓；第 3 支痛配下关，颊车，夹承浆。

3.**操作** 针刀部位用碘酒消毒，再用 75% 酒精脱碘，覆盖上无菌小洞巾，医者戴上消毒口罩、帽子、手套进行操作。针刀进入扳机点、下关、迎香、地仓、颊车、夹承浆时，刀口线与疼痛放射线垂直；针刀进入眶上切迹与下孔时，刀口线与眼裂平行。右手拇、食指捏住针柄，其余三指托住针刀体，逐渐加压力到有坚硬感而不刺破皮肤时，进针点处形成一长形凹陷，再稍一加压，即可穿过皮肤。进针后先纵向切割剥离，再横向切割剥离，逐层深入，以达到骨面和不穿透口腔为度。出针后用手挤出血数滴，消毒针孔后再用创可贴外敷。3 天 1 次，每次扳机点均取，配穴取 1 ~ 2 个。4 次后无效改用其他方法治疗。

【疗效】治疗 2 次疼痛消失痊愈者 4 人；治疗 4 次疼痛消失痊愈者 8 人。治愈半年后随访无复发。

【讨论】同"王全贵经验"。

【来源】朱广运.小针刀切割"扳机点"为主治愈原发性三叉神经痛 12 例 [J]. 黑龙江中医药，1998（2）：45.

四、张晓华经验

【病例】12 例患者，男性 8 例，女性 4 例；年龄最小 43 岁，最大 78 岁，平均 56 岁；病程 3 ~ 5 年；疼痛部位：右侧 5 例，左侧 7 例；三叉神经第 1 支痛 1 例，第 2 支痛 5 例，第 3 支痛 1 例，第 2、3 支痛 5 例。

【操作】

1.**体位** 患者取俯卧位。

2.**定点** 检查颈后压痛点，尤其是肌肉韧带挛缩的痛性结节，用甲紫定位。

3.**操作** 局部常规消毒，铺无菌巾，医者戴无菌手套，左手拇指固定压痛点，右手持针刀，刀口线一般与局部肌肉和神经走向一致，然后突然用力进针刀，待局部出现酸胀感时即可切开松解 3 ~ 5 刀或纵向疏通剥离几次，即可出针。术毕压迫针孔片刻，创可贴固定。

【疗效】经 1 次治疗后，面部疼痛均立即消失或明显减轻；1 例治疗后疼痛症状虽有缓解，但不能停止而且再度发作。治愈 11 例，治愈率 91.67%。

【讨论】颈源性三叉神经痛比较少见，其病因病机目前尚不明确。中医学认为，肝为刚脏，赖肾阴滋养，若郁怒太过，耗损肝阴，则肝火偏亢，风阳升动，上扰清窍，肝风上扰，风痰阻络，则面部剧痛、头晕烦急。

针刀医学认为，颈源性三叉神经痛的根本病因是三叉神经分布区的慢性软组织损伤、颈椎病变和局部电生理线路功能紊乱所致。三叉神经痛的阵发性提示一种感觉性癫痫样的放电，放电部位可能在三叉神经脊束核内或中枢其他部位。针刀闭合性痛点松解术对颈椎周围软组织损伤具有松解粘连、解除肌肉痉挛的作用，使三叉神经脊束核牵拉、刺激得以解除，同时刺激局部化学感受器或神经干来调节中枢神经，恢复电生理功能，从而达到松解粘连、解除刺激、疏通经络、调和气血、镇静止痛、恢复功能的目的。针刀治疗颈源性三叉神经痛具有操作简单、安全可靠、疗效独特且无毒副作用等优点，值得临床推广应用。

【来源】张晓华.小针刀治疗颈源性三叉神经痛 12 例临床观察 [J].河北中医，2009（3）：425.

面肌痉挛

一、陈美仁经验

【病例】20 例患者。

【操作】

1. 体位　患者取仰靠位或仰卧位。

2. 定点

（1）面神经干　在乳突下与下颌骨髁状突做一连线，在连线中点定点。

（2）眼轮匝肌痉挛重者　加以下两点：①在面部眉毛的正中点，或眶上缘中点正对瞳孔处定点。②用同身拇指标（掌侧向外）水平放在眼下，拇指掌侧指关节横纹垂直正对瞳孔，横纹上端在眼眶下缘中点，横纹下端即眶下孔凹陷处定点（此为眶下神经起始部）。

（3）面口肌痉挛重者　可加以下两点：①患者取仰靠位或仰卧位，在双侧鼻翼外缘中点平齐的鼻唇沟向内侧一点定点。②在下颌部，下唇的下方，颏唇沟中央的凹陷处左右旁开各 1 寸处定点。

3. 操作

（1）面神经干　针刀体与定点平面垂直，刀口线与身体纵轴平行刺入 1～1.5cm，沿面神经干走行纵向剥离 2～3 刀。

（2）眼轮匝肌痉挛重者　①在面部眉毛的正中点，或眶上缘中点正对瞳孔处入针刀，刀口线与眼轮匝肌纤维平行，刺入后调转刀口，向眉两旁垂直切断部分纤维。②用同身拇指标（掌侧向外）水平放在眼下，拇指掌侧指关节横纹垂直正对瞳孔，横纹上端在眼眶下缘中点，横纹下端即眶下孔凹陷处，在此进针刀（此为眶下神经起始部），刀口线与身体横轴平行，针刀体与定点皮肤垂直，刺入 0.2 ~ 0.3 寸，先纵向再横向剥离 2 ~ 3 刀。

（3）面口肌痉挛重者　①患者取仰靠位或仰卧位，在双侧鼻翼外缘中点平齐的鼻唇沟向内侧一点，用针刀向内上方刺入，刀口线与鼻翼线平行，刺入 0.5 ~ 1 寸，先纵向再横向剥离 2 ~ 3 刀。②在下颌部，下唇的下方，颏唇沟中央的凹陷处左右旁开各 1 寸处，刀口线与口轮匝肌的肌纤维平行，刺入 0.3 ~ 0.5 寸，调转刀口垂直剥离 2 ~ 3 刀。

【疗效】治愈率为 45%，总有效率为 95%。

【讨论】面肌痉挛是临床常见病，属于中医学痉风范畴，是一侧面部肌肉间歇、不规则、无疼痛的痉挛抽动。《素问·阴阳应象大论》曰："风胜则动。"《素问·至真要大论》曰："诸风掉眩，皆属于肝。"可见本病多由肝风内动所致。此外，本病可由精神、情志因素而诱发，总的病机为肝肾阴虚，水不涵木，阴阳枯竭，无以濡养筋脉，血不荣络，虚风内动而发病。

西医学认为，面肌痉挛多为面神经的异位兴奋或伪突触传导引起的面部肌肉的抽动。针刀治疗原理是应用针刀切断面部表情肌的部分传入和传出神经纤维，能有效地降低引起面肌痉挛反射弧兴奋性的强度，抑制异常兴奋源，减弱异常兴奋性，尽量减少病理性刺激。本研究患者针刀进针部位主要在面神经的分布范围，利用面神经末梢在面部分布的特殊解剖结构和功能特点，有选择性地切断部分面神经末梢，削弱面神经的兴奋性过高所引起的面肌痉挛，而不至于引起面肌功能障碍性瘫痪和表情肌功能异常。此外，由于面部长期痉挛，势必造成面部肌肉及周围组织的病理性损伤。针刀疗法既能松解粘连及瘢痕组织，疏通阻滞，其机械性刺激又可使血液循环和淋巴循环加速，同时提高局部组织的新陈代谢能力，从而使炎性物质和有害的代谢产物很快吸收、消散，减轻血管对神经组织的卡压，消除某些刺激源，进一步降低面神经的异常兴奋状态，从而巩固疗效。应用针刀切断部分面神经分布区三叉神经感觉纤维，能使多数患者症状得到控制，起到事半功倍的效果。

【来源】陈美仁，李强. 针刀治疗面肌痉挛 20 例 [J]. 针灸临床杂志，2009（9）：34-35.

二、叶莉经验

【病例】80 例患者，女性多于男性；年龄在 28 ~ 72 岁之间；病程最短 1 个月，最长 7 年；病变部位大多在一侧。

【操作】

1.**体位**　患者取仰卧位。

2.**定点**　第 1 支在面部眉的正中点或框上缘中点（鱼腰穴），正对瞳孔处定点。第 2 支取眶下孔凹陷处（四白穴）。第 3 支调节口轮匝肌，取鼻翼外缘中点平齐的鼻唇沟（迎香穴）向内侧定点；取下颌部下唇的侧方，颏唇沟中央的凹陷处旁开 1 寸（夹承浆穴）；取耳后凹陷处（翳风穴）作为定点。

3.**操作**　第 1 支针刀刀口线与眼轮匝肌肌纤维平行，刺入后调转刀口线，先纵向再横向剥离 2 ~ 3 刀，再向眉两旁垂直切断部分肌纤维。第 2 支持针刀刀口线与身体横轴平行，针刀体与定点皮肤平面垂直，一般刺入 0.2 ~ 0.3 寸，先纵向再横向剥离 2 ~ 3 刀。第 3 支迎香穴内侧和夹承浆穴：刀口线与口轮匝肌肌纤维平行，刺入 0.3 ~ 0.5 寸，再调转刀口线垂直剥离 2 ~ 3 刀；翳风穴向内上刺入，刀口线与鼻翼线平行，刺入 0.5 ~ 1 寸，先纵向再横向剥离 2 ~ 3 刀。

针刀取出后用创可贴外敷患处，告知患者 48 ~ 72 小时内患处不能沾水。病情较重者眼泪不出时，取睛明穴直刺 0.2 ~ 0.3 寸，出针后按压。

【疗效】经 2 ~ 3 次治疗后，治愈 40 例，占 50%；经 7 ~ 10 次治疗后，治愈 30 例，占 37.5%；经 10 ~ 13 次治疗后，治愈 10 例，占 12.5%；总有效率为 100%。

【讨论】面肌痉挛多数是在患面神经炎后，经过一定的治疗还留有或轻或重的后遗症，久而久之出现面肌痉挛，患侧面部萎缩，出现牵张反向兴奋性增高，以速度依赖性肌肉张力增高为特征的运动障碍，且伴随反射亢进，此均因缺乏上位中枢的抑制所致。采用针刀方法，为广大患者在生存质量上增强了信心，在对该病的治疗方法上增添了自信，使患者恢复正常的生理功能，疾病得以治愈。

【来源】叶莉 . 针刀加穴位注射治疗面肌痉挛 80 例 [J]. 上海针灸杂志，2011（9）：625.

三、宋金慧经验

【病例】项某，男性，32 岁，2008 年 6 月初诊。主诉右侧面肌阵发性抽动。其因幼儿时常做鬼脸而诱发面神经兴奋性过高所致，精神紧张发作更为严重。发病以来，虽经中西医多次治疗仍时发时止。查体：患者痛苦表情，精神紧张，其右下半部面肌抽搐，尤以右口角抽搐较多，右眼轮匝肌抽搐不明显，情绪稍波动及开口说话时容易诱发，间歇时如常人。

【操作】

1.**体位**　患者取仰卧位。

2.**定点**　面肌痉挛患者筋结点多在面部痉挛中心附近。患者取仰卧位，医者右手拇指触摸患侧紧张肌肉，当手下感觉有细小米粒样硬结或头发丝状韧性条索即为筋结点，予以标记。

3. **操作** 定点处常规消毒，以 10mL 无菌注射器抽取 2% 利多卡因 2mL、曲安奈德 5mg、维生素 B_{12} 1mg、0.9% 氯化钠注射液 2mL 混合药液备用（每施术处约 1mL）。麻醉后，按针刀四步操作规程，刀口线与身体纵轴平行，垂直刺入的结点 0.5cm 左右，针下微有阻滞感，纵向疏剥 2～3 刀，当感觉针下松利、阻滞感消失时即出针。一般筋结点不止 1 个，往往有数个呈细网状联结，不宜一次松解多点，以每周治疗 1 次，每次松解 3 个筋结点为宜。

【疗效】治疗后结节明显变软，针下有松利感，患者立刻感觉较前明显舒适，痉挛处有明显松快感，后继续针刀松解筋结点治疗 16 次，基本痊愈。

【讨论】针刀医学认为，面肌痉挛主要由于面部动态弓弦力学系统的弦，即面部诸肌肉在各种原因影响下，使局部弓弦结合部形成瘢痕、粘连和挛缩，导致力平衡失调，从而出现面部肌肉阵发性异常抽掣。针刀疗法既能松解粘连及瘢痕组织，疏通阻滞，其机械性刺激又能促进血液循环和淋巴循环，同时提高局部组织的新陈代谢能力，从而使炎性物质和有害的代谢产物很快吸收、消散，减轻血管对神经组织的卡压，消除某些刺激源，进一步降低面神经的异常兴奋状态，从而巩固疗效。中医学认为面肌痉挛属痉风范畴。本病多由肝风内动所致，面肌痉挛又称"肉䀼"，"䀼"即指"目动"也，而此病常初发于眼轮匝肌，肝开窍于目，肝主筋，中医学称此为"筋惕""筋急"等，且在治疗过程中通过手触摸和针下探查，结合患者感觉，证得患部确有细小的经筋出现病态。通过针刀"筋结点"松解术，筋松则肝舒，肝舒则风平，痉挛则得以平复。《素问·调经论》说：病在筋，调之筋。由于筋结之处即为气血阻滞之所，松筋解结，结解则通，通则气血流通畅利，达到不痛、不痉、不动的目的。针刀"筋结点"松解术治疗面肌痉挛临床疗效显著，值得深入研究。

【来源】宋金慧，万全庆."筋结点"针刀松解术治疗面肌痉挛机理探讨 [J]. 中国中医急症，2012（9）：1379-1386.

面 瘫

一、李云山经验

【病例】38 例患者，初发者病程 1 周至 1 个月之内 27 例，占 71.05%；2 个月至 1 年者 5 例，占 13.16%；1 年以上者 6 例，占 15.79%。其中男性 18 例，女性 20 例；年龄在 30～55 岁之间，平均 42.5 岁，以中青年多见。

【操作】

1. 体位 患者取坐位，背靠椅子，面朝阳光。

2. 定点 患侧口内咬合线上内颊车穴。

3. 操作 口腔用 1：1000 新洁尔灭棉球消毒，医者双手消毒后戴手套，左手拇指伸入口内（右侧面瘫为例），食指在外，两指相对按摩面部约 5 分钟，然后在左手拇指指示下，右手持针刀沿口轮匝肌咬合正中线后磨牙处，刺入内颊车穴，一次到位，食指在外（固定皮肤，针刀以不穿破面部为度），有胀痛感，切割剥离 2～4 刀出针，挤出少许血液，盐水漱口，患者除针刺部位有沉重感外无任何不适。术后外颊车、地仓穴用姜末消炎止痛膏外敷。

一般初发者治疗 1 次，面肌功能基本恢复正常，如遗有症状再做一次，症状可基本消失。病程久者，按上法 5 天治疗 1 次，3～5 次治愈或好转。

【疗效】1 次治愈 27 例，占 71%；3 次治愈者 9 例，占 23.7%；5 次基本治愈者 2 例，占 5.3%。总有效率 100%。

【讨论】面瘫临床治疗方法很多，如针刺、理疗、电疗、中药内服、离子导入等疗法都有效，但疗程较长，症状恢复慢，患者比较痛苦。采用针刀疗法具有方法简单、疗程短、见效快、临床治愈率高、效果显著、患者痛苦小、花钱少等优点，值得临床推广应用，但也有待于进一步总结提高。

针刀疗法来源于中医的针刺疗法和西医的手术疗法，是针刺疗法的变革和发展。针刺疗法是在经络理论的指导下，通过补泻手法刺激经络，调节阴阳，达到治病目的。针刀是将中医针灸的针和西医手术的刀融为一体，直径 1mm，刀刃为 0.8mm，针刀体长 7～15cm，成为微型外科手术器械。治疗中既有针刺作用，又有切割剥离作用，刺激量大，具有疏通经络、镇痉止痛、调节阴阳的作用，一改过去单用针刺疗法疗程长、效果差的状况，具有较高的临床实用价值。

【来源】李云山.针刀刺内颊车穴一次治愈面瘫 38 例报告 [A]. 中国中医药学会针刀医学会 . 第 4 届全国针刀医学学术交流大会论文集 [C]. 中国中医药学会针刀医学会，1996：2.

二、李宏经验

【病例】69 例患者，男性 31 例，女性 38 例；年龄最大 56 岁，最小 19 岁，平均 32.6 岁；19～30 岁 23 例，31～40 岁 25 例，41～50 岁 14 例，51 岁以上 7 例；病程最长 5 年，最短 3 个月，平均 11 个月；左侧面瘫 43 例，右侧面瘫 26 例；有颈椎病患者 61 例。

【操作】

1. 体位 患者取俯卧位。

2. 定点 寰枕关节囊、寰枢后关节囊、寰椎横突、乳突、翳风穴、颊车穴、听宫穴、太阳穴、地仓穴。

3. 操作

（1）寰枕关节囊松解术 在枕骨大孔后侧边缘中点旁开 0.5 ～ 1.0cm 处，各取一点作为进针点，针刀体垂直于进针点骨平面进针，待刀锋刺达骨面后，沿着枕骨大孔两侧边缘，向外下方移动，若遇骨性阻力，说明刀锋已经到达枕骨髁，自此向下滑行，即到达寰枕间隙，切开关节囊 1 ～ 2 刀。在此处操作，刀锋始终在骨面上活动，严防伤及脊髓、神经和血管。

（2）寰枢后关节囊松解术 在枢椎棘突上缘两侧近椎弓板处取两点进针，针刀体垂直于枢椎棘突上缘进针点骨平面，当刀锋到达椎弓板后，沿着骨面向外侧移动，刀锋始终不离开骨面，探及关节间隙后，调转针刀体与椎弓上侧骨平面平行，切开关节囊 1 ～ 2 刀。

（3）寰椎横突松解术 在乳突前下方 1.5 ～ 2.0cm 处取一进针点，针刀体与寰椎横突骨面垂直刺入，到达骨面后，在横突尖上切 1 ～ 3 刀，再沿横突前后缘铲拨 2 ～ 3 刀。刀锋必须在横突骨面上施术，不能离开骨面，铲拨时不可过深，易伤及神经或血管。

（4）乳突松解术 在乳突前下后边缘分取 3 点作为进针点，针刀体垂直于进针点骨平面，待刀锋刺达骨面后，沿着乳突边缘铲切 2 ～ 3 刀。注意针刀深度，过深易损伤神经血管。

（5）翳风穴面神经干触激术 在耳垂前方，下颌颈后下方定一进针点，刀口线与颞浅动脉方向一致，针刀体与骨面呈 60° 向前刺入，到达骨面后针刀体向后呈 60°，沿下颌支后缘，改变针刀方向，与面神经平行，在面神经干上轻轻弹拨 1 ～ 3 刀，一定要轻，以面部有麻木感为度。

（6）颊车穴、听宫穴、太阳穴、地仓穴松解术 上 4 穴针刀体垂直皮肤表面，刀口线与各部位的神经走行方向平行，按针刀四步操作规程切入，施以纵向剥离、横向剥离。注意针刀深度不可过深，以免伤及动脉。

【疗效】经 4 ～ 6 周的治疗，治愈 16 例，占 23.18%；显效 31 例，占 44.93%；好转 15 例，占 21.74%；无效 7 例，占 10.15%。总有效率为 89.85%。

【讨论】寰椎横突比较长，前面依次有颈总静脉、迷走神经、颈内动脉和交感神经节。寰椎横突后上方是乳突，交感神经节前外侧为茎突，所以寰椎移位时，向前移位的横突就会压迫颈内动脉、颈总静脉，导致局部神经供血不足。颈椎移位对交感神经的刺激可使椎动脉痉挛，导致椎动脉供血不足，影响脑干神经核供血，使神经核功能减退。

寰枢椎移位对交感神经的刺激可使椎动脉及基底动脉痉挛，小脑前下动脉及小脑后下动脉也会出现痉挛。面神经出脑干区，是中央性胶质节段和周围性髓鞘节段的过渡区，对微血管的压迫非常敏感,在此区内压迫面神经的血管以小脑下前动脉及其分支最常见。面神经受压,髓鞘受损后,神经暴露,互相接触,神经冲动发生短路,早期引起面肌痉挛,持续性压迫就会出现功能障碍,出现周围性面瘫。小脑前下动脉及小脑后下动脉相对变异较大,因而易形成血管襻或异位压迫面神经。由于颈椎移位,压迫迷走神经,刺激交感神经,使附于颈内、颈外血管上的交感神经兴奋,导致茎乳动脉及其细小分支痉挛,引起面神经缺血。毛细血管壁因缺血缺氧而致通透性增加,血清漏出,面神经出现水肿,处于狭窄面神经骨管中的面神经水肿更重,水肿又进一步导致局部静脉及淋巴回流障碍,引起面神经继发性缺血、水肿。如此反复,形成恶性循环,神经内部压力增加,终至神经兴奋性传导阻滞,并出现变性,神经功能出现障碍。所以,周围性面瘫的患者多见早期有头痛、颈部酸痛,耳后乳突前方有明显的疼痛,并且症状在 3 ~ 5 天内有逐渐加重现象。

周围性面瘫患者在发病前多有睡姿不良的习惯及近窗受寒的病因,头颈体位持续不正,加重了颈椎移位程度或诱发了颈椎移位。受凉使局部血液循环减慢,从而加重了局部神经血管的缺血、缺氧程度,也是其中的一个诱因。

通过针刀、正脊和中药的综合治疗,可以纠正椎体移位,改善脑干供血状况,也纠正了因寰枢椎移位造成的面神经局部供血不足,恢复了面神经的功能。当然,由于部分患者因治疗不当,延误了面神经损伤的最佳治疗时机,面神经损伤很严重,失去了治疗机会,必须经过手术才能解决。

【来源】李宏,林祥松,蒋涛,等.针刀为主治疗周围性面瘫后遗症69例临床观察 [A].中华中医药学会针刀医学分会.中华中医药学会针刀医学分会 2007 年度学术年会论文集 [C].中华中医药学会针刀医学分会,2007:5.

颞下颌关节紊乱

一、曹景梅经验

【病例】17 例患者,男性 5 例,女性 12 例;年龄 28 ~ 50 岁;病程最长两年半,最短 20 天。

【操作】

1.体位 患者取仰卧位或坐位,医者坐在患者头顶前(卧位时)或站在患侧。

2.定点 在患侧髁突附近找压痛点,并触摸面颊部肌肉,有酸痛点时,可选 1 ~ 2 个明显处。

3.操作 常规消毒后,医者持针刀在选好的点上垂直于皮肤,刀口线与髁突顶线平行刺入达骨面，纵向切开，转动针刀，与髁突上斜面平行，在髁突后缘切 2 刀。如遇面颊部明显痛点，也应纵、横疏通。术后对患者面颊部、下颌、身后揉捏按摩，牵拉下颌。嘱患者自我保护，治疗期间禁吃硬食，防寒冷、外伤。

【疗效】显效 8 例，症状消失，张口在 3cm 以上；有效 7 例，症状基本消失，张口在 2 ~ 2.5cm；无效 2 例，症状无改善。

【讨论】颞下颌关节是人体复杂的关节之一。很多因素均可造成关节内部结构的异常和周围肌肉、韧带的协调性改变，因寒冷、粘连、瘢痕而失去应有的弹性，造成局部血流受阻产生肿胀，神经受压产生疼痛。韧带硬化、挛缩、关节内软骨盘破裂、移位等均可造成开口受限。运用针刀治疗该病就是出于对病因的认识，用针刀解除颞下颌关节周围的病理改变，调节关节平衡，在一定手法的配合下，改善面部血液循环，增强肌肉营养，提高肌力，缓解、消除症状，达到治疗目的。

【来源】曹景梅 . 小针刀疗法在颞颌关节紊乱症中的运用 [A]. 中国中医药学会针刀医学会 . 第 4 届全国针刀医学学术交流大会论文集 [C]. 中国中医药学会针刀医学会，1996：2.

二、杜文秀经验

【病例】10 例患者，男性 4 例，女性 6 例；单纯用地塞米松加普鲁卡因封闭 3 例，1 个月复发；7 例经多次药物治疗无明显疗效。

【操作】

1. 体位 患者取坐位。

2. 定点 开口取颞骨下颌凹，下颌骨髁状突处取之压痛点。

3. 操作 碘酒、酒精消毒，刀口线与躯体纵轴平行，垂直刺入至软骨面，先做纵向切开疏通剥离，再横向剥离几次出针，按压数分钟后外敷无菌敷料。一般两次可治愈。

【疗效】患者均治愈，经随访无 1 例复发。

【讨论】慢性损伤性颞下颌关节炎，其病理来自牙齿过度磨损或磨牙缺损过多、习惯性脱位使颌间距变短，或单侧咀嚼使一侧负荷过大，强咬硬物造成关节挫伤，使软组织增生或骨性化，骨膜纤维性增生变厚，使关节窝平坦，引起颞下颌关节刺激症状，临床采用多种方法，无明显疗效。利用针刀将颞下颌关节软骨膜及纤维增厚的组织切开剥离，从而消除了因软组织粘连、膨胀对周围组织的刺激，起到了松解减压作用，消除了周围组织无菌性炎症，缓解疼痛，因此既有近期效果，又具有远期疗效。

【来源】杜文秀，沈明香，卢晓红 . 小针刀治疗慢性损伤性颞下颌关节炎 [A]. 中国中医药学会针刀医学会 . 第 4 届全国针刀医学学术交流大会论文集 [C]. 中国中医药学会针刀医学会，1996：2.

三、申树青经验

【病例】费某，男，26 岁，工人。1994 年 1 月骑自行车不慎跌倒，造成右下颌髁状突骨折，经某医院用四头带下颌固定及药物治疗，骨折愈合，但遗留内下颌关节严重粘连。1 年多来，虽经局部按摩及张口锻炼，没有明显好转，给患者日常生活带来了许多不便。

【操作】

1. **体位** 患者取左侧卧位。

2. **定点** 髁状突、颌窝。

3. **操作** 常规消毒，定点，局麻。第 1 次取髁状突为治疗点，刀口线顺颞下颌韧带走行垂直刺入至骨面，先纵向剥离，再横向铲剥，将颞下颌韧带从骨面上铲起；第 2 次治疗在颌窝处进针刀，先纵向后横向剥离 2 下，然后掉转刀锋，刀口线横向刺入下颌窝内约 4mm 深，沿关节窝向下切刺 10 余刀，每次切刺均向前及向后略移，切碎关节盘，针刀在内有松动感时，再左右横向剥离两下出针；第 3 次在髁状突后缘进针刀，刀口线方向朝向前内侧，紧贴骨面慢慢刺入约 4mm 深，上下剥离 2 下，再提针至骨面，向前及上下三个方向各疏剥两下出针；第 4 次在髁状突前缘贴骨面进针，向后内方向刺入约 5mm，上下疏剥两下，再提针至骨面，向后及上下三个方向各疏剥两下出针。共治疗 4 次，5 天治疗 1 次。每次术后医者用拇指在下颌角后缘用力朝前推压，并嘱患者同时做张口动作数次。平时要求患者多做张口运动锻炼。

【疗效】每 1 次治疗均有明显效果。4 次治疗后，患者张口可轻松容纳两横指，髁状突滑动功能恢复，局部疼痛及捻发音消失，3 个月后随访，功能恢复良好，无复发。

【讨论】颞下颌关节由颞骨的下颌关节窝、下颌骨的髁状突和关节盘所组成，外有关节囊和关节韧带。关节盘为一纤维软骨，与髁状突贴附紧密，四周附着于关节边缘。外伤时，关节盘可一边脱离边自行折叠而嵌于关节面之间，伤后因局部出血、渗血、制动、治疗等原因，致使关节囊闭锁，关节盘和髁状突及颞下颌韧带、翼外肌及关节窝周围组织等粘连、挛缩、变性、钙化，使其功能丧失。通常须手术切除关节盘等方法治疗，通过针刀闭合性松解、剥离、切割，避免了开放性手术的损害和瘢痕而影响美观，以及再度粘连的后遗症，又达到了手术的目的。

在针刀治疗中，医者要熟悉局部解剖，每次治疗都要紧贴骨面轻巧进行，勿刺入过深，以免伤及周围神经血管。一旦损伤深部血管，止血较困难，要特别小心操作。针刀疗法确实有创伤小、出血少、疗效显著、优于传统的特点，值得大力推广应用。

【来源】申树青. 小针刀治疗颞下颌关节粘连一例报告 [A]. 中国中医药学会针刀医学会. 第 4 届全国针刀医学学术交流大会论文集 [C]. 中国中医药学会针刀医学会，1996：2.

四、刘忠建经验

【病例】50例患者，男性18例，女性32例；年龄20～48岁，平均32.5岁，以20～38岁居多；开口受限伴下颌关节疼痛43例，其中双侧疼痛32例，单侧11例，共82个关节：开口度＜25mm者21例，15～20mm者15例，10～15mm者7例，关节弹响伴疼痛及轻度肿胀者7例；病程3～6个月32例，6个月至1年13例，1年以上5例。

【操作】

1.体位 患者取卧位，患侧朝上。

2.定点 在髁状突前斜面定点。

3.操作 医者持针刀，刀口线与人体纵轴平行，垂直进针达翼肌窝，疏通剥离，切断部分过于紧张的翼外肌纤维，出针。再将针刀与颞颌关节髁状突软骨面平行，垂直刺入达骨面，纵向疏通剥离，再调转刀口线90°至髁状突后缘，剥离几下出针。颧弓下缘若有压痛点，刀口线垂直颧弓刺入，纵向疏通剥离，横向摆动，有硬结，调转刀口线90°，切割几刀，术毕。医者双手戴手套，两拇指伸入患者口腔扣住下颌骨，其他四指扶住下颌，带动下颌上下左右各摆动数次，然后，嘱患者尽量张口，医者趁势下压几次下颌骨，手法结束。7天1次，一般做2～3次。

【疗效】经2～3次治疗后，关节区无疼痛，无咀嚼痛，无压痛，无关节弹响，开口度＞35mm者46例；关节区压痛，弹响次数减少，开口度较治疗前增大，仍未达35mm者4例；症状部分减轻，痊愈指标均未达到者1例。总有效率100%。

【讨论】颞下颌关节病好发于20～40岁的青壮年，女性较多，其发病原因复杂，目前尚未明了。致病因素有心理、代谢、免疫及其他因素，包括不正确的正畸治疗、过度负荷、创伤、职业劳损及不良姿势、医源性因素。急性期通过针刀手法治疗，可调和气血、疏通经脉，促进局部组织渗出吸收，从而达到治疗效果。慢性期通过针刀松解颞下颌关节周围粘连，切割瘢痕组织，解除翼外肌紧张痉挛，加快渗出及残存瘢痕组织的吸收，术后配合手法，摇摆下颌，使粘连处被彻底拉开，增大关节上腔间隙，减少关节腔压力，恢复髁状突位置，解除对后部软组织的压迫，恢复关节力学平衡，故治疗达到满意效果。

【来源】刘忠建，王勇.针刀手法治疗颞下颌关节功能紊乱50例近期效果观察[J].中国临床康复，2002（4）：577.

五、黄移生经验

【病例】21例患者，男性9例，女性12例；年龄最小29岁，最大56岁，平均36

岁；病程最短 9 天，最长 3 个月，平均 23 天。

【操作】

1. **体位**　患者取侧卧位。

2. **定点**　颞下颌关节局部。

3. **操作**　碘酒常规消毒后用 1% 利多卡因麻醉。第 1 支针刀松解颞下颌关节的颞骨下颌窝处的粘连瘢痕，嘱患者做张口运动，确定颞下颌关节的颞骨下颌窝，刀口线与人体纵轴垂直刺入，针刀经皮肤、皮下组织，有落空感时即达颞下颌关节间隙，针刀再向上寻找骨性结构即为颞骨的下颌关节窝，提插切法切割 2 ~ 3 刀，范围不超过 0.5cm。第 2 支针刀松解颞下颌关节下颌骨下颌头处的粘连、瘢痕，嘱患者做张口运动，确定颞下颌关节的颞骨下颌窝，刀口线与人体纵轴垂直，针刀体与皮肤呈 90°，针刀经皮肤、皮下组织，有落空感时即达颞骨的下颌关节间隙，嘱患者再做张口运动，针刀向下寻找移动的下颌骨的下颌头，在其骨面上用提插刀法切割 2 ~ 3 刀，范围不超过 0.5cm。术毕压迫针孔片刻，待不出血后，再用碘酒消毒针孔，创可贴外贴。10 天治疗 1 次，共治疗 2 次。

【疗效】临床痊愈 9 例（42.9%），显效 7 例（33.3%），有效 5 例（23.8%），无效 0 例；总有效率 100%。

【讨论】西医学认为，颞下颌关节紊乱症一般与关节周围肌肉过度兴奋或过度压抑，反射性地引起颞下颌关节周围肌群痉挛，以及关节畸形、创伤和寒冷刺激、上段颈椎错位等因素有关，多由于嚼咬硬物、张口过大、用力过猛或直接外力碰撞等原因，致使关节囊、韧带和咀嚼肌群等组织发生创伤，引起本病。因为颞下颌关节由下颌骨的髁状突、喙突和颞骨的下凹组成，借助其韧带而紧贴于颅底部。颞下颌关节肌肉包括咬肌、嚼肌、翼内肌，下颌关节为头面部唯一可活动的关节，由于解剖的特点，故易受外伤或劳损。一般有颞下颌关节区疼痛、运动异常、弹响或杂音三大症状。其常规可通过针灸、封闭等治疗方法解除痉挛，或以阿司匹林、布洛芬等镇痛剂以缓解疼痛。而中医学认为，此病是少阳、阳明二经之火循经侵犯筋络所致。因少阳胆经起自眼外角行至耳前，又上行至额角；阳明胃经也经过面颊缘而上行到耳前，脉络不通，气血不畅，则可引起颞下颌关节及其附近部位疼痛、肿胀及关节有弹响声。研究发现，大多数患者在起病前都有进燥热食物如烧烤或煎、炸食物的病史。根据针刀医学关于慢性软组织损伤的理论、调节电生理线路的理论、闭合性手术的理论和针刀医学手法学理论，利用针刀对局部关节进行松解，从而改善局部血液循环，松弛痉挛的肌肉，且有利于局部无菌性炎症的吸收，从而达到根治目的。针刀松解术结合手法治疗操作简便、痛苦小、见效快、疗效高，易于在临床中推广应用。

【来源】黄移生 . 针刀松解术结合手法治疗颞下颌关节紊乱症 21 例 [J]. 湖北中医

杂志，2014（6）：66.

带状疱疹后遗痛

一、丁亚山经验

【病例】30例患者，男性9例，女性21例；年龄58～82岁，平均71岁；病变部位：头部2例，颈部2例，肩背部5例，前臂部1例，胸背部8例，腰腹部9例，胸腰背联合者1例，大腿部1例，会阴部1例；病变范围面积最小30～50cm²，最大1000cm²以上，平均100～200cm²；病程时间大多在3个月至1年，最短1个月，最长19个月零28天；85%的患者有1种或2种伴发症，如高血压、糖尿病、冠心病、肾功能不全、癌症放化疗后等。

【操作】

1. 体位　根据疱疹位置调整体位。

2. 定点　根据患者疼痛部位与病变范围，选择主诉疼痛最明显的皮表为中心，设计多处、多点、多中心为进针刀点，每点间隔5～10cm做皮肤表面标记。

3. 操作　在无菌室内常规消毒铺巾，戴无菌手套，用0.25%～0.5%利多卡因+维生素B₁₂ 500～1000mg稀释液，在进针刀点做皮下、浅筋膜下注射浸润。使用3号0.8mm或4号1mm的针刀。当针刀进入皮下后，即横向运刀，在皮内、皮下、浅筋膜内，向外周呈放射状广泛切割松解，反复几次。操作时能感到病变区域的皮下纤维结缔组织十分坚韧，有一定阻力，能听到明显的切割声，当进入正常皮肤区域时，感到阻力明显减小。一般4号针刀一点一次可松解30～50cm²，3号针刀一点一次可松解80～100cm²。术毕用无菌纱布按压15～20分钟，以防止或减少皮下瘀血。根据患者反应，每隔5～7天可重复治疗，3～5次为1个疗程。大部分患者都会主诉前次治疗的区域疼痛明显减轻，而其他的皮区或上次松解不够充分的地方又成为疼痛的主要区域，第2次就选择这些点进行针刀松解。

【疗效】经过3～5次治疗均获满意疗效，随访1年无1例复发。疗效优良率为100%，随访6个月至1年，均无复发。有60%以上患者会有阴雨天不适感、异样感，或轻度刺痛感、烧灼感，但不影响生活和工作。

【讨论】带状疱疹后遗神经痛的发病机理至今仍未完全明了，过去认为是病毒的活动、生长繁殖使受侵犯的神经节发炎及坏死，产生神经痛。通过对带状疱疹后遗神经痛患者的局部皮肤详细观察发现，每个患者疼痛局部均有瘢痕愈合、表面凸凹不平、色素沉着、局部皮肤苍白等现象。有很多患者主诉疼痛部位有很强的紧缩感，正符合中医学"不通则痛，通则不痛"的论述。

西医学认为，带状疱疹后神经痛患者的疼痛和感觉异常完全恢复正常是极其困难的。目前西医疼痛医师主要使用各种神经阻滞术、椎管内硬膜外腔阻滞疗法、神经损毁疗法、射频损毁疗法、脊髓神经刺激术、心理干预等，希望达到长期疗效，但是风险大，易出现并发症，对设备要求条件高，一般患者不愿接受，且大多医院不能开展。

针刀本质上是一种新型微创外科手术器具，而针刀治疗又是一种闭合性手术。针刀局部微创松解术，针对皮下、浅筋膜的纤维结缔组织粘连、挛缩、瘢痕进行微创切割、疏通，横向切开纤维间隔，使局部血液循环改善，血流通畅，局部受损的神经末梢获得修复，从而解决了带状疱疹后遗痛的根本问题。

本疗法的优点：安全、疗效确切；全身大部分皮肤病变均可施术；不限年龄；高血压、糖尿病也可为适应证。不足之处：治疗累计人数少，远不够大样本，不足以说明全部问题；解决了疼痛问题，但不能解决所有残余问题；尚缺乏病程在2年以上的病例治疗经验；目前尚缺乏病理、生理的基础研究加以论证；也缺少临床对照性研究。

【来源】丁亚山.局部针刀微创治疗带状疱疹后遗神经痛30例临床观察[J].罕少疾病杂志，2010（2）：21-24.

二、吴昊经验

【病例】6例患者，年龄65～71岁，平均年龄68岁；根据病变部位，肩背部1例，前臂部1例，胸背部3例，胸腰背联合者1例；病变范围面积最小30～40cm²，最大500cm²以上，平均100～200cm²；病程1个月至1年。

【操作】

1. 体位　根据疱疹位置调整体位。

2. 定点　结合神经解剖定位，确定支配痛区的神经节段，取患侧相应的椎棘突下旁开0.5寸，以及皮损局部的阿是穴定点。

3. 操作　先用标记笔在穴位做标记，再用0.75%酒精无菌棉球以标记为中心自内而外进行常规消毒，铺无菌小洞巾，抽取1%利多卡因适量，在标记点快速进针，皮下注射1%利多卡因0.5mL进行局部麻醉。医者双手持Ⅰ型3号针刀，刀口线与脊柱纵轴平行，分天、人、地三层进针，每层充分松解：浅层（天）松解浅筋膜，疏通络脉；中层（人）松解肌肉，疏通腠理，解痉；深层（地）到达椎体骨面，患者局部出现酸、麻、胀、触电感等得气感出针。松解局部阿是穴，进针刀到达肋骨进行松解，出现酸、麻、胀、触电感等得气感出针。按压针刀孔1分钟，贴创可贴。操作过程严格无菌操作。整个过程严格按照针刀四步操作规程。

【疗效】视觉模拟评分法采用中华医学会疼痛医学会监制的VAS卡，显示0～10

分，分值越高疼痛越严重。治疗前 9 ~ 10 分 4 例，7 ~ 8 分 1 例，4 ~ 6 分 1 例。治疗后 1 ~ 3 分 5 例，0 分 1 例。1 年后随访，1 ~ 3 分 1 例，0 分 5 例。

【讨论】中医学认为，本病多因情志不遂，肝经火旺，胆郁化火，饮食失调，以致脾失健运，湿浊内停，郁而化火，湿热搏结，外感毒邪郁于皮肤或湿热内蕴于腠理，闭阻肌肤而发；病久正虚无力祛邪外出，邪毒稽留不去，余毒未清，导致肌肤营卫瘀滞，气血凝结阻于经脉，不通则痛。针刀可以更好地疏通电生理通道。夹脊穴与神经节段联系紧密，松解夹脊穴可以影响脊神经后支而具有治疗相关神经节段疾病的作用。在局部阿是穴进行松解，实际上是打开病变局部与外界交流的良好渠道，这正是这些缺血缺氧挛缩组织所需要的。经过修复过程、凝血过程、免疫应答、细胞增生分化、内皮细胞爬入形成微小血管，进一步彼此沟通相连形成贯通的毛细血管网，瘢痕组织重新出现血液循环，由少到多，当组织修复到一定程度以后，粘连、瘢痕、挛缩的组织便被全新的、比较正常或完全正常的组织替代，因此可以起到长期疗效。

【来源】吴昊，刘方铭 . 针刀松解华佗夹脊穴和阿是穴治疗带状疱疹后遗神经痛 6 例 [J]. 江西中医药，2012（11）：63-64.

三、林祥崧经验

【病例】26 例患者，男性 19 例，女性 7 例；年龄均在 45 岁以上，最高 86 岁；病程半年至 3 年；疼痛位于头面 15 例，位于胸背 7 例，位于腰腹部 3 例，位于下肢 1 例。

【操作】

1. 体位　根据疱疹位置调整体位。

2. 定点　按患者皮损及疼痛分布的情况在相应的椎体旁寻找阳性反应物（条索、压痛）及皮损痛点。

3. 操作　椎旁治疗带状疱疹后遗神经痛具有明显的按神经节段支配区域分布的症状，故可以按患者皮损及疼痛分布的情况在相应的椎体旁寻找阳性反应物（条索、压痛）进行针刀松解剥离，主要松解患椎的关节突、横突、横突间肌等。皮损痛点治疗在皮损及疼痛的区域寻找阳性反应物进行针刀松解。

【疗效】治疗 1 ~ 5 次后症状均有不同程度缓解，根据《心理干预配合药物治疗疼痛性疾病》中的疼痛自评表标准：0 分，完全不感到疼痛；1 分，有疼痛但轻微；2 分，感到比较疼痛但不影响工作及正常的生活；3 分，疼痛明显，需要服用止痛药或寻找其他镇痛方法；4 分，疼痛剧烈，影响工作活动，呻吟。最后结果如下：0 分者 5 例；1 分者 13 例；2 分者 5 例；3 分者 2 例；4 分 1 例。

【讨论】带状疱疹是由水痘 - 带状疱疹病毒由呼吸道黏膜侵犯并潜伏于人体的脊

神经或脑神经节，在人体免疫功能低下及神经功能障碍时发作，引起神经节炎症反应，并沿神经节的感觉神经分布区产生疼痛及水疱症状。此时患者如得不到及时治疗或治疗不当，部分患者特别是老年人可在疱疹消失后仍然存在剧烈疼痛即顽固的带状疱疹后遗神经痛。

带状疱疹的发病机理中，为何病毒由呼吸道黏膜侵入人体却在不同的脑神经节或脊神经节发作并引起相应的症状？这是因为带状疱疹发病机理中人体免疫力低下是一因素，病毒所侵犯相应的脑神经或脊神经的节神经亦存在功能低下的状态，故病毒有"选择性"地侵犯该神经。有资料提示，带状疱疹后遗神经痛产生的部位可能以椎间孔和椎旁间隙区域为主。依据朱汉章教授动态平衡失调的理论：由于人体在生活和工作过程中不可避免经常性地受到各种病理性力的作用，致使相关部位的软组织或骨关节的急慢性损伤或移位，造成局部环境的动态平衡失调，由其产生的瘢痕、粘连、堵塞、挛缩直接或间接地影响了人体各大系统的正常功能，尤其是在脊柱区域产生的动态平衡失调，更可导致相关神经功能的紊乱和低下。带状疱疹病毒亦"选择性"地潜伏在该神经上，在人体整体抵抗力下降的状况下发病。在目前的常规治疗手段（抗病毒、抗炎、止痛等）下，病毒可得到有效的控制和清除，但遭病毒损害的神经因动态平衡失调而难以得到及时修复，导致患者长期剧烈疼痛。通过针刀加整脊的方法松解粘连、挛缩、瘢痕及堵塞的软组织，恢复脊柱关节的正常位置后，受损的神经在人体强大的免疫机制下得到快速、有效的修复，从而解除或减轻了疼痛的感觉。

【来源】林祥崧，蒋涛.针刀整脊治疗带状疱疹后遗神经痛26例临床报告[A].中华中医药学会针刀医学分会.中华中医药学会针刀医学分会2008年度学术会议论文集[C].中华中医药学会针刀医学分会，2008：3.

四、甘子义经验

【病例】120例患者，男性77例，女性43例；年龄16~76岁，平均（46±5）岁；病程半个月以内56例，0.5~1个月36例，1~3个月21例，3个月以上7例。

【操作】

1. **体位** 患者取侧卧位，暴露腰背。

2. **定点** 脊柱相应神经节段及疼痛皮区。

3. **操作** 用0.4mm针刀在脊柱相应神经节段及疼痛皮区范围内进针，无须局部麻醉。医者右手持针刀，左手食指和中指轻压皮肤固定，戴无菌手套，沿脊柱神经相应节段从近端向远端松解，针刀控制在皮下浅筋膜层，一般不超过0.5mm，触有硬结、条索状、沙粒状物可用脉冲式推切平行进针、扇形扫散，向周围行放射状松解，疼痛敏感区快速松解2~3刀，此法适合早期和疼痛剧烈者。若疼痛不均匀，在疼痛点采取点对点、片对片的方法松解治疗。疱疹期在脊柱神经相应节段出口处松解，以患者出现酸、麻、胀感但能耐受为度。每周治疗 1 次，4 次为 1 个疗程，治疗 2 ～ 3 个疗程。

阿昔洛韦 250mg，每天 3 次，7 天为 1 个疗程。卡马西平每片 0.1g，初时每次服半片，逐渐增至每日 3 次，每次 1 片。维生素 B_1 10mg，每天 3 次口服；维生素 B_{12} 250μg，口服，每日 3 次。用药 7 天为 1 个疗程，共用 1 ～ 8 个疗程。

【疗效】治愈率 50%，总有效率 100%。

【讨论】中医学认为，本病内因于肝脾，外因则归责于风火或湿毒之邪，治疗原则是清热利湿、泻火解毒、活血通络、化瘀止痛。其中包含了两种治疗方案：一是要全身治疗，抗病毒；二是要局部治疗，通经络，局部治疗是根据"急则治其标"及"病变所在，腧穴所在"的原则。带状疱疹是由湿热内蕴、肝胆火盛、外感邪毒而发，邪气侵及机体局部阻遏经络，气血凝滞不通，不通则痛，那么祛瘀生新，疏通经脉，沟通局部各经脉、经脉和皮部联系，使局部气血旺盛，才能达到扶正祛邪、治愈疾病的目的。

针刀治疗带状疱疹是根据软组织损伤病因病理学理论、脊柱区带病因学理论，对相应脊神经周围进行松解、减压，对粘连、瘢痕、挛缩、堵塞进行剥离，使病变区域短路的生物电线路得到接续，对部分过大的电流进行调整。另外，针刀使局部神经减压，局部血流加快，促进炎症吸收，有利于神经修复，达到治疗带状疱疹及后遗神经痛的目的。因此，在传统中医针灸治疗基础上发展起来的中医微针刀治疗是未来治疗带状疱疹神经痛的重要方法。

【来源】甘子义，张靖，张士发.中医微针刀松解术配合西药治疗带状疱疹疗效观察 [J].辽宁中医药大学学报，2013（10）：187-188.

呃　逆

一、李占标经验

【病例】8 例患者，男性 5 例，女性 3 例；年龄 20 ～ 70 岁；病程最短 7 天，最长 2 个月。

【操作】

1. 体位　患者取俯卧位。

2. 定点　第 7 胸椎对应的夹脊穴。

3. 操作　常规消毒后，取 2% 利多卡因 2mL 局部麻醉，行针刀松解术。针刀方向沿人体纵轴方向，严格按照定点、定向、加压、刺入的针刀四步操作规程。首先在深筋膜处采用纵疏横拨刀法，患者有酸胀感后探索进针刀达肋横突关节，对肋横突关节的关节囊及附着在周围的肌肉、韧带进行松解减压，有松动感后出针。治疗过程中须探索进针刀，否则容易造成气胸。术后针孔处创可贴贴敷，同时嘱患者近期清淡饮食。

【疗效】优7例，良1例，差0例，有效率达100%。

【讨论】西医学认为，本病是由膈肌痉挛引起。膈肌起自下6对肋骨和软肋骨，解剖结构显示，背部夹脊穴下散在胸椎的关节突关节、肋头关节、肋横突关节，它们都是微动关节。肋头关节、肋横突关节在功能上是联合关节，以由肋头至肋结节的连线为运动轴，肋骨绕此轴转动，使肋的前部升降，可带动膈肌的运动。针刀松解肋横突关节的关节囊，对其进行减张减压，同时对关节周围的肌肉韧带进行松解，调整关节周围的生物力学平衡，可以使肋头关节、肋横突关节发生微动，进而影响膈肌，起到缓解膈肌痉挛的作用，从而降逆止呃。

针刀刺入人体后还具有针刺的作用，可以疏通经络，调整阴阳。夹脊穴经气通督脉，同时与足太阳膀胱经经气相通。夹脊穴经气内应于脏腑，外注于背部体表，可医治脏腑疾病。针刀刺激第7胸椎对应的夹脊穴，可沟通上下、左右、前后经脉之气，起到宽胸、理气、和胃、降逆、止呃的功效。

现代解剖研究证实，夹脊穴下分布有脊神经前后支、交感干、交感神经，针刀刺入第7胸椎对应的夹脊穴后可触及神经，影响对应的脊神经后支，同时还可触及其前支，前支与交感干相联络，又能影响交感神经，可降低其兴奋性，从而缓解膈肌痉挛，起到止呃的效果。

由针刀松解第7胸椎对应的夹脊穴治疗呃逆推测，针刀松解下6个胸椎对应的夹脊穴也可治疗顽固性呃逆。针刀松解术治疗顽固性呃逆，其临床实用性较大，但对临床操作者要求较高，故应在认真研究解剖结构、积累临床经验的基础上学习此方法。

【来源】李占标，刘方铭，张振燕.针刀松解夹脊穴治疗顽固性呃逆8例[J].中国针灸，2012（11）：1030.

二、谢宝惠经验

【病例】60例患者，男性39例，女性21例；年龄最大78岁，最小18岁；病程最短1天，最长20天。

【操作】

1.**体位**　患者取坐位或侧卧位，头微侧仰。

2.**定点**　扶突穴，位于颈外侧部，结喉旁开3寸，胸锁乳突肌的前后缘之间。定进针点，选用甲紫做标记。

3. **操作**　局部皮肤常规消毒，选用 V 型 3 号圆刃针刀，刀口线与神经纵轴平行，垂直于皮肤快速进针，缓慢探索式深入，时有电流样针感传至手指端，此时，将针刀微微上提，针尖稍向下方，继续探索深入，顿觉放电感直达胸腔，然后调转刀口线与神经纵轴呈 90°，用刀刃在神经上频频点弹，呃逆即止。操作中注意避免损伤神经，然后出针，按压针孔片刻。呃逆未止，次日于对侧扶突穴同法施治。

【疗效】总有效率 95%；无效 3 例，其中 1 例为继发于脑出血的中枢性呃逆，另 2 例为胃癌所致。

【讨论】呃逆多因饮食不节、情志失和、脾胃阳虚、胃阴亏乏等因素导致胃失和降，胃气上逆动膈而成，多为中上焦病。《灵枢·口问》曰："谷入于胃，胃气上注于肺，今有故寒气与新谷气俱还入于胃，新故相乱，真邪相攻，气并相逆，复出于胃，故呃逆也。"扶突穴为手阳明大肠经穴，按经络循行交接规律，与足阳明胃经经气相接，故有和胃降逆之功；因其位近咽喉，又有通关利窍、宽胸利膈之效。此即扶突穴治疗呃逆的理论依据。

西医学认为，呃逆是膈神经受到刺激而引起的膈肌痉挛所致。扶突穴正对膈神经，采用针刀神经点弹法，使针感上传于脑，通过大脑皮层的整合作用，干扰了病灶组织所发出的不良信号，解除了导致膈肌痉挛的神经冲动。此即定点选取扶突穴的解剖学依据，又经临床验证，疗效肯定。

针刀是将针与刀合为一体，既有传统的针刺作用，又有手术刀的切割松解作用。但是针刀比普通的针灸针作用更强，因为它有一个小小的刀刃，且比普通的针灸针略粗，所以对人体的刺激效应更大。因其尖端为圆形凹刃，适宜神经点弹，又可避免神经损伤，既安全可靠，又简、便、验、廉。

【来源】谢宝惠，陈幼琼. 针刀治疗顽固性呃逆 60 例临床观察 [A]. 中华中医药学会针刀医学分会. 中华中医药学会针刀医学分会 2008 年度学术会议论文集 [C]. 中华中医药学会针刀医学分会，2008：2.